小児救命救急・ICU
ピックアップ
2

呼吸管理

編集●日本小児集中治療研究会

メディカル・サイエンス・インターナショナル

Pediatric Emergency and Critical Care Volume 2 : Respiratory Management
First Edition
by Japanese Society of Pediatric Intensive and Critical Care

© 2018 by Medical Sciences International, Ltd., Tokyo
All rights reserved.
ISBN 978-4-8157-0139-0

Printed and Bound in Japan

序　文

本書は「小児救命救急・ICU ピックアップ」シリーズの第 2 巻です。第 1 巻は「ショック」で，今回は「呼吸管理」を取り上げることとしました。

小児集中治療室(PICU)に入室する半数以上の患者に，人工呼吸が必要です。一般小児病棟でも人工呼吸が行われることは多くあります。また，主に成人を中心に診療を行う ICU や，救急病棟でも，小児の呼吸管理が日常的に行われています。ですが，このように珍しくない手技であるが故に，人工呼吸を簡単に考えていることはありませんか？　血液ガスがよければ問題ないと思っていませんか？　RS ウィルスによる細気管支炎の多くは 10 日も経てば自然に改善しますが，その間の呼吸管理がどうでもよいというわけではありません。多くの人工呼吸中の小児は，人工呼吸器と同調していなくても，呼吸サポートが足りなくて喘いでいても，われわれにそれを訴えることができません。われわれが意識して患者を診ていなければ，それらの症状を見逃し，鎮静薬の量を増やしてしまうかもしれません。本書では，小児の呼吸管理に携わるすべての者が，肺傷害や人工呼吸器との同調性や呼吸仕事量を意識した人工呼吸器管理ができるようになることを目標とします。

かつて，われわれ小児集中治療にかかわる者は「小児は成人のミニチュアではない」と教わってきました。それに異論はありません。しかし，実は共通点も多くあります。そして，残念ながら小児ではエビデンスが十分でないことが多々あります。そのような分野では，小児を専門にする者とはいえ，成人でのエビデンスを知り，できるならそれを小児に外挿することは重要です。逆に，小児を専門にしない集中治療医やメディカルスタッフは，成人と小児のどこが同じでどこが異なるのか，理解できるようになることが重要です。同じ部分が確認できれば，成人で会得した技術や知識を応用できますから。

また，かつて小児の呼吸管理では，十分なモニタリングが行えないために，しばしば経験に基づいた呼吸管理が行われてきました。もちろん経験は重要ですが，最近ではモニターの性能も向上しており，そのデータを利用した呼吸生理に基づく管理も可能になりつつあります。そのような呼吸管理を行えば，経験だけに頼るよりも，むしろ経験の浅い医師やメディカルスタッフでも人工呼吸管理がワンランクアップするのです。データと呼吸生理に基づいて呼吸管理を考えるようになるというのも，本書の重要な目的です。

最後に，小児に特有な疾患を取り上げています。とくに，多くの PICU で，入室患者の半数を占める先天性心疾患における呼吸・循環相互作用は，小児の集中治療にかかわる者にとって最も重要な知識の 1 つです。また，それを理解することで，心臓疾患のみならずすべての重症病態での一歩進んだ循環管理につなげることが可能になると思います。

本書は，以上の点を念頭においた，小児の呼吸管理にかかわるすべての者(小児集中治療医も，小児科医も，集中治療医も，救急医も，メディカルスタッフも)がワンランクアップするために必要な基礎から最新の知識までを網羅したテキストを目指しました。本書が，小児の人工呼吸にかかわるすべての皆さんの，臨床にお役に立って，患者さんに貢献できることを切に願っています。

2018 年 10 月

竹内宗之

大阪母子医療センター　集中治療科

責任編集

竹内 宗之　　大阪母子医療センター　集中治療科

編　集

日本小児集中治療研究会
編集委員会

中川　聡　　国立成育医療研究センター病院　集中治療科

竹内　護　　自治医科大学　麻酔科学・集中治療医学

植田 育也　　埼玉県立小児医療センター　集中治療科

竹内 宗之　　大阪母子医療センター　集中治療科

櫻井 淑男　　埼玉医科大学総合医療センター　小児救命救急センター

執筆者（掲載順）

松本 正太朗　　国立成育医療研究センター病院　集中治療科

京極　都　　あいち小児保健医療総合センター　集中治療科

阿部 世紀　　長野県立こども病院　麻酔科

篠﨑 友哉　　宮城県立こども病院　麻酔科

川名　信　　宮城県立こども病院　麻酔科

髭野 亮太　　大阪大学医学部附属病院　集中治療部

内山 昭則　　大阪大学医学部附属病院　集中治療部

青木 一憲　　兵庫県立こども病院　小児集中治療科

鈴木 康之　　国立成育医療研究センター病院　手術・集中治療部

川崎 達也　　静岡県立こども病院　小児集中治療科

大崎 真樹　　静岡県立こども病院　循環器集中治療科

志馬 伸朗　　広島大学大学院医歯薬保健学研究科　救急集中治療医学

齊藤　修　　東京都立小児総合医療センター　救命・集中治療部　集中治療科

中川　聡　　国立成育医療研究センター病院　集中治療科

川村　篤　　大阪母子医療センター　麻酔科

竹内 宗之　　大阪母子医療センター　集中治療科

青景 聡之　　岡山大学病院　高度救命救急センター

永野 達也　　自治医科大学とちぎ子ども医療センター　小児手術・集中治療部

竹内　護　　自治医科大学　麻酔科学・集中治療医学

金澤 伴幸　　岡山大学大学病院　集中治療部

岩崎 達雄　　岡山大学大学病院　小児麻酔科

山下 智範　　大阪母子医療センター　麻酔科

橘　一也　　大阪母子医療センター　麻酔科

水口 壮一　　九州大学病院　救命救急センター

新津 健裕　　埼玉県立小児医療センター　集中治療科

櫻井 淑男　　埼玉医科大学総合医療センター　小児救命救急センター

藤本 潤一　　横浜労災病院　集中治療科

目 次

序文 ……………… iii
執筆者一覧 ……………… v

総論

1　小児の呼吸の特徴 ……………………………………………………………… 3
気道 ……………… 3
肺 ……………… 4
胸郭・呼吸筋 ……………… 9
呼吸中枢 ……………… 11
小児期肺疾患の長期的な影響 ……………… 11

2　人工呼吸中の呼吸機能測定 ……………………………………………… 15
呼吸の運動方程式 ……………… 15
時定数 ……………… 19
auto-PEEP ……………… 19
食道内圧測定 ……………… 21
呼吸仕事量 ……………… 23
Pmus ……………… 24
人工呼吸器の換気量モニターの精度 ……………… 26

挿管呼吸管理

1　気管挿管 ……………………………………………………………………………… 31
気道確保法 ……………… 31
上気道閉塞 ……………… 34
小児気管挿管の基本的重要項目 ……………… 34
difficult airway ……………… 43
小児の喉頭の形状 ……………… 44
気管挿管技術の獲得 ……………… 44
合併症とその対策 ……………… 45

コラム　気管チューブの変遷とその背景 ………………………………… 51
成人用気管チューブ ……………… 51
気管チューブによる VAP 予防 ……………… 52
小児用気管チューブ ……………… 53

2 人工呼吸中の非同調 59

非同調と鎮静 59

非同調の分類 59

非同調に伴う課題 64

小児における非同調とその課題 66

3 人工呼吸器離脱・抜管 71

小児の人工呼吸器離脱 71

抜管失敗の定義と影響 71

ウィーニング 72

抜管可否の評価 72

呼吸機能に基づく抜管指標 75

人工呼吸器誘発性横隔膜機能不全（VIDD） 77

抜管成功への工夫 78

4 気管切開の適応・管理 81

頻度 81

適応 81

気管切開による生理学的な変化 82

気管切開の時期 82

経皮的気管切開 83

気管切開の合併症 83

気管切開術直後の内視鏡，X線検査の必要性 87

小児気管切開患者の予後 87

pro-con

1 それでもやっぱり PCV！ 89

VCV はそんなによいのか？ 90

それでもやっぱり PCV！ 92

2 VCV は PCV より優れている 95

基本的事項の確認 95

VCV の特徴 96

両者の生理学的比較 96

dual control ventilation 97

結局どちらがよい？ 現時点でのエビデンス 98

小児特有の病態 99

非挿管呼吸管理

1 high-flow nasal cannula 105

原理と効果 106

機種，インターフェイス 106

適応の実際 106

臨床効果 108

今後の方向性 110

2 NPPV 113

小児における適応 113

疾患別の適応 114

小児の ARDS

1 小児の急性呼吸窮迫症候群の特徴 123

定義 123

疫学 125

成人 ARDS と小児 ARDS の違い 125

ARDS が肺の発達・呼吸機能に及ぼす影響 126

2 小児の VALI と ARDS の呼吸管理 129

肺保護換気 129

open lung approach 130

腹臥位療法 132

HFOV 133

APRV 134

経肺圧 135

筋弛緩薬 136

コラム　肺を壊すのは power？ 141

人工呼吸器が肺に加える power（Gattinoni らの式） 142

筆者の仮説 143

本当に power は重要な因子なのか？ 145

3 小児の呼吸不全に対する ECMO 149

小児呼吸 ECMO の歴史 149

小児の呼吸不全に対する適応 151

小児呼吸 ECMO の成績 ················ 151

ECMO 中の動脈血酸素飽和度 ················ 151

小児呼吸 ECMO の管理 ················ 153

循環器疾患

1 肺血管抵抗と呼吸管理 ················ 161

先天性心疾患の特殊性 ················ 161

肺血管抵抗に影響する因子 ················ 161

肺血管抵抗が上昇する症例 ················ 162

肺高血圧発作 ················ 163

肺高血圧の管理 ················ 164

肺血管抵抗を高く保つ管理 ················ 166

2 単心室患者の呼吸管理 ················ 169

肺血管抵抗に影響を与える因子 ················ 169

並列循環の血行動態と姑息術 ················ 169

並列循環における Qp/Qs ················ 170

並列循環の呼吸管理 ················ 171

Glenn 手術患者の呼吸管理 ················ 171

Fontan 手術患者の呼吸管理 ················ 172

3 重症心不全患者の呼吸管理 ················ 177

左心不全の病態と呼吸への影響 ················ 177

肺水腫と肺血管外水分量 ················ 178

静脈還流量 ················ 179

左室前負荷 ················ 180

左室後負荷 ················ 180

左心不全患者の呼吸管理 ················ 181

酸素消費量 ················ 181

陽圧換気の弊害，右心系への影響 ················ 182

左心不全患者の気管挿管 ················ 182

左心不全患者の人工呼吸器離脱と抜管 ················ 182

高肺血流性心不全における陽圧換気 ················ 183

小児特有の疾患

① 小児外科系疾患の呼吸管理 ··················187
横隔膜ヘルニアにおける呼吸管理 ··················187
新生児期の腹部手術における腹圧管理と呼吸管理 ··················189
小児の気道疾患に対する呼吸管理 ··················194

② ウイルス性細気管支炎 ··················199
疫学 ··················199
病態生理と臨床症状 ··················199
ウイルス性細気管支炎の管理 ··················201

③ 気管支喘息重積発作の治療について ··················209
発作時の重症度 ··················209
一般的治療 ··················209
人工呼吸器管理 ··················212
人工呼吸器後の管理に難渋する場合の治療 ··················214

コラム　成人人工呼吸患者における酸素投与の目標 ··················217
酸素に関する個人的経験 ··················217
高濃度酸素投与の影響 ··················218
ROS による細胞傷害の分子機構 ··················218
高濃度酸素投与の呼吸器への影響 ··················218
高酸素血症による全身への影響 ··················220
ARDS 患者，人工呼吸患者での至適 SpO_2，PaO_2 を検討した臨床研究 ··················220
現状および今後の展望 ··················222

索引 ··················225

注　意

　本書の準備に携わった全員が，ここに示された情報が正確であり，確実に実臨床を反映したものとなるよう極力努力した。しかしながら，編者，著者ならびに出版社は，本書の情報を用いた結果生じたいかなる不都合に対しても責任を負うものではない。本書の内容の特定の状況への適用に関しての責任は，医師各自のうちにある。

　編者，著者ならびに出版社は，本書に記載した薬物の選択，用量については，出版時の最新の推奨，および臨床状況に基づいていることを確認するよう努力を払っている。しかし，医学は日進月歩で進んでおり，政府の規制は変わり，薬物療法や薬物反応に関する情報は常に変化している。読者は，薬物の使用にあたっては個々の薬物の添付文書を参照し，適応，用量，付加された注意・警告に関する変化を常に確認することを怠ってはならない。これは，推奨された薬物が新しいものであったり，汎用されるものではない場合に，特に重要である。

　薬物の表記は，わが国で発売されているものは一般名・商品名ともにカタカナに，発売されていないものは英語で記すよう努力した。

総論

総論

1

小児の呼吸の特徴

要点

- 小児の呼吸器系は，2歳に達するまでに解剖学的，生理学的な発達を遂げ，その後は成長の時期に入る。
- 2歳までの小児における呼吸の特徴は，閉塞しやすい気道，体格に比して少ないFRC，高い特異的肺・胸郭コンプライアンス，高い呼吸器系抵抗，未熟な呼吸調節である。
- 小児の肺の未熟な免疫系は，感染防御と疾患成立の双方に影響を及ぼす。
- 小児期の呼吸器疾患は，成人期の呼吸機能に長期的影響を及ぼす。

■ はじめに

小児の特徴は，個体の発達(機能的成熟 development)と成長(解剖学的変化 growth)である。年齢とともに，呼吸器系の解剖・生理・免疫機能は大きく変化する。"小児"とひとまとめに考えがちであるが，新生児と思春期の児では，その特徴は大きく異なっている。

この発達と成長は，同一臓器内でも異なる臓器間でも，均一な速度では生じない。呼吸器系は，生後1〜2年で機能的にほぼ成人と同レベルまで発達し，その後，徐々に成長していくが，免疫系は，学童期から思春期にかけ過剰な発達を遂げたあとに成人と同レベルに落ち着く。同一個体に同一病原体が感染しても，年齢により表現型が大きく異なることを，小児医療従事者は日常的に経験している。加えて疾患の疫学が特徴的で，年齢別に好発する疾患が異なる。これら個体と疾患の年齢による変化を認識することは，転帰を左右する可能性がある。

本章では，小児を，「未熟児を含まない新生児から思春期までのすべての小児」と定義する。小児に特徴的な疾患やその管理については他章に譲り，以下，小児の呼吸の特徴について，解剖学的・生理学的・免疫学的視点から年齢別の相違点・注意点を，できるだけ臨床的意義を明示しつつ概説する。

■ 気道

乳幼児の上気道は閉塞しやすい

気道の最狭窄部位は鼻腔であり，上気道の抵抗は気道抵抗全体の約2/3を占める。乳児の鼻腔による気道抵抗はやや低く，白人で約50％，アフリカ系で約30％である[1]。しかしながら，絶対径が狭く，浮腫・異物による影響を受けやすい。乳児に経鼻胃管を挿入すると気道抵抗が50％上昇し，呼吸を悪化させることがある[2]。乳児期早期は口呼吸が困難であるが，これには，喉頭の位置が高く喉頭蓋が軟口蓋に近いこと，舌が相対的に大きいことが関係している。鼻腔狭窄に対して口呼吸で十分に代償できないため，鼻腔が狭窄・閉塞するとすみやかに呼吸不全に陥る。

咽頭は軟部組織のみに囲まれた極めて虚脱しやすい空間であり，乳児でも早期であればあるほど虚脱しやすい(図1)[3]。開通性の維持に関与する因子は複雑で，呼吸筋，咽頭筋群に反射や意識などが絡み合っている[4]。個人差が大きいものの，頭囲も影響しており，また幼児期のアデノイドと

小児の呼吸の特徴　**3**

図1 ◆ 乳児から成人への上気道の発達
上顎骨・下顎骨の発達，喉頭の下降，発達過程におけるアデノイドと口蓋扁桃の肥大が生じる。咽頭腔のサイズは，これらの影響を受け大きく変化する。
(Isono S, et al. Developmental changes in collapsibility of the passive pharynx during infancy. Am J Respir Crit Care Med 2000；162：832-6 より許可を得て転載)

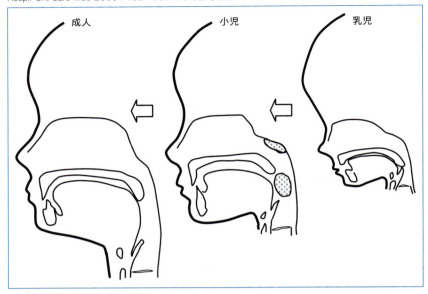

口蓋扁桃の肥大も影響を与える因子である。

近年，気管の最狭窄部位が，従来考えられていた輪状軟骨部でなく成人同様に声帯部であり，気管の断面は円形でなく楕円形であるということが複数の研究グループ[5, 6]から複数のモダリティを用いて報告されている。ただし，最近の総説では従来と同じとする報告もあり，詳細は他章(44ページ)を参照されたい。

乳児の末梢気道は体格に比して太いが，絶対径は細い

ウイルス感染に伴う粘膜浮腫と粘液塞栓，それによる末梢気道の狭窄・閉塞が主病態である急性細気管支炎が乳児に多い。この理由として，従来は乳児の末梢気道が体格に比して狭いことが原因であると考えられていた[7]。同研究ではホルマリン固定した16体の剖検肺を用いており，固定時の注入圧も，死亡から測定までの時間も死因もほとんど明らかにされていないなどの問題点が指摘[8]されている。

末梢気道の太さの生理学的意義はガス流の通過のしやすさであるが，これは絶対値でなく，機能的残気量などの単位肺容量で補正して検討する必要がある。

後年の生理学的研究[9]において，単位肺容量で補正した末梢気道は，成人と比較して健常小児では太いことが示唆されている。それでも，乳児では絶対径が細いことに間違いはなく，炎症による浮腫のためのさらなる狭小化，粘液塞栓による閉塞等が生じやすい。未発達なKohn孔，高い胸郭コンプライアンスと未発達な呼吸筋，少ない機能的残気量，未成熟な自然免疫などと併せて，乳児の末梢気道に起因する疾患の頻度と重症度が高いことが説明される。

■ 肺

肺の発達は生後に進み，2歳までに成人とほぼ同レベルに達する

肺の形成は受胎後4週頃から始まり，胎生期，偽腺様期，管状期，囊胞期，肺胞期へと進む(図2)[10]。22〜23週頃から囊胞期に入り肺胞囊が形成されると，母体外での生存が可能となるが，肺

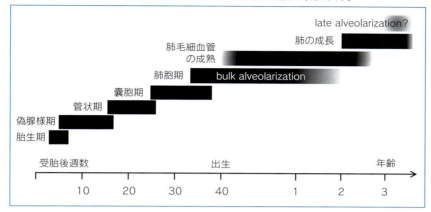

図2 ◆ 胎児期から出生後の肺の発達と成長
肺胞は受胎後36週から1~2歳にかけて成熟し，数が爆発的に増加する。肺毛細血管は生後発達と成熟が進み，2~3歳までに成人同様となる。その後，肺は成長の時期に入る。

胞の形成が進行するのは出生の数週前，36週を過ぎた肺胞期に入ってからである。

ヒトの肺胞の発達は主に出生後に行われる[11]。肺胞壁から生じる無数の隔壁と毛細血管により肺胞が分画され，爆発的に数が増加していく(bulk alveolarization)。出生時2000万~5000万個であった肺胞の数は，2歳時にはほぼ成人と同じ5億個に達する[11,12]。生後すぐの肺胞壁(一次隔壁)は厚く，中央の基底層と結合織の両側に毛細血管が存在する。この二重構造のために，毛細血管は片側でしか肺胞と接しない非効率な構造をしている。

毛細血管の成熟は，肺胞期と並行しておおよそ生後18か月頃までに行われる[11,12]。二次隔壁の生成と結合織の減少に伴い，肺胞隔壁は薄くなり，血管のリモデリングも加わり，成人と同様の効率的に張り巡らされた毛細血管網が形成される。同時期にKohn孔の形成も行われ，喀痰・粘液などによる末梢気道閉塞に対する代償機転の獲得が進む[11]。

肺胞と毛細血管網の発達に続き，この後，思春期まで持続する肺の成長時期に入る。肺胞の形成と毛細血管の形成は，成人期まで緩徐に行われ(late alveolarization)，肺の可塑性に寄与している可能性があるが，確定的ではない[11]。

小児の体重当たりの1回換気量は成人と変わりなく，換気回数の影響が大きい

新生児・乳児の肺容量は，体格に比して不釣合いに小さい。新生児から成人までのさまざまな年齢ごとの肺気量分画と肺機能の基準値を示す(表1)[13]。

前述したように，生後18か月頃から始まる肺の成長により，体重当たりの肺容量は増大し，乳児期におよそ60 mL/kgであった全肺容量total lung capacity(TLC)は，5~8歳までにほぼ成人と同じ90 mL/kgに達する[14]。一方，活発な代謝需要に合わせて体重当たりの分時換気量は成人の約2倍である。体重当たりの1回換気量，死腔換気量，肺胞換気量は成人と同等であるので，この大きな分時換気量は主に呼吸回数の増加によって保証されている。

このため，疾患や薬物の影響で無呼吸となると低換気から低酸素血症に陥りやすく，代謝需要が高いために低酸素血症から組織低酸素に陥りやすい。さらに，肺気量の絶対値が小さいため，相対的に吸気回路の死腔，リーク，回路・ガスのコンプライアンスの影響を受けやすい。

乳児の機能的残気量は体格に比して少なく，低酸素に陥りやすい

機能的残気量functional residual capacity(FRC)とは，安静換気の呼気終末時に肺内に残存

表 1 ◆ 年齢別の肺機能の基準値

	1週	1歳	3歳	5歳	8歳	12歳	15歳男	21歳男	21歳女
身長	48	75	96	109	130	150	170	174	162
体重	3.3	10	15	18	26	39	57	73	57
FRC (mL)	75	(263)	(532)	660	1174	1855	2800	3030	2350
FRC (mL/kg)	23	(26)	(36)	37	45	48	49	42	41
VC (mL)	100	(475)	(910)	1100	1855	2830	4300	4620	3380
VC (mL/kg)	30	(48)	(61)	61	71	73	75	63	59
V_E (mL/kg/min)	167	(178)	(164)	(144)	(124)	(106)	88	82	88
f (/min)	30	(24)	(22)	(20)	(18)	16	14	12	12
V_A (mL/min/kg)	117	(125)	(117)	(100)	(84)	(72)	54	57	62
V_T (mL/kg)	5.2	(7.8)	(7.5)	(7.2)	(6.9)	(6.7)	6.3	6.8	7.4
V_D (mL/kg)	2.3	2.1	2.5	2.7	2.9	2.7	2.5	2.1	2.2
CO (L/min/kg)	(0.27)	0.19	0.18	0.18	0.17	0.15	(0.12)	(0.10)	(0.13)
C_L (mL/cmH$_2$O)	5	(16)	(32)	44	71	91	130	163	130
R (cmH$_2$O/L/sec)	29	(13)	(10)	8	6	5	3	2	2
最大流速 (L/min)	10			136	231	325	437	457	365
DL_{CO} (mL/mmHg/min)				11	15	20	27	28	24
肺重量 (g)	49	120	166	211	290	470	640	730	

FRC：機能的残気量，VC：肺活量，V_E：呼気分時換気量，f：呼吸回数，V_A：肺胞換気量，V_T：1回換気量，V_D：死腔換気量，CO：心拍出量，C_L：肺コンプライアンス，R：気道抵抗，DL_{CO}：肺拡散能

(Motoyama EK, et al. Respiratory physiology in infants and children. In：Davis PJ, Cladis FP, Motoyama EK, editors. Smith's anesthesia for infants and children. 8th ed. Philadelphia：Elsevier, 2006 より作成)

する肺気量のことをいう。FRC は，肺内でガスのリザーバーとして働き，1 回の換気ごとにガス分圧が変化することを防止し，さらに肺の虚脱を防止することで酸素化と換気の安定に寄与している。

新生児・乳児の体重当たりの FRC は，成人の約 1/2（20〜25 mL/kg）であり，体格に比して小さい（表1）。学童期以降の小児と成人では，体重当たりの FRC は 40〜50 mL/kg 程度である。

FRC を TLC との比較でみると，立位あるいは坐位において，乳児では約 40 %，学童期以降では約 50 % 程度であるが，仰臥位になると腹腔内臓器による横隔膜の圧迫で減少する（成人では TLC の 40 %）[13]。

FRC は，肺の内向きの弾性収縮力と胸郭の外向きの弾性収縮力のバランスのうえに成り立っている。乳児は，胸郭が軟骨主体かつ肋間筋が発達していないために柔らかく，外向きの弾性収縮力が弱い。肺の内向きの弾性収縮力は成人と比較し

て若干弱いだけである[15]。このため，乳児は呼吸筋の呼気サイクルを通じた緊張，呼気時の声帯狭小化，多呼吸や呼気終末での吸気開始による内因性 PEEP などの種々の動的機構により FRC を維持している[13]。

FRC 維持のためのこの動的機構は，立位の獲得と胸郭コンプライアンスの低下が生じる 1 歳頃に消失する。全身麻酔や筋弛緩などにより上記の機構が阻害されると，FRC は TLC の 10〜15 % 程度へ容易に低下し，低酸素に陥る[15]。乳児が徐呼吸や無呼吸により成人よりも短時間で低酸素に陥るのは，酸素消費量が多いことに加えて FRC が少ないこと，かつ FRC の低下がより高度であることが原因であると考えられている。

健常で覚醒した乳児が呼吸する際に，肺胞が虚脱することは通常ないが，特に早期乳児においては筋弛緩により FRC は著明に低下する。この低下は幼児よりも高度である（図3）[16]。

図3 ◆ 筋弛緩とPEEP付加によるFRCの変化

全身麻酔を受ける14例の乳児と25例の幼児のFRCをSF_6希釈法で計測。1回換気量は8 mL/kgでPEEP上昇後の測定は5分後。

(von Ungern-Sternberg BS, et al. Decrease of functional residual capacity and ventilation homogeniety after neuromuscular blockade in anesthetized young infants and preschool children. Anesthesiology 2006；105：670-5＜http://anesthesiology.pubs.asahq.org/journal.aspx＞より許可を得て転載)

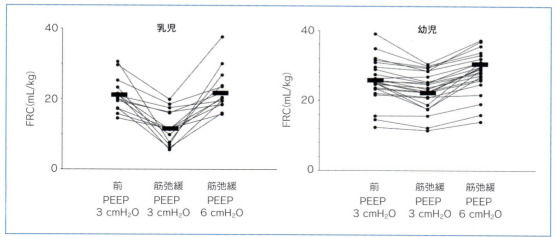

乳幼児のクロージングキャパシティは体格に比して大きい

クロージングボリューム closing volume (CV) は，呼気時に末梢気道の閉塞により下位領域 dependent zone からのガス流がなくなる肺気量で，残気量 residual volume (RV) と併せてクロージングキャパシティ closing capacity (CC) を構成する。

CCは，成人において，弾性線維の喪失により加齢とともに増加する。一方で，弾性線維が未発達な小児においても高く，6歳で肺活量の20％程度で，成長とともに低下して20歳前後で肺活量の5％程度となる[17]。少ないFRCと併せて，乳幼児が低酸素に陥りやすい原因の1つであると考えられる。

乳児の特異的肺コンプライアンスは高い

呼吸器系の弾性特性は，単位圧力当たりの体積変化(①～③)で表現され，コンプライアンスと称される。この呼吸器系コンプライアンス respiratory system compliance (C_{RS}) は，肺の弾性特性である肺コンプライアンス lung compliance (C_L) と，胸郭の弾性特性 chestwall compliance (C_{CW}) から構成される(④)。

C_Lは，圧-容量曲線の傾きに相当し，低肺容量と高肺容量では低いが，適切な肺容量では高い非線形を示し，一般に肺の容量に比例する(肺の容量が大きいとコンプライアンスが高い)。このため，C_Lは単位肺容量(FRCなど)当たりで表示され，特異的肺コンプライアンス specific lung compliance と表現される。特異的C_Lの規定因子は，肺の弾性線維，水分量，表面張力などであるが，未熟児を除く新生児・乳児の特異的C_Lは，成人と比較して高い。これは，弾性線維が十分に発達していないためである[9]。

$$C_{RS} = \Delta V / \Delta P_{aw} (気道内圧) \quad \cdots\cdots\cdots ①$$
$$C_L = \Delta V / \Delta P_{tp} (P_L) \quad \cdots\cdots\cdots\cdots ②$$
$$C_{CW} = \Delta V / \Delta P_{pl} (胸腔内圧) \cdots\cdots\cdots ③$$
$$1/C_{RS} = 1/C_L + 1/C_{CW} \quad \cdots\cdots\cdots\cdots ④$$

アジア系の乳児の呼吸器系コンプライアンスを図4[18]に示す。特異的C_Lも後述するC_{CW}も年齢とともに低下するが，肺容量の増加に伴い，C_{RS}の絶対値は年齢とともに増加する。疾患が小児のコンプライアンスに与える影響はどうであろうか？

1～7歳の肺性の急性呼吸窮迫症候群 acute

図4 ◆ 呼吸パラメータの身長による回帰曲線

5〜26か月の健常小児の計測値。V_T：1回換気量，RR：呼吸回数，R_{RS}：呼吸器系抵抗，C_{RS}：呼吸器系コンプライアンス，$\dot{V}maxFRC$：FRC位からの強制呼気による最大呼気流量。
(Lai SH, et al. Respiratory function in healthy taiwanese infants: tidal breathing analysis, passive mechanics, and tidal forced expiration. PLoS One 2015；10：e0142797 より作成)

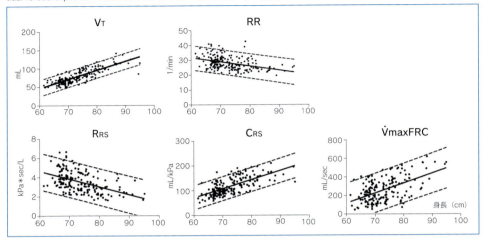

respiratory distresss syndrome(ARDS)と健常小児のC_Lを比較した研究[19]においては，C_{cw}は2群間に差を認めないが，C_{RS}，C_LはARDSの小児で低下していた。興味深いことに，先行研究[20]においては，成人ARDSの特異的C_Lは対照群と比較してさほど変化しなかったのに対し，小児では有意に低下していた。

このことから，小児のARDSは，肺容量が減少するだけでなく，換気されている領域においても炎症，浮腫，サーファクタント欠乏や構成の変化などによる機能的変化が生じている可能性が示唆される[19]。

小児の呼吸器系抵抗は高い

横隔膜・呼吸筋の収縮により胸腔内圧が陰圧となり，肺胞にガスが流入するためには，肺の弾性（コンプライアンス）と抵抗resistance(R)に打ち勝つ必要がある。

呼吸器系抵抗 respiratory system resisntace (R_{RS})は，ガス流が気道を通過する際に生じる気道抵抗 airway resistance (Raw)と，組織の粘性力により生じる組織抵抗 tissue viscoelastic resistance (Rvis)とにより構成される。気道で最も狭いのは鼻腔であり，Rawの65％は上気道における抵抗による[21]。気管以下の下気道の抵抗は，全Rawの35％を占めているが，このほとんどは中枢気道によるもので(全Rawの30％)，細い気管支から細気管支レベルの末梢気道が占める割合は5％未満である[22]。

Rawのうち，層流のガスがまっすぐな円筒形の管を通過する際の抵抗は，Poiseuilleの法則により以下のように表される。ガスが乱流であれば分母はr^5となる。

$$R_{RS} = Raw + Rvis$$
$$R = 8nl/\pi r^4$$

R：抵抗，n：ガスの密度，l：管の長さ，r：管の半径

小児の中枢および末梢気道は，絶対径が成人と比較して狭いためにRが高いことは容易に想像できる。新生児(6mm)と学童(10mm)の気道[6]に1mmの浮腫が生じると，Rawはそれぞれ5.1倍，2.4倍となり，新生児・乳児は年長児と比較しても影響を受けやすい。表1，図4に示すように，R_{RS}は年齢とともに低下していく。これは，R_{RS}の多くを占めるRawが，小児の気道の成長に伴い低下するためである。

Rvisは肺の容量とガスの流量に影響されるが，その挙動は成人と小児で変わりなく[23]，R_{RS}の

図5 ◆ 免疫機能の成熟の獲得時期
灰色の部分は，成人と同等の機能が獲得される時期を示す．
(Wynn J, et al. The host response to sepsis and developmental impact. Pediatrics 2010 ; 125 : 1031-41 より作成)

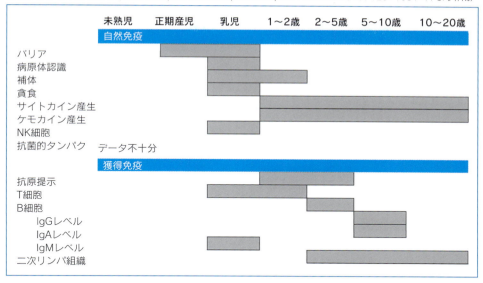

30％前後(成人38％，小児28％)を占めるとされる[24]．臨床的意義は気道抵抗ほど高くないものの，心不全によるうっ血肺では，気道抵抗は上昇しないが，組織抵抗は増大する．

小児では自然免疫が未熟である

一般的に，乳児の免疫は自然免疫も獲得免疫も未熟である(図5)[25]．乳児のリポ多糖(LPS)に対する反応は月齢依存的であり，6〜9か月に成人の反応と同じレベルに達する[26]．新生児の顆粒球と単球の機能は成人よりも低く，1〜2歳まで遊走能は低いままである[27]．補体を含む自然免疫に関与する血漿タンパクも，新生児では成人と比較して低い[28]．このように，小児の自然免疫は成人よりも未熟であり，思春期頃まで十分には獲得されない[29]．

小児の肺に特異的な自然免疫の特徴はLambertら[30]のレビューに詳しく述べられている．新生児では，肺胞マクロファージによる貪食機能とサイトカイン産生は未熟であり，好中球の遊走と早期の炎症性サイトカイン産生も低下している．リンパ球による獲得免疫も低下している．胎児期から乳児期までは肺の発達において，非常に重要な時期である．これらの免疫刺激に対する反応性の弱さは，発達中の肺に対する過剰な炎症による障害を避けるために進化したのかもしれない[30]．

自然免疫は，炎症とともに，疾患の成立〔ARDSや人工呼吸器関連肺傷害ventilator-associated lung injury(VALI)〕に大きく関与している[12, 31, 32]．動物モデル[33]では，小児・若年期は成人期と比較してVALIを生じにくい．同じく動物モデル[34]では，若年期には成人期と比較してLPS＋VALIの相乗効果がみられず，炎症，アポトーシス，TGF-β経路の遺伝子発現の差異が関与していた．

異なる年齢の小児において，自然免疫が宿主防御と疾患成立に果たす臨床的意義を明らかにするために，今後さらなる研究が必要である[12]．

■ 胸郭・呼吸筋
乳児の胸郭コンプライアンスは高い

前述のとおり，新生児のC_L(肺容積で標準化した特異的C_L)は，成人と比較して極めて高い．これは弾性線維が未発達なことに起因しており，肺組織中の弾性線維は出生後にはじめて発達する．加えて，C_{CW}も非常に高い．生後すぐの胸郭は，

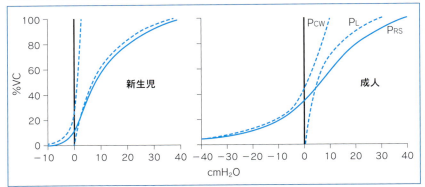

図6 ◆ 安静坐位時の呼吸器系（P_{RS}），肺（P_L），胸壁（P_{CW}）の静的容量-圧曲線
新生児の P_{CW} は成人と比較して極めて小さい。P_{RS} の曲線が Y 軸と交差する点が FRC を示す。
(Agostoni E. Volume-pressure relationships of the thorax and lung in the newborn. J Appl Physiol 1959；14：909-13 より作成)

軟骨が主体である。呼吸筋の発達も不十分で，胸郭に硬さを生むことができない(図6)[15]。胸郭コンプライアンスは，胸郭の骨化，呼吸筋の発達とともに徐々に低下する。体重当たりの C_{CW}（3 mL/cmH_2O/kg）は，新生児期は C_L（1 mL/kg/cmH_2O）の 3 倍に及ぶが，1～2 歳までに成人と同様に C_L と同じレベルとなる[35]。

C_{CW} が高いことには大きな臨床的意義がある。肺の内向きの弾性収縮力に抗することができず，乳児では FRC が低下している。呼吸筋（外肋間筋）が発達していないので，生理学的に呼吸様式は腹式であるが，疾患により腹圧が上昇して横隔膜の運動が制限されると呼吸不全をきたしやすい。吸気時に横隔膜が収縮しても，柔らかい胸郭が陥没するため胸腔内の陰圧形成に不利である。C_L が低下した疾患肺において，陥没呼吸はより顕著となる。人工呼吸時にも注意が必要である。成人では C_{CW}：C_L は 1：1 程度であり，気道内圧は胸郭の拡張と肺の拡張の両者に分配されるが，乳児では，胸郭の拡張に要する圧は極めて低く，ΔP（気道内圧の変化）がそのまま P_L の変化につながるために注意が必要である。

乳児の呼吸筋は疲労しやすいのか？
強い陰圧を作り出せないのか？

成長に伴い，新生児の呼吸筋は劇的に増加する。筋肉量だけでなく，筋線維の構成とサイズも変化する。未熟児から新生児の筋線維は，横隔膜および肋間筋においても，疲労に強い 1 型筋線維（遅筋）が 10％ 以下と少なく，疲労に弱い 2 型筋線維（速筋）が相対的に多いため，理論的には疲労しやすい[36]。

しかしながら，ネコの横隔膜を用いた実験[37]では，新生仔の横隔膜は成長とともに疲労に対する耐性が低下しているということがわかっており，結論は出ていない[38]。

近年では，人工呼吸管理中に横隔膜を使用しないでいると横隔膜が急速に萎縮すること〔人工呼吸器誘発性横隔膜機能不全 ventilator-induced diaphragmatic dysfunction(VIDD)〕が報告されており[39]，その臨床的意義が報告されている[40]。VIDD の小児における特徴[41]とその臨床的意義については，現時点では不明な点が多い。

乳児の呼吸筋の未熟さと高い C_{CW} が，胸腔内圧を陰圧にすることに不利に働くのは想像に難くない。メタ解析[42]による成人の最大吸気圧（PIP）は，性別と年齢で大きく異なり，18～29 歳では男性 128 cmH_2O，女性 97 cmH_2O，70～83 歳で男性 76 cmH_2O，女性 65 cmH_2O である。これに対し，健康な乳児[43]，小児（7～14 歳）[44]の最大吸気圧は，それぞれ 79 cmH_2O，男児 85 cmH_2O，女児 67 cmH_2O であった。

新生児・乳児が呼吸筋が未成熟にもかかわらず比較的高い圧を作り出せる理由は，Laplace の法則により説明される。すなわち，球体に生じる内圧は，表面張力と半径により規定される（圧＝2

×表面張力/半径）。新生児・乳児は胸郭の半径が小さいため瞬間的に高い圧を作り出すことは可能だが[13]，高い代謝需要に対して高い分時換気量を維持するために，通常時の呼吸に要する仕事は多く，成人と比較して疾病時の余力は少ないと考えられている[38]。

■ 呼吸中枢
新生児の高二酸化炭素・低酸素換気応答は特異的。
周期性呼吸や無呼吸を高頻度に起こす

呼吸調節系は3つの基本的要素からなり，PCO_2とPO_2を厳密に管理している。3つの要素とは，受容器（中枢化学受容器，末梢化学受容器，肺その他の受容器），中枢調節器（延髄呼吸中枢，橋下部の持続性吸息中枢，橋上部の呼吸調整中枢，その他の中枢），効果器（呼吸筋）である。

健常人において，平常時に最も換気調節に重要な要素は$PaCO_2$である。$PaCO_2$のわずかな上昇に対しても換気量は増大するが，この調節にはPaO_2も関与している（低酸素でより応答が増加する）[45]。

一方，新生児の高二酸化炭素血症に対する換気応答は前述した成人の応答とは異なる。$PaCO_2$上昇に対する換気量増加率が低く，また，PaO_2が低下すると換気量は低下する[46]。低酸素に対する換気応答は，成人では肺疾患による慢性的な高二酸化炭素・低酸素血症の患者で大きな役割を果たしている。新生児は，低酸素換気応答も成人と様相が異なる。低酸素に陥ると，一過性の多呼吸のあとに換気回数はむしろ減少してしまう[47]。この新生児独特の低酸素換気応答は，生後3週までに消失する。

また，睡眠時間に占めるREM睡眠の割合は，成人の20％に対し，成熟新生児では50％にも及ぶ[48]。non-REM睡眠中，呼吸は延髄呼吸中枢により調節され，振幅もリズムも規則的である。これに対し，REM睡眠中の呼吸は主に，より上位中枢により調節され，振幅もリズムも不規則である[49]。

周期性呼吸とは，5〜10秒の呼吸停止を伴う酸素化や心拍数への影響がほとんどない周期的な呼吸をいい，正期産新生児でも78％に観察され，12か月までに29％まで減少する[50]。無呼吸は，15〜20秒以上の呼吸停止あるいは低酸素状態や徐脈を伴う呼吸停止と定義されるが，正期産新生児ではほとんど観察されないとされてきた[50]。しかしながら，大規模観察研究[51]では，正期産児でも，SpO_2 90％以下の低酸素状態が59％で観察されている。

■ 小児期肺疾患の長期的な影響

一般的に臓器の発達にはcritical period（臨界期）があり，その時期を過ぎると十分な発達は得られない。肺が発達する重要な乳児期に肺疾患に罹患することは，その後の肺機能にどのような影響を与えるのであろうか？

幼児期の気道感染が25歳時の肺機能に与える影響を調査したコホート研究[52]では，上気道感染はどの年齢でも影響がないが，下気道感染では，感染時の年齢が2歳以上では肺機能への影響はないものの，乳児では交絡因子の除去後のFEV$_{1.0}$/FVC（forced expiratory volume 1.0/forced vital capacity）が低下していた。

メタ解析[53]では，5歳未満の小児が入院を要する肺炎を生じた場合，閉塞性肺疾患，拘束性肺疾患あるいは気管支拡張症の発症率が，入院を要さない場合と比較してそれぞれ13.6％，5.5％と上昇しているという結果が出ている。

老化や喫煙によって肺機能低下が加速すると，慢性閉塞性肺疾患（COPD）の一因となるが，小児期または早期成人期までに正常な肺機能を獲得できなかった患者が最も高いCOPD発症リスクを有することがわかっている[54, 55]。環境汚染や過密な住環境に加えて，小児期の重症呼吸器感染症は，そのリスクの1つである[56]。

それでは，疾患が肺機能に与える影響は，成人と小児とで異なるのであろうか？　生存した成人ARDS患者の1年後の呼吸機能と健康関連QOLを評価した研究[57]では，80％で拡散能が低下し，20％が気流閉塞を示し，20％が胸郭の拘束を示していた。質問紙で評価される健康関連

小児の呼吸の特徴　**11**

QOLについては低下し，特に身体機能の項目の低下は呼吸機能の低下と関連していた。

また，ARDSの小児($n=24$，月齢中央値64，肺性$>50\%$，24時間後PaO_2/F_IO_2比中央値167)の1年後の呼吸機能とQOLを評価した研究[58]では，24％が閉塞パターンを示したが，拡散能低下は12％で，拘束性パターンを示した例はなかった。また，質問紙によるQOL評価では，患児自身による評価も親による評価もQOLは低下していた。

ARDS罹患後の成人と小児それぞれにおいて，呼吸機能に与える影響が異なる原因については明らかではないが，免疫応答や線維化の相違が原因である可能性が示唆される。ただし，これらはあくまでも1年後時点での評価であり，肺の可塑性(発達と成長)による経時的な変化を明らかにするためには，新たな研究が必要である。

■ おわりに

小児の呼吸管理は，圧倒的な症例数の少なさと分散された診療体制から科学的知見の集積が不十分で，強いエビデンスの存在する治療がほとんどない。1回換気量制限による肺保護換気が小児において有効であるのかすら確定的でないのが現状である[59]。

このような状況下において，小児集中治療の現場では，成人の研究により得られた知見を基に最適な管理方針を手探りしている状況である。成人で得られた知見を小児に応用するに当たって，最も重要な基本的知識が，解剖学的・生理学的・免疫学的特殊性であろう。

本章では，基本的な小児の呼吸の特徴を解剖学的，生理学的，免疫学的視点から概説した。前述のとおり，サイズの違いこそあれ，解剖学的・生理学的には，多くの要素は2歳までに成人と同等の機能を獲得する。免疫学的機能は成人と異なるものの，臨床に与える影響は解剖学的・生理学的な差には及ばない。加えて，小児期の呼吸器疾患が長期的に呼吸機能に影響を与え，成人期の呼吸器疾患につながることを概説した。小児の集中治療に携わるうえで，臓器特異的な発達・成長と疾患からの治癒過程を意識し，患児の神経学的発達と治癒後の健康に関連するQOLを考慮した診療を心掛けたい。

文 献

1. Stocks J, Godfrey S. Nasal resistance during infancy. Respir Physiol 1978；34：233-46. PMID：705082
2. Stocks J. Effect of nasogastric tubes on nasal resistance during infancy. Arch Dis Child 1980；55：17-21. PMID：6769396
3. Isono S, Tanaka A, Ishikawa T, et al. Developmental changes in collapsibility of the passive pharynx during infancy. Am J Respir Crit Care Med 2000；162：832-6. PMID：10988091
4. Isono S. Developmental changes of pharyngeal airway patency：implications for pediatric anesthesia. Paediatr Anaesth 2006；16：109-22. PMID：16430405
5. Litman R, Weissend E, Shibata D, et al. Developmental changes of laryngeal dimensions in unparalyzed, sedated children. Anesthesiology 2003；98：41-5. PMID：12502977
6. Wani TM, Bissonnette B, Rafiq Malik M, et al. Age-based analysis of pediatric upper airway dimensions using computed tomography imaging. Pediatr Pulmonol 2016；51：267-71. PMID：26083203
7. Hogg JC, Williams J, Richardson JB, et al. Age as a factor in the distribution of lower-airway conductance and in the pathologic anatomy of obstructive lung disease. N Engl J Med 1970；282：1283-7. PMID：5442359
8. Hoch H, Mallory GB Jr., Taussig L. Retrospectoscope：are the peripheral airways in infants and young children disproportionately small, putting them at risk for severe respiratory illnesses? Pediatr Pulmonol 2017；52：1405-7. PMID：28869363
9. Motoyama EK. Pulmonary mechanics during early postnatal years. Pediatr Res 1977；11：220-3. PMID：846772
10. Zeltner TB, Burri PH. The postnatal development and growth of the human lung. II. Morphology. Respir Physiol 1987；67：269-82. PMID：3575906
11. Burri PH. Structural aspects of postnatal lung development - alveolar formation and growth. Biol Neonate 2006；89：313-22. PMID：16770071
12. Sapru A, Flori H, Quasney MW, et al. Pathobiology of acute respiratory distress syndrome. Pediatr Crit Care Med 2015；16：S6-22. PMID：26035365
13. Motoyama EK, Finder JD. Respiratory physiology in infants and children. In：Davis PJ, Cladis FP, Motoyama EK, editors. Smith's anesthesia for infants and children. 8th ed. Philadelphia：Elsevier, 2011. 22-79.
14. Thorsteinsson A, Larsson A, Jonmarker C, et al. Pressure-volume relations of the respiratory system in

healthy children. Am J Respir Crit Care Med 1994 ; 150 : 421-30.　　　　　PMID : 8049825

15. Agostoni E. Volume-pressure relationships of the thorax and lung in the newborn. J Appl Phsiol 1959 ; 14 : 909-13.　　　　　PMID : 13792048

16. von Ungern-Sternberg BS, Hammer J, Schibler A, et al. Decrease of functional residual capacity and ventilation homogeniety after neuromuscular blockade in anesthetized young infants and preschool children. Anesthesiology 2006 ; 105 : 670-5.　PMID : 17006063

17. Mansell A, Bryan C, Levison H. Airway closure in children. J Appl Phsiol 1972 ; 33 : 711-4.
　　　　　PMID : 4643846

18. Lai SH, Liao SL, Yao TC, et al. Respiratory function in healthy taiwanese infants : tidal breathing analysis, passive mechanics, and tidal forced expiration. PLoS One 2015 ; 10 : e0142797.　　PMID : 26559673

19. Chiumello D, Chidini G, Calderini E, et al. Respiratory mechanics and lung stress/strain in children with acute respiratory distress syndrome. Ann Intensive Care 2016 ; 6 : 11.　　　　PMID : 26847436

20. Chiumello D, Carlesso E, Cadringher P, et al. Lung stress and strain during mechanical ventilation for acute respiratory distress syndrome. Am J Respir Crit Care Med 2008 ; 178 : 346-55.　　PMID : 18451319

21. Ferris BG, Jr., Mead J, Opie LH. Partitioning of respiratory flow resistance in man. J Appl Physiol 1964 ; 19 : 653-8.　　　　　PMID : 14195575

22. Macklem PT, Mead J. Resistance of central and peripheral airways measured by a retrograde catheter. J Appl Physiol 1967 ; 22 : 395-401.
　　　　　PMID : 4960137

23. Kaditis AG, Motoyama EK, Zin W, et al. The effect of lung expansion and positive end-expiratory pressure on respiratory mechanics in anesthetized children. Anesth Analg 2008 ; 106 : 775-85.　PMID : 18292419

24. Bryan AC, Wohl ME. Respiratory mechanics in children. In : Geiger SR, Macklem PT, Mead J, et al., editors. Handbook of physiology, section 3 : the respiratory system. Bethesda, American Physiological Society ; 1986.

25. Wynn J, Cornell TT, Wong HR, et al. The host response to sepsis and developmental impact. Pediatrics 2010 ; 125 : 1031-41.　　　PMID : 20421258

26. Nguyen M, Leuridan E, Zhang T, et al. Acquisition of adult-like TLR4 and TLR9 responses during the first year of life. PLoS One 2010 ; 5 : e10407.
　　　　　PMID : 20442853

27. Nussbaum C, Sperandio M. Innate immune cell recruitment in the fetus and neonate. J Reprod Immunol 2011 ; 90 : 74-81.　　　PMID : 21641657

28. Levy O. Innate immunity of the newborn : basic mechanisms and clinical correlates. Nat Rev Immunol 2007 ; 7 : 379-90.　　　　PMID : 17457344

29. Ygberg S, Nilsson A. The developing immune system-from foetus to toddler. Acta Paediatr 2012 ; 101 : 120-7.　　　　　PMID : 22003882

30. Lambert L, Culley FJ. Innate immunity to respiratory infection in early life. Front Immunol 2017 ; 8 : 1570.
　　　　　PMID : 29184555

31. Smith LS, Zimmerman JJ, Martin TR. Mechanisms of acute respiratory distress syndrome in children and adults : A review and suggestions for future research. Pediatr Crit Care Med 2013 ; 14 : 631-43.
　　　　　PMID : 23823199

32. Kneyber MC, Zhang H, Slutsky AS. Ventilator-induced lung injury. Similarity and differences between children and adults. Am J Respir Crit Care Med 2014 ; 190 : 258-65.　　　　PMID : 25003705

33. Kornecki A, Tsuchida S, Ondiveeran HK, et al. Lung development and susceptibility to ventilator-induced lung injury. Am J Respir Crit Care Med 2005 ; 171 : 743-52.　　　　　PMID : 15640366

34. Smith LS, Gharib SA, Frevert CW, et al. Effects of age on the synergistic interactions between lipopolysaccharide and mechanical ventilation in mice. Am J Respir Cell Mol Biol 2010 ; 43 : 475-86.
　　　　　PMID : 19901347

35. Papastamelos C, Panitch H, England S, et al. Developmental changes in chest wall compliance in infancy and early childhood. J Appl Physiol (1985) 1995 ; 78 : 179-84.　　　　PMID : 7713809

36. Keens TG, Bryan AC, Levison H, et al. Developmental pattern of muscle fiber types in human ventilatory muscles. J Appl Physiol Respir Environ Exerc Physiol 1978 ; 44 : 909-13.　　　PMID : 149779

37. Sieck GC, Fournier M, Blanco CE. Diaphragm muscle fatigue resistance during postnatal development. J Appl Physiol (1985) 1991 ; 71 : 458-64.
　　　　　PMID : 1834623

38. Gaultier C. Respiratory muscle function in infants. Eur Respir J 1995 ; 8 : 150-3.　　　PMID : 7744181

39. Levine S, Nguyen T, Taylor N, et al. Rapid disuse atrophy of diaphragm fibers in mechanically ventilated humans. N Engl J Med 2008 ; 358 : 1327-35.
　　　　　PMID : 18367735

40. Goligher EC, Dres M, Fan E, et al. Mechanical ventilation-induced diaphragm atrophy strongly impacts clinical outcomes. Am J Respir Crit Care Med 2018 ; 197 : 204-13.　　　　PMID : 28930478

41. Glau CL, Conlon TW, Himebauch AS, et al. Progressive diaphragm atrophy in pediatric acute respiratory failure. Pediatr Crit Care Med 2018 ; 19 : 406-11.
　　　　　PMID : 29406380

42. Sclauser Pessoa IM, Franco Parreira V, et al. Reference values for maximal inspiratory pressure : a systematic review. Can Respir J 2014 ; 21 : 43-50.
　　　　　PMID : 24137574

43. Dimitriou G, Greenough A, Pink L, et al. Effect of posture on oxygenation and respiratory muscle strength in convalescent infants. Arch Dis Child Fetal Neonatal Ed 2002 ; 86 : F147-50.　PMID : 11978742

44. Tomalak W, Pogorzelski A, Prusak J. Normal values for maximal static inspiratory and expiratory pres-

sures in healthy children. Pediatr Pulmonol 2002 ; 34 : 42-6. PMID : 12112796

45. Nielsen M, Smith H. Studies on the regulation of respiration in acute hypoxia ; with a appendix on respiratory control during prolonged hypoxia. Acta Physiol Scand 1952 ; 24 : 293-313. PMID : 14952313

46. Rigatto H, Brady JP, de la Torre Verduzco R. Chemoreceptor reflexes in preterm infants : II. The effect of gestational and postnatal age on the ventilatory response to inhaled carbon dioxide. Pediatrics 1975 ; 55 : 614-20. PMID : 1128987

47. Rigatto H, Brady JP, de la Torre Verduzco R. Chemoreceptor reflexes in preterm infants : I. The effect of gestational and postnatal age on the ventilatory response to inhalation of 100 % and 15 % oxygen. Pediatrics 1975 ; 55 : 604-13. PMID : 1128986

48. Rigatto H, Kalapesi Z, Leahy FN, et al. Ventilatory response to 100 % and 15 % O_2 during wakefulness and sleep in preterm infants. Early Hum Dev 1982 ; 7 : 1-10. PMID : 7173095

49. Ross KR, Rosen CL. Sleep and respiratory physiology in children. Clin Chest Med 2014 ; 35 : 457-67. PMID : 25156762

50. Kelly DH, Stellwagen LM, Kaitz E, et al. Apnea and periodic breathing in normal full-term infants during the first twelve months. Pediatr Pulmonol 1985 ; 1 : 215-9. PMID : 4069810

51. Hunt CE, Corwin MJ, Lister G, et al. Longitudinal assessment of hemoglobin oxygen saturation in healthy infants during the first 6 months of age. J Pediatr 1999 ; 135 : 580-6. PMID : 10547246

52. Lopez Bernal JA, Upton MN, Henderson AJ, et al. Lower respiratory tract infection in the first year of life is associated with worse lung function in adult life : prospective results from the barry caerphilly growth study. Ann Epidemiol 2013 ; 23 : 422-7. PMID : 23790346

53. Edmond K, Scott S, Korczak V, et al. Long term sequelae from childhood pneumonia ; systematic review and meta-analysis. PLoS One 2012 ; 7 : e31239. PMID : 22384005

54. Bush A. Lung development and aging. Ann Am Thorac Soc 2016 ; 13 : S438-46. PMID : 28005431

55. Bui DS, Burgess JA, Lowe AJ, et al. Childhood lung function predicts adult chronic obstructive pulmonary disease and asthma-chronic obstructive pulmonary disease overlap syndrome. Am J Respir Crit Care Med 2017 ; 196 : 39-46. PMID : 28146643

56. Allinson JP, Hardy R, Donaldson GC, et al. Combined impact of smoking and early-life exposures on adult lung function trajectories. Am J Respir Crit Care Med 2017 ; 196 : 1021-30. PMID : 28530117

57. Orme J Jr., Romney JS, Hopkins RO, et al. Pulmonary function and health-related quality of life in survivors of acute respiratory distress syndrome. Am J Respir Crit Care Med 2003 ; 167 : 690-4. PMID : 12493646

58. Ward SL, Turpin A, Spicer AC, et al. Long-term pulmonary function and quality of life in children after acute respiratory distress syndrome : a feasibility investigation. Pediatr Crit Care Med 2017 ; 18 : e48-55. PMID : 28060170

59. Rimensberger PC, Cheifetz IM, Kneyber MCJ. The top ten unknowns in paediatric mechanical ventilation. Intensive Care Med 2018 ; 44 : 366-70. PMID : 28555411

（松本 正太朗）

総論

2
人工呼吸中の呼吸機能測定

要点

・気道内圧は，コンプライアンスと気道抵抗によって規定されており，両者を区別することは，呼吸管理を行ううえで重要である。

・呼気時定数やauto-PEEPは，人工呼吸器管理上の重要な因子である。

・食道内圧を測定することで，自発呼吸努力の大きさや経肺圧を推定することができる。

・人工呼吸器が測定する呼吸パラメータの誤差を理解し，適切な指標のもと肺保護換気を行うことが重要である。

■ はじめに

小児の人工呼吸器管理は，一般病院から小児の専門病院まで幅広い場所で行われている。しかし小児では，成人に比べて換気量が小さく，回路やリークによる影響を受けやすいことなどから，人工呼吸中の正確なモニタリングが難しい。そのため，人工呼吸器に表示されるパラメータが信頼されず，その結果換気のパラメータに基づかずに呼吸器設定が行われていることがある。

人工呼吸器による肺傷害の存在が指摘されて以降，成人領域では換気量や気道内圧の肺への影響がさまざま論じられ，最近では自発呼吸でさえも肺に傷害を及ぼす場合があることが示された[1]。また，大きすぎたり，小さすぎたりする呼吸努力が横隔膜を障害することも知られている[2]。そのため，換気量や気道内圧だけでなく，経肺圧や呼吸仕事量も含めた呼吸機能の測定が重要である。気道内圧や流量，容量，さらには食道内圧のモニタリングによって，基本的な生理学的特性であるコンプライアンスや抵抗，呼吸仕事量を計算することが可能となる。これらのパラメータは，患者状態の病態生理を理解するのに重要である。モニタリングの必要性は，小児も成人と同様である。

本章では，現時点でわれわれが小児に臨床的に行うことができる呼吸機能のモニタリングについて紹介し，その測定の仕方や正常値，臨床的解釈について記述していく。

■ 呼吸の運動方程式

人工呼吸中の患者を診て「肺が硬い」と表現されることがしばしばある。用手換気を行い，その硬さを感じることは臨床的にとても重要であるが，多くの医師はその「硬い」にはコンプライアンスと気道抵抗の2つの要素があることを区別できていない。もちろん，用手換気中の患者の呼気を感じることで，気道抵抗を予測することは不可能ではないが，それがコンプライアンスと区別されることは臨床的にはほとんどない。しかし，小児では成人と同様に，急性呼吸窮迫症候群(ARDS)や肺炎など，コンプライアンス低下が主体となる疾患もあるが，気道閉塞性疾患も少なくない。肺が硬いと感じる原因が，コンプライアンスの低下にあるのか，気道抵抗の上昇によるものかの判断は，その違いにより呼吸管理自体が大きく異なるため，非常に重要である。

コンプライアンスとは？

コンプライアンス(C)とは，圧(P)の変化に伴う

容量(V)の変化と定義され，肺の膨らみやすさを意味する言葉である。コンプライアンスは，エラスタンス〔肺をある容量変化させるために必要な圧の変化(E)〕の数学的逆数である。

コンプライアンスは，以下の式で表される。

$$C = \Delta V / \Delta P$$

ΔV：容量変化，ΔP：駆動圧

コンプライアンスには，静的コンプライアンス static lung compliance(Cst)と，換気中の換気量と気道内圧を連続的に記録して求められる動的コンプライアンス dynamic lung compliance(Cdyn)がある[3]。

静的コンプライアンス
  ＝V_T/(Pplat－total PEEP)
動的コンプライアンス
  ＝V_T/(PIP－PEEP)

  V_T：1回換気量，Pplat：プラトー圧，PIP：最高気道内圧
・乳幼児の正常値[4]
  静的コンプライアンス：1～4 mL/cmH$_2$O/kg
  動的コンプライアンス：1～2 mL/cmH$_2$O/kg

・静的コンプライアンス

静的コンプライアンスは，フローが存在しない状態での肺の膨らみやすさを表している。本章で単にコンプライアンスと述べるものは，静的コンプライアンスを示す。

静的コンプライアンスは，フローがゼロの時に測定するため，気道内圧が定常になるまでの十分な時間の吸気ポーズと呼気側閉塞により行われる(図1)。また，測定の際，リークがないことや自発呼吸がないことの確認と，プラトー時間を十分に確保することが大切である。プラトー圧は，全呼吸器系の静的吸気終末時の圧を示している。

・動的コンプライアンス

動的コンプライアンスは，最高気道内圧からPEEPを減じた値で，人工呼吸器から患者に供給された容量を除することで得られる。この指標は，真の呼吸器系コンプライアンスを示すものではない。というのも最高気道内圧は，供給圧の中

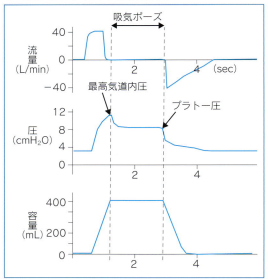

図1 ◆ 呼吸器のグラフィックモニターを用いた呼吸器系コンプライアンスの測定方法
気道内圧が定常になるまで十分な吸気ポーズを行う。この際，リークがないこと，自発呼吸がないことの確認が必要である。これにより，最高気道内圧とプラトー圧を測定し，静的・動的コンプライアンス測定を行う。

に抵抗(回路や気道の抵抗)に消費される圧成分を含んでいるためである。このため，静的コンプライアンスに比べて動的コンプライアンスが大きく低下している場合には，気道抵抗の増大(気管支攣縮や粘液塞栓，気管チューブの折れ曲がりなど)や吸気流量の増大が考えられる。

・呼吸器系コンプライアンス

ここまで述べてきた「コンプライアンス」は，呼吸器系コンプライアンスと言われ，肺と胸郭の両方のコンプライアンスを反映するものである。しかし，肺と胸郭はそれぞれ異なる圧-容量関係を示す(図2)。その結果，呼吸器系の圧-容量曲線はS字型となる。

与えられた圧に対して最も容量の変化が大きいのは，圧-容量曲線の中ほどの最も傾斜の大きい領域である。通常，自発呼吸はこの範囲で行われており，少ない圧の変化で容量の変化が得られるようになっている。1回換気量の増大や肺の過膨張が生じると，圧-容量曲線上の換気の起点や終点が高くなる。無気肺や低換気が生じると，換気

図2 ◆ 肺と胸壁の静的圧-容量曲線

点線はそれぞれ肺・胸壁のみの圧-容量関係を示している。実線は、肺と胸壁を合わせた呼吸器系の圧-容量関係を示している。これらの曲線の傾きがコンプライアンスに相当する。

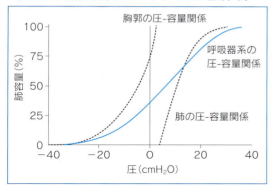

図3 ◆ スーパーシリンジ法で作成した成人での圧-容量曲線

白丸は連続的にプロットされたデータで、1回ごとの容量注入により圧が上昇し、その後下降していくことを示す。低下して安定した点をその容量での圧とする。各容量での安定した点を結んで圧-容量曲線を抽出する。
(Harris RS. Pressure-volume curves of the respiratory system. Respir Care 2005；50：78-98 より許可を得て転載)

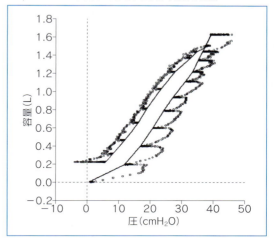

メモ1　より詳細な圧-容量関係を把握するには？

人工呼吸中の患者ですべての肺容量における正確な圧-容量関係を測定するには、スーパーシリンジ法により静的圧-容量曲線を描く必要がある。この曲線を得るためには、呼吸器系の完全な安静が必要であり、患者は鎮静され不動化されている必要がある。人工呼吸器で大きく何度か換気させたあとに患者を人工呼吸器から離し、呼吸サイクルの終末で気管チューブにシリンジを接続する。標準的には、シリンジには流量計と圧測定器が装備されており、胸郭を段階的に膨張させていく。その各段階で、気道内圧が安定するまで2〜3秒の吸気ポーズを作る。空気の注入量は最大吸気量に近い量までとして、その後、大気圧に戻るまで空気を段階的に抜き、圧-容量関係を描く[5]（図3）。吸気と呼気の曲線で囲まれる部分をhysteresisと呼び、肺胞のリクルートメントと関連があると考えられている。

しかし、この方法は、人工呼吸器を外す必要があり、また手間を要することから、人工呼吸器が必要となる呼吸不全の患者には容易に行うことはできない。現在では、患者を回路から離すことなく、これと同様の静的圧-容量曲線を得ることができる機種があり、今後、リクルートメント効果やその有効性の評価など、臨床での応用も期待される。鎮静され不動化された患者では、人工呼吸器で測定した圧-容量関係とスーパーシリンジ法で得られる圧-容量関係とに、厳密な相関が得られる[6, 7]。

の起点が低くなる。いずれの場合も呼吸器系コンプライアンスは低下し、換気の効率が悪くなる（メモ1）。

また、肺・胸郭ではそれぞれでコンプライアンスが異なる。そのため、呼吸器系コンプライアンスが低下した場合に、それが肺コンプライアンスの低下なのか、それとも胸郭コンプライアンスの異常なのかの鑑別が必要となる。その際、後述する食道内圧の測定なしには、判断することは困難である。

気道抵抗とは？

抵抗（R）は、オームの法則と同様に下記の式で表される。

$$圧 = 流量 \times 抵抗$$

この式より、流量が0ならば圧も0であり、すなわち、気流があるときにはじめて抵抗により圧が発生することがわかる。

抵抗は、気道、肺、胸郭すべてにおいて発生する。それぞれの抵抗を知るには、その前後の圧の測定が必要となるが、その測定は容易ではない。

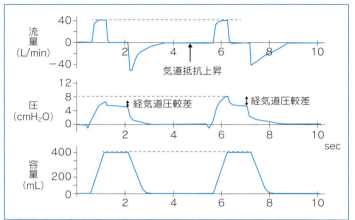

図4◆VCVにおける気道抵抗の上昇の影響
気道抵抗が上昇すると最高気道内圧とプラトー圧の圧較差，経気道圧較差が大きくなる。供給される容量と最大流量は一定である。VCV中の気道抵抗の上昇により最高気道内圧は上昇するが，プラトー圧は変化しない。

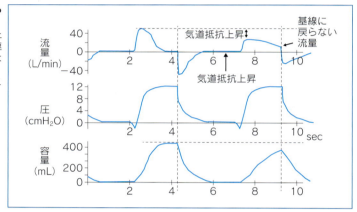

図5◆PCVにおける気道抵抗の上昇
PCV中に気道抵抗が上昇すると，流量の減速率低下と気道抵抗による最大流量の減少，1回換気量の減少が起こる。

ここでは，全呼吸器系の抵抗の測定方法について述べる。

・ベッドサイドでの測定

ベッドサイドで一般的に測定する方法としては，一定の流量を用いて気道抵抗を測定する方法がある。小児でよく用いられる従圧式換気(PCV)では，吸気流量が一定でないため気道抵抗を定量的に測定することは現実的ではない。最もよく用いられている従量式換気(VCV)により求める方法を記述する。

最高気道内圧は測定される圧のうち最も高い圧であり，人工呼吸器から送気されるガスが気道を通過する際に生じる気道抵抗による圧と，1回換気量分だけ肺と胸郭を広げるのに必要な圧，そしてPEEPの3つに分配される。最高気道内圧とプラトー圧の圧較差を求めることで，気道抵抗による圧を求めることができる。この際，吸気流量が一定であれば，

$$Raw = (PIP - Pplat)/\dot{V}$$

Raw：気道抵抗，$\dot{V}$：吸気流量
・乳幼児の正常値[4]
気道抵抗：25〜50 cmH$_2$O/L/sec

の式より気道抵抗を求めることができる。流量波形が漸減波の場合には，流量が一定でないため気道抵抗は測定できない。流量波形を矩形波とする必要がある(図4)。

ベッドサイドでの気道抵抗の測定には，VCVで矩形波である必要がある。しかし，PCVでも気道抵抗の上昇による流量の減速率低下と最大流量の減少，1回換気量の減少により，認識することはできる(図5)。

気道内圧とは？

気道内圧(Paw)は，

$$Paw = \dot{V} \times R + \Delta V/C$$

で示され，気道抵抗とコンプライアンスに依存する。高い気道内圧が必要な場合，つまり「肺が硬い」と感じる状態の場合に，それが気道抵抗の変化によるものか，コンプライアンスの変化によるものかを鑑別し，対応する必要がある。気道抵抗の上昇により気道内圧が高くなる場合には，肺自体にかかる圧は高くないことが多いため，その圧を許容することができる。しかし，コンプライアンスの低下により気道内圧が高くなる場合には，肺自体に過剰な圧がかかり，圧傷害をきたす可能性がある。両者の区別は適切な呼吸管理を行うために非常に重要である。

■ 時定数

時定数τは，呼吸器系に圧が加わったときや開放されたときに，どのくらい瞬時にその圧変化に反応するかという指標である。時定数とはもとの肺容量の63％が呼出されるのに要する時間であり，理論上完全に呼出するには時定数の3倍以上の時間が必要とされる(図6)。呼吸器系の時定数は気道抵抗とコンプライアンスによって，

$$時定数 = C(mL/cmH_2O) \times R(cmH_2O/mL/sec)^{*1}$$

の関係にあると定義されており，肺のメカニクスを反映する。

呼気の時定数がわかれば，1回の呼吸に必要な時間は吸気時間＋3×呼気時定数となり，1分間の呼吸回数の上限がおのずと決定される。

時定数は病態ごとに異なるが，その長短は呼気流量波形を見ればイメージしやすい。ARDSや無気肺，硬い胸壁などによりコンプライアンスが低下した場合には，流量波形が急激に減衰しており，時定数は短い。このような場合，さらに病態が増悪すると時定数がより短くなり，呼吸回数を

---

*1　単位に注意。

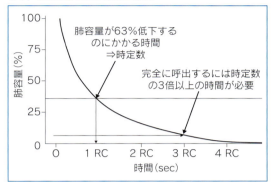

図6◆呼出時の肺容量の変化
呼吸時の肺容量は指数関数的に変化する。呼気時に肺容量は指数関数的に低下していき，肺容量が63％低下するのにかかる時間を呼気時定数と定義する。時定数はR×Cで求められる。時定数の3倍の時間が経過すると，肺容量は5％となり，ほぼ呼出された状態となる。

多く設定することができる。一方で，気管支喘息や気管狭窄などにより気道抵抗が上昇した場合には，時定数は長くなる。このような場合，病態が増悪した際にCO_2の貯留を理由に呼吸回数を多くすると，必要な呼気時間を確保することができなくなるため，呼吸回数はむしろ減らしたほうがCO_2除去効率が上がることがある。このように，呼気の時定数を知ることは，必要な呼気時間を考えるのに役立つ(ミニコラム)。

■ auto-PEEP

auto-PEEP(内因性PEEP)とは，意図するPEEP以上に呼気終末の肺胞内に生じている圧とされ，intrinsic-PEEPと呼ばれることもある。

発生機序

エアトラッピングとそれに伴うauto-PEEPは，通常2つの機序により起こる。

1つは，肺の動的過膨張によるものである。動的過膨張は，呼気時間が呼吸器系の気道抵抗やコンプライアンス(つまり時定数)に比較して短い患者で発生する。呼気時間が十分でないと，ガスを呼出し終える前に次の吸気が開始するため，吸気開始直前には肺内にガスがまだ残った状態となる。このような過膨張の結果として，呼気終末肺胞の陽圧が生じる。

> **ミニコラム　時定数とは**
>
> 時定数は呼吸の運動方程式から導くことができる。
>
> $$Pvent + Pmus = R \times \dot{V} + 1/C \times V(t)$$
>
> Pvent：人工呼吸器による圧，Pmus：自発呼吸による圧，$\dot{V}(t)$：流量，$V(t)$：肺容量
>
> 呼気時には，Pvent，Pmus はいずれも 0 となるため，
>
> $$\dot{V}(t) = -1/RC \times V(t)$$
>
> となる。
>
> $\dot{V}(t)$ は流量であり，$V(t)$ を時間 t で微分したものなので，この微分方程式から
>
> $$\dot{V}(t) = V_0 \times e^{-t/RC}$$
>
> V_0：肺の最初の容量
>
> となる。この RC が時定数であり，t＝1 RC の時間が経過すると $V_0 \times e^{-1}$ となり，
>
> $$e^{-1} = 1/e = 0.367$$
>
> であるから，最初の容量の 37％ となり，63％ が呼出された，ということになる。t＝3 RC の時間が経過すると $V_0 \times e^{-3}$ となり
>
> $$e^{-3} = 1/e^3 = 0.0498$$
>
> と，時定数の 3 倍の時間が経過すると，95％ が呼出されることがわかる。

もう 1 つは，呼気時早期の末梢気道の虚脱によるものである。正常の気道の構造が破壊されるような肺疾患では，組織がより虚脱しやすい瘢痕組織に置換されている。その結果，呼気時の早期に気道が閉鎖するため，末梢気道にガスが残った状態となる。

auto-PEEP による影響

auto-PEEP は通常の人工呼吸器の圧表示に反映されないため，auto-PEEP の存在に気づかないと，圧傷害や血行動態の混乱をまねく。PEEP は，胸腔への静脈還流を障害することにより，心拍出量を減少させる傾向がある。特に出血やショックによって循環血液量が減少しているときにその傾向が強く，auto-PEEP により血行動態

をさらに悪化させる可能性がある。

また，呼吸器系コンプライアンスの測定に auto-PEEP を計算に入れなければ，コンプライアンスの過小評価にもつながる。さらに，自発呼吸下では，auto-PEEP に対抗する陰圧を患者自身が生み出す必要があり，補助換気ではトリガーが鈍くなり，より呼吸仕事量を増大させる結果となる。

測定方法

自発呼吸患者では，auto-PEEP を測定するために後述する食道バルーンカテーテルが用いられる。吸気努力が開始されてから吸気流が開始されるまでの，食道内圧の陰圧部分として測定できる（図7）。すなわち，auto-PEEP を凌駕して患者に向かってガスが流れ始めるのに必要な吸気筋圧を測定している。

auto-PEEP の別の測定方法として，呼気終末に近い時点で人工呼吸器回路の呼気測を塞ぎ，気道内圧を測定する方法がある（図8）。呼気終末に気道を閉塞すると，肺胞内圧が PEEP と等しければ気道内圧は呼気終末の圧から変化することなく一定となる。一方，auto-PEEP があると肺胞内圧は中枢気道の圧より高くなっているため，閉塞している間に肺胞から中枢気道にガスが流入し，肺胞と気道の圧が等しくなった状態で新たな圧を示す。この新たな圧が auto-PEEP である。この呼気終末閉塞法で auto-PEEP を評価するには，閉塞圧がプラトーに達するまで十分に呼気時間をとる必要がある。また，呼気閉塞時に患者が呼吸努力を行うと正確な評価の妨げとなる。

人工呼吸器設定の注意点

auto-PEEP が存在する患者では，人工呼吸器が患者の自発呼吸をトリガーするには，患者がトリガーに加えてさらに auto-PEEP 分，圧を下げる必要がある。患者が人工呼吸器による補助を受けるのに，より呼吸仕事が必要となるため，auto-PEEP を減らすように PEEP を上げる必要がある。ただし，PEEP を上げると auto-PEEP が低下し，トリガーを改善し呼吸仕事は減少する[8]

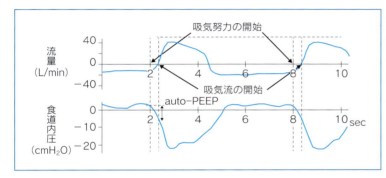

図7◆自発呼吸患者での食道内圧を用いたauto-PEEPの測定
食道内圧を用いれば，閉塞なしにauto-PEEPを測定できる．吸気努力が開始されてから吸気流が開始されるまでの食道内圧の陰圧部分として測定される．

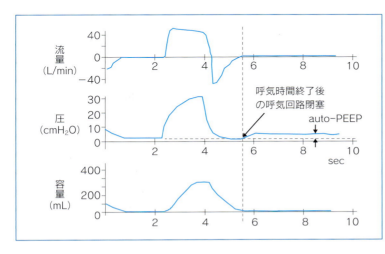

図8◆呼気回路閉塞によるauto-PEEPの測定方法
呼気終末に近い時点で人工呼吸器の呼気側を塞ぎ，気道内圧を測定する．この時，閉塞圧がプラトーに達するまで十分に呼気時間をとる必要がある．また，呼気閉塞時に患者が呼吸努力を行うと正確な評価の妨げとなる．この図では，呼気回路閉塞時に気道内圧曲線が上昇しており，この上昇がauto-PEEPを意味する．

が，total-PEEPは上昇することもあるので注意が必要である．

auto-PEEPが生じている場合には，吸気流量を上げて呼気時間を多くとる，呼吸回数あるいは1回換気量または両者を減らし分時換気量を減少させる，気管支拡張薬を使用する，などの対処が必要となる．

■食道内圧測定

近年，呼吸管理を行ううえで，人工呼吸器による肺傷害を予防するには経肺圧（PL）のコントロールが重要とされている[9, 10]．経肺圧とは，肺を膨らませる圧のことを指しており，気道内圧（Paw）と胸腔内圧（Ppl）の差によって求められる．

$$P_L = Paw - Ppl$$

胸腔内圧を直接測定することは困難であり，現在は食道内圧により胸腔内圧を推定する方法が一般的とされている．

食道バルーンカテーテルによる測定

現在日本で使用できる食道バルーンカテーテルは，AVEA（アイ・エム・アイ）付属のSmart Cathのみであるが，今後海外で販売されている食道バルーンカテーテル[*2]が導入されていくと予想される．

食道バルーンカテーテルによる測定方法を簡単に記述する．仰臥位の患者の鼻（もしくは口）よりカテーテルを挿入する．脱気したバルーンカテーテルをまず胃内まで挿入し，空気を注入する（新生児から幼児に使用されるSmart Cath 6 Frであれば0.3～0.5 mLであるが，注入する量は使用

---

*2 NutriVent（Sidam社）など．

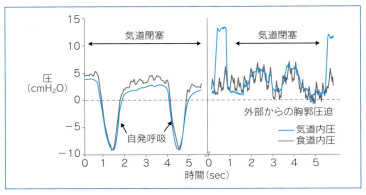

図9◆気道閉塞試験
左は自発呼吸下，右は自発呼吸のない患者での気道閉塞試験を示す。自発呼吸下で気道閉塞を行うと，気道内圧と食道内圧の線が重なる。自発呼吸のない場合には，外部から胸郭を圧迫することで同様の線の重なりを確認することができる。
(Akoumianaki E, et al. The application of esophageal pressure measurement in patients with respiratory failure. Am J Respir Crit Care Med 2014; 189: 520-31より許可を得て転載)

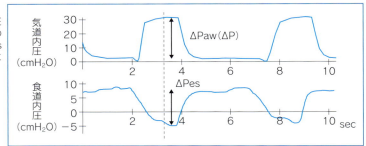

図10◆PCV中の自発呼吸の食道内圧
気道内圧が陽圧になったところでも食道内圧が陰圧に変化していることがわかる。この時，肺にかかる圧，経肺圧はΔPaw－ΔPesによって推定され，ΔP以上にΔPes分肺に圧がかかっていることが示唆される。

するバルーンにより異なる）。心臓の拍動が確認できるところまで，ゆっくりカテーテルを引き抜く。心臓の拍動は，心臓の背側にバルーンが留置されたことを示しており，これにより食道下部にバルーンが留置されたことを推測できる。カテーテルが正しい位置に挿入されているかはX線で確認する。

本来は，気道閉塞試験を行うことが推奨されている。気道閉塞試験とは，気道閉塞により気道内圧と食道内圧の変化値が等しくなることを利用した方法である。具体的には，気道閉塞時に自発呼吸では陰圧に，陽圧呼吸では胸郭を外から圧迫することにより陽圧に気道内圧と食道内圧が変化することを確認し，その変化の誤差が10～20％以下なら正しい位置にあるとする[11]（図9）。

臨床で重度の呼吸不全患者の呼吸器回路を外し，気道閉塞試験を行うことはリスクを伴うが，気道閉塞ができる人工呼吸器の機種であれば，代用することが可能である。呼気ポーズボタンにより呼気時気道閉塞を行い，その間の自発呼吸，もしくは胸郭圧迫により気道内圧と食道内圧の変化を測定することができる。機種によっては，呼気閉塞機能があっても自発呼吸トリガーにより換気を開始することがあり，その場合にはトリガー感度を鈍くして測定を行う必要がある。また，気道内圧と食道内圧を同一画面に同時に描出しておくのが望ましい。

食道内圧測定が推奨される状況

呼吸管理において，経肺圧を意識すべき状況は2つある。1つは自発呼吸努力が強く，経肺圧が高くなっていることが予想される場合である。自発呼吸を温存させた呼吸管理を行う際は，その呼吸努力により，経肺圧が危険域（プラトー経肺圧で25 cmH$_2$O以上，ΔP$_L$で12 cmH$_2$O以上）に達していないかを把握する必要がある。

図10は，PCV中に患者の自発呼吸により食道内圧（Pes）が陰圧に変化している状態を示している。肺を膨らませるための圧である経肺圧は，ΔPaw－ΔPesによって推定されるが，食道内圧が陰圧に変化していることから，気道内圧よりも高い経肺圧が肺にかかっていることなる。たと

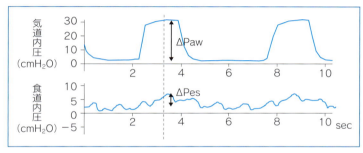

図11 ◆ 調節換気時の気道内圧と食道内圧

気道内圧が陽圧に変化した際に，食道内圧もプラスに変化しているのがわかる。気道にかかる圧(人工呼吸器から供給された圧)は，肺を膨らませる圧(経肺圧)と，胸郭を広げるための圧(胸腔内圧≒食道内圧)に分配される。食道内圧の変化が大きいほど，胸郭を広げるために必要な圧は大きく，肺を広げるために必要な圧は小さい。

気道内圧を制限していたとしても，自発呼吸が強い場合には予想以上に経肺圧が高くなり，肺傷害をきたす可能性があることがわかる。よって，自発呼吸努力が大きい患者においては，肺保護換気を行うために経肺圧測定は有用である。

もう1つの経肺圧を意識すべき状況は，胸郭コンプライアンスが通常とは異なる場合である。陽圧換気によって気道にかかる圧は，肺胞を広げるための圧と胸郭を広げるための圧とに分配される。胸郭コンプライアンスが低下している場合，例えば，全身浮腫や腹圧上昇が存在するような状況では，気道に同じ圧をかけたとしても胸郭を広げるのに圧が多く必要となる。このため，最低限必要な換気と十分なPEEPを得るために，経肺圧の安全域を守りつつも，通常の気道内圧の安全域とされる30 cmH$_2$Oよりも高いプラトー圧が必要になることがある。

図11は，調節換気時の気道内圧と食道内圧を示している。人工呼吸器から供給される圧(気道内圧)は，肺を膨らませる圧(経肺圧)と，胸郭を広げるための圧(胸腔内圧≒食道内圧)とに分配される。すなわち，$\Delta Paw = \Delta P_L + \Delta Pes$ で示される。

ARDSでは，気道内圧は同じでも患者によって胸郭コンプライアンスは異なるため，肺にかかる圧(経肺圧)は気道内圧からでは予測しきれないと報告されている[12]。全身性の浮腫により胸郭コンプライアンスが低くなる状態は小児でもみられるが，胸郭にかかる圧と肺にかかる圧の比率は患者個々で異なるため，モニタリングなしに一様に圧を上げるのは危険である。

胸郭，肺のコンプライアンスの測定方法

コンプライアンスの測定方法については前述したが，ここでは胸郭，肺それぞれのコンプライアンス測定方法について示す。

胸郭コンプライアンスは，筋弛緩薬を使用するか，深鎮静・過呼吸などで，自発呼吸を抑制して行う。胸郭コンプライアンス(C_{CW})は胸腔内圧(≒食道内圧)の変化ΔPpl(≒ΔPes)と，その時の換気量の変化(ΔV)を用いて算出する。

$$C_{CW} = \Delta V / \Delta Pes$$

肺コンプライアンス(C_L)は，経肺圧の変化(ΔP_L)と，その時の換気量の変化を用いて算出する。

$$C_L = \Delta V / \Delta P_L$$

$\Delta Paw = \Delta P_L + \Delta Pes$ であるから，前述している呼吸器系コンプライアンス(C_{RS})とは，

$$\Delta V / C_{RS} = \Delta V / C_L + \Delta V / C_{CW}$$

が成立し，

$$1/C_{RS} = 1/C_L + 1/C_{CW}$$

の関係にあることがわかる。

胸郭コンプライアンスと肺コンプライアンスの正常比は，乳児で3～6：1，幼児で2：1，成人で1：1と報告されている[13]。

■ 呼吸仕事量

自発呼吸は，換気血流比を改善し，肺リクルートメントを促進する。しかし，大きすぎる吸気努力は，重症ARDSにおいては肺傷害を引き起こし予後を悪化させる可能性があるだけでなく，呼吸

筋疲労を起こしたり，横隔膜の筋障害を起こしたりすることが知られている。また，人工呼吸中の小さすぎる吸気努力は人工呼吸器誘発性横隔膜機能不全 ventilator-induced diaphragmatic dysfunction（VIDD）による呼吸器離脱困難を引き起こす可能性がある[14]。そのため，重症度に応じた適切なレベルの呼吸努力にコントロールすることが重要であると考えられている[15]。

■ Pmus

呼吸努力の大きさをモニタリングする方法はさまざまあるが，ゴールドスタンダードは前述した食道内圧を用いて計算する呼吸仕事量 work of breathing（WOB）や pressure time product（PTP）である。

それらの指標を計算するためには，患者が発生させる圧（患者の吸気筋により作り出される圧）patient inspiratory muscle pressure（Pmus）について考える必要がある。

Pmus は直接測定することができないため，食道内圧を用いて以下のように算出する。人工呼吸中の患者の呼吸器系全体を考えるとき，肺と胸郭を膨らませるための圧は，Pmus と人工呼吸器の圧（Pvent）の合計であり，これが気道内圧と一致することから，以下のように示される。

$$\text{Pmus} + \text{Pvent} = \dot{V} \times R + \Delta V/C_{RS} \cdots\cdots A$$

$\dot{V}$：流量，R：抵抗，ΔV：容量変化，C_{RS}：呼吸器系コンプライアンス

一方，肺を膨らませるために必要な圧は，肺コンプライアンス（C_L）と胸腔内圧の変化（ΔPpl）を用いると，以下のようになる。

$$\dot{V} \times R + \Delta V/C_L = \Delta P_L = \Delta \text{Pvent} - \Delta \text{Ppl}$$

ΔPpl は食道内圧の変化値ΔPes とほぼ一致する。

$$\dot{V} \times R + \Delta V/C_L = \Delta \text{Pvent} - \Delta \text{Pes} \cdots\cdots B$$

よって，式 A と式 B より，以下のようになる。

$$(1/C_{RS} - 1/C_L) \times \Delta V = \text{Pmus} + \Delta \text{Pes} \cdots\cdots C$$

呼吸器系全体を膨らませる圧（$\Delta V/C_{RS}$）は，胸郭を膨らませる圧（$\Delta V/C_L$）と肺を膨らませるのに必要な圧（$\Delta V/C_{CW}$）との合計であるため，以下となる。

$$\Delta V/C_{RS} = V/C_L + \Delta V/C_{CW} \cdots\cdots\cdots D$$

式 C と式 D より，以下のように示される。

$$\text{Pmus} = \Delta V/C_{CW} - \Delta \text{Pes}$$

重要なのは，患者の吸気努力を求めるには，測定された食道内圧だけでなく，患者の胸郭コンプライアンスと容量変化も考慮する必要がある，ということである。Pmus の正常値は 5〜10 cmH$_2$O と考えられている[16]。

・呼吸仕事量

ある圧（P）が，ある容量（V）を変化させたときの仕事量（W）は，数学的に以下の式で示される。

$$W = \int P \times dV$$

呼吸に要する仕事量（WOB）は，Pmus と容量変化によって計算できるので，

$$WOB = \int \text{Pmus} \times dV$$
$$= \int (1/C_{CW} \times \Delta V - \Delta \text{Pes}) \times dV$$

ここで，$C_{CW} = \Delta V/P_{CW}$ とすると，P_{CW} は胸郭を拡張させるための圧であり以下のようになる。

$$WOB = \int (P_{CW} - \Delta \text{Pes}) \times dV$$

これより，患者が肺に対して行う呼吸仕事量は，**図 12** のように食道内圧-肺容量曲線の呼吸サイクルの吸気部分での，食道内圧の曲線と胸郭コンプライアンス直線の間の面積で示されることがわかる。

・pressure time product（PTP）

PTP は，呼吸に要する仕事を評価するもう 1 つの指標として重要である。患者が発生させる Pmus の吸気時間での時間積分が PTP である（**図 13**）。

$$PTP = \int \text{Pmus} \times dt$$
$$= \int (P_{CW} - \Delta \text{Pes}) \times dt$$

図12◆自発呼吸患者での呼吸仕事量の計算方法
呼吸仕事量は，食道内圧-肺容量曲線から計算できる。患者吸気 Pes 曲線と C_L 直線により囲まれる部分の面積（A）が抵抗に対する仕事量である。C_L と C_{CW} に囲まれ，吸気時の肺容量の直線に囲まれた部分（B）の面積が肺の弾性に対する仕事量である。A と B を合算したものが，この患者の呼吸仕事量である。

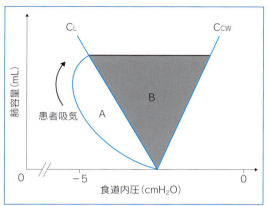

図13◆PTP の計算方法
時間-食道内圧曲線で，呼吸筋により作り出される圧（Pmus＝Pcw − Pes）の吸気時間での時間積分が PTP である。この図では，Pcw 曲線（肺容量をあらかじめ求めた胸郭コンプライアンスで除したもの）と食道内圧曲線で囲まれた部分の面積で求められる。

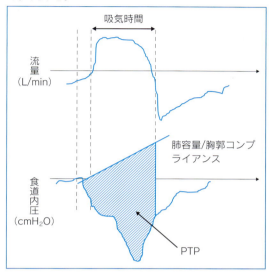

PTP の計算は，容量変化に基づいていない。WOB では，気道閉塞や横隔神経麻痺などで肺内での空気の移動がある場合には，口元の流量から計算する容量を用いて測定するため，患者の呼吸努力を正確に反映しない可能性がある。そのため，PTP は WOB よりも呼吸筋による酸素消費量によく相関すると考えられている[17]。しかし，WOB も PTP も食道内圧の測定が必要であり，食道内圧測定には食道バルーンの位置調整や圧の較正などが煩雑である。また，PTP や WOB の計算は複雑なうえ，事前に胸郭コンプライアンスの測定が必要であり，臨床の現場で簡単に計算できるパラメータではない。また，ウィーニング成功の指標や閾値としても一定の見解は現時点ではない。

食道内圧を用いずに呼吸努力の大きさを評価する方法

吸気努力の大きさを評価するための標準的手法には，前述のように食道内圧の測定が必要である。しかし，臨床では常に食道内圧が測定できるわけではない。そこで，食道内圧を測定せずに吸気努力を評価できる方法を以下に紹介する。

・$P_{0.1}$

$P_{0.1}$ は，気道閉塞によって容易に測定することができる。気道閉塞時には，気道内圧と胸腔内圧の変化値が一致することを利用して，人工呼吸中の吸気努力の大きさを簡単に類推する方法である。閉塞を感知してそれに反応するには少なくとも 150 msec 必要とするとされており，そのため 100 msec での測定が行われている[18]。気道内圧が測定されていれば比較的容易に測定することができる。最近では，$P_{0.1}$ を測定できる機能を搭載した人工呼吸器もあり，さらに測定は容易となっている。

$P_{0.1}$ が 2.33 cmH$_2$O 以上または，0.5 cmH$_2$O 以下であるときウィーニングに失敗しやすいと報告されている[19]。

・横隔膜筋電図を用いる方法

NAVA（neurally adjusted ventilatory assist）は，横隔膜活動電位（Edi）を用いて患者の吸気に同調しながら要求に応じたサポートをする換気モードである。この Edi を利用して吸気努力の大きさが推測することができる。同じ Pmus でも Edi

の大きさは患者間で異なるが，個々人では Pmus とよく相関することが示されている[20]。つまり，各人の Pmus/Edi を求めることができれば，それぞれの Pmus をある程度推定することができる。

Bellani ら[20]は，気道閉塞時に気道内圧と胸腔内圧が一致することを利用し，呼気時に気道を閉塞して次の吸気時の Edi と気道内圧(閉塞状態)の変化値(ΔPao)を測定する方法を提案している。すなわち，

$$k＝ΔPao/Edi$$

を求めることによって，この患者の吸気圧は，

$$Pmus＝k×Edi/1.5$$

で近似することができるとしている。

■ 人工呼吸器の換気量モニターの精度

小児領域において，呼吸機能のモニタリングが重視されずに呼吸管理が行われてきた理由として，古い世代の人工呼吸器では，回路コンプライアンスの補正やガス圧縮容量の補正が十分でなかったために，モニターに表示される 1 回換気量が正確でないとされてきたことが挙げられる。また，最近までは，多くの小児患者でリークを残した状態で管理が行われてきたため，換気量測定の精度に限界があったこと，なども挙げられるかもしれない。

回路・ガスの影響

小児における人工呼吸器の換気量測定では，換気量が小さいために，回路の伸縮やガスの圧縮容量の影響を大きく受けてしまう。患者と人工呼吸器の間にある回路も人工呼吸器によって供給される圧で拡張するからである。その現象は，特に肺機能が著しく低下している患者や，肺容量の小さい患者では重要な問題である。人工呼吸の吸気時には，回路は延長，伸展し，回路内の気体は圧縮される。この回路に蓄えられた容量は患者に到達しない。しかし，呼気時にはこの回路内のガスは，呼気弁を通して開放され，呼気容量として測定される。その結果，モニター上の呼気量よりも肺に

到達する実際の呼気量は少なくなる。回路による影響を考慮に入れておかなければ，人工呼吸中の患者では低換気が起こり得る。

口元フローセンサがあれば，この現象はおおむね回避できる。ただ，口元フローセンサは死腔の問題や抵抗が上昇すること，回路が重くなることなどから使用しにくい場合もある。また，Abbasi ら[21]は，リークのない条件下での新生児モデルでの口元フローセンサによる測定精度の調査を行っているが，その結果，口元フローセンサであっても 10 % 以上の誤差があることがあり，その上，過小評価するか，過大評価するかは各人工呼吸器によって異なることが示されている。

最近の人工呼吸器には，口元フローセンサがなくても正確に換気量を予測できるとされる回路補正・ガス圧縮容量補正機能が備わっているものが多い。しかし，Heulitt ら[22]の報告では，回路補正を行っていても人工呼吸器に表示される 1 回換気量は実際に供給されている 1 回換気量よりも 1 mL/kg 以上多くなる傾向があり，その差は体重が小さい児でより大きいとされている。また，回路補正を正確に行うには，当然のことだが，使用前に実際に使用する呼吸回路を用いた較正が必要である。

…

口元フローセンサにせよ，回路補正・ガス圧縮容量補正などを備えた機種にせよ，10 % 程度の誤差はあるものと理解しなければならないし，かつ体重が軽く，肺メカニクスの悪い小児では，特に誤差が大きくなる傾向があることを理解しておく必要がある。

リークの影響

カフなしチューブの使用が主流であった頃は，リークがあることが当然であり，リークがある状態では，表示されている圧と同等の気道内圧が確保されておらず，またリークにより正確な 1 回換気量を測定することができなかった。しかし，近年では新たなカフ付き気管チューブ[*3] が使用

[*3] Microcuff 気管チューブ(ハリヤード・ヘルスケア・インク社製)。

可能となり，小児でもリークを制御しながらの呼吸管理が可能となった。

　また，最近では人工呼吸器自体にリーク補正機能が搭載されているものも販売されており，少量のリークであれば換気量のモニターとして十分な精度を維持することができる[23]という報告がある。しかし，リーク量が多くなると換気量を正しく表示できなくなる機種が存在したり[24]，リーク補正といっても各メーカーにより機能が異なり，リーク存在下では，肺に届く換気量を予測できない機種も存在する。このため，自施設で使用している機種のリーク存在下での換気量測定がどのくらい正確かの情報は，あらかじめ知っておくほうがよい。

■ おわりに

小児でも，機器やデバイスの進歩によりさまざまなモニタリングが可能となってきた。人工呼吸を行う場合に評価しなければならない因子はさまざまあり，適切にモニタリングを行い評価することが肺傷害やVIDDを予防し，適切な呼吸管理を行うための第一歩である。

文　献

1. Yoshida T, Uchiyama A, Matsuura N, et al. The comparison of spontaneous breathing and muscle paralysis in two different severities of experimental lung injury. Crit Care Med 2013；41：536-45.
PMID：23263584
2. 竹内宗之. 呼吸仕事の評価. INTENSIVIST 2018；10：535-44.
3. Tobin MJ, Van de Graaff WB. Monitoring of lung mechanics and work of breathing. In：Tobin MJ, ed. Principles and practice of mechanical ventilation. New York：McGraw-Hill, 1994；967-1003.
4. Lanteri CJ, Sly PD. Changes in respiratory mechanics with age. J Appl Physiol 1993；74：369-78.
PMID：8444716
5. Harris RS. Pressure-volume curves of the respiratory system. Respir Care 2005；50：78-98.
PMID：15636647
6. Levy P, Similowski T, Corbeil C, et al. A method for studying the static volume-pressure curves of the respiratory system during mechanical ventilation. J Crit Care 1989；4：83-9.
7. Fernandez R, Blanch L, Artigas A. Inflation static pressure-volume curves of the total respiratory sys-

tem determined without any instrumentation other than the mechanical ventilator. Intensive Care Med 1993；19：33-8.
PMID：8440796
8. MacIntyre NR, Cheng KC, McConnell R. Applied PEEP during pressure support reduces the inspiratory threshold load of intrinsic PEEP. Chest 1997；111：188-93.
PMID：8996015
9. Talmor D, Sarge T, Malhotra A, et al. Mechanical ventilation guided by esophageal pressure in acute lung injury. N Engl J Med 2008；359：2095-104.
PMID：19001507
10. Grasso S, Terragni P, Birocco A, et al. ECMO criteria for influenza A（H1N1）-associated ARDS：role of transpulmonary pressure. Intensive Care Med 2012；38：395-403.
PMID：22323077
11. Akoumianaki E, Maggiore SM, Valenza F, et al. The application of esophageal pressure measurement in patients with respiratory failure. Am J Respir Crit Care Med 2014；189：520-31.
PMID：24467647
12. Chiumello D, Carlesso E, Cadringher P, et al. Lung stress and strain during mechanical ventilation for acute respiratory distress syndrome. Am J Respir Crit Care Med 2008；178：346-55.
PMID：18451319
13. Allen JL, Sivan Y. Measurements of chest wall function. In Stocks J, et al. edts. Infant respiratory function testing. New York：Wiley-Liss, 1996；329-53.
14. Levine S, Nguyen T, Taylor N, et al. Rapid disuse atrophy of diaphragm fibers in mechanically ventilated humans. N Engl J Med 2008；358：1327-35.
PMID：18367735
15. Bellani G, Pesenti A. Assessing effort and work of breathing. Curr Opin Crit Care 2014；20：352-8.
PMID：24722059
16. Mauri T, Yoshida T, Bellani G, et al. Esophageal and transpulmonary pressure in the clinical setting：meaning, usefulness and perspectives. Intensive Care Med 2016；42：1360-73.
PMID：27334266
17. McGregor M, Becklake MR. The relationship of oxygen cost of breathing to respiratory mechanical work and respiratory force. J Clin Invest 1961；40：971-80.
PMID：13773979
18. Conti G, Antonelli M, Arzano S, et al. Measurement of occlusion pressures in critically ill patients. Crit Care 1997；1：89-93.
PMID：11094467
19. Magalhães PAF, Camillo CA, Langer D, et al. Weaning failure and respiratory muscle function：What has been done and what can be improved? Respir Med 2018；134：54-61.
PMID：29413508
20. Bellani G, Mauri T, Coppadoro A, et al. Estimation of patient's inspiratory effort from the electrical activity of the diaphragm. Crit Care Med 2013；41：1483-91.
PMID：23478659
21. Abbasi S, Sivieri E, Roberts R, et al. Accuracy of tidal volume, compliance, and resistance measurements on neonatal ventilator displays：an *in vitro* assessment. Pediatr Crit Care Med 2012；13：e262-8.
PMID：22596072

人工呼吸中の呼吸機能測定　**27**

22. Heulitt MJ, Thurman TL, Holt SJ, et al. Reliability of displayed tidal volume in infants and children during dual-controlled ventilation. Pediatr Crit Care Med 2009 ; 10 : 661-7.　　　　　PMID : 19851123
23. Jaecklin T, Morel DR, Rimensberger PC. Volume-targeted modes of modern neonatal ventilators : How stable is the delivered tidal volume? Intensive Care Med 2007 ; 33 : 326-35.　　　　PMID : 17119922

24. Moon K, Takeuchi M, Tachibana K, et al. Accuracy of reported tidal volume during neonatal ventilation with airway leak : a lung model study. Pediatric Crit Care Med 2018 [Epub ahead Print]
　　　　　　　　　　　　　PMID : 30335665

（京極 都）

挿管呼吸管理

挿管呼吸管理

1

気管挿管

要点

- 気管挿管に関連した有害事象により，PICU 患者の予後が悪化する。
- 解剖学的および生理学的な difficult airway のため，PICU での気管挿管は手術室より難しい。
- PICU で気管挿管技術を習得するのは容易ではない。
- 食道誤挿管はまれではなく，気づかないと致死的である。
- 安全確実な気道管理のために，病院を挙げて取り組む必要がある。

■ はじめに

気管挿管は，気管切開を除くと最も確実な気道確保法 airway management, securing the airway である。高流量鼻カニューレ酸素療法 high-flow nasal cannula（HFNC）を含む酸素療法（投与）や非侵襲的陽圧換気 non-invasive positive pressure ventilation（NPPV）で改善しない呼吸不全には，気管挿管（経口もしくは経鼻）を行い，侵襲的人工呼吸 invasive positive pressure ventilation（IPPV）を開始するであろう。そのため，気管挿管は PICU，CICU（cardiac intensive care unit）で最も一般的な手技であり，かつ最も重要な手技の1つとなっている。近年，PICU 多施設ネットワークのデータベース解析から，気管挿管に関連する有害事象 tracheal intubation associated events（TIAEs）が，独立因子として人工呼吸期間，PICU 滞在期間を延長し，死亡率を上昇

させることが報告された[1]。しかし，手術室と比べて気管挿管を行う機会が少ない PICU，CICU において，気管挿管技術を獲得し，維持することは容易ではない[2]。

さらに，小児に使用可能な間接視型喉頭鏡（ビデオ喉頭鏡）や薄いポリウレタン素材を用いた小児用高容量低圧カフ付き気管チューブの登場，普及[3]などによる小児の気管挿管にまつわる近年の変化は少なくない。

本章では，安全で確実な気道確保のために，PICU で気管挿管にかかわる小児集中治療医が知っておくべき重要項目，最近のトピックスを概説する。

■ 気道確保法[4]

気道確保法には，主に以下の3つの方法がある。
① フェイスマスクを用いる方法
② 声門上器具を用いる方法
③ 気管挿管による方法

気管挿管を安全に行うためには，フェイスマスクや声門上器具による気道確保法にも精通しておく必要がある。

フェイスマスク

フェイスマスクは，自発呼吸がある患者に酸素を投与したり，自発呼吸がない患者に陽圧換気を行って酸素投与と換気補助をする際に用いる。麻酔導入後，気管挿管や声門上器具を挿入するまでの換気補助として，フェイスマスクは非常に重要である。

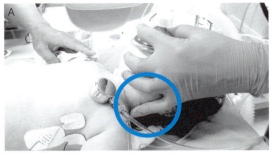
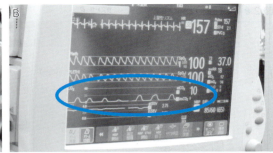
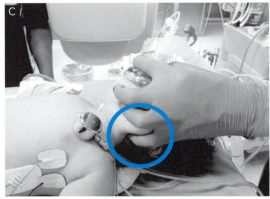
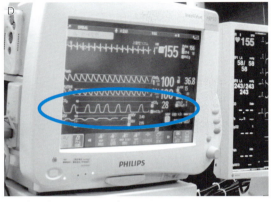
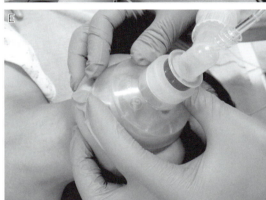

図1◆頭部後屈＋おとがい挙上と triple airway maneuver（頭部後屈，開口，下顎挙上）
A：頭部後屈＋おとがい挙上
B：頭部後屈＋おとがい挙上を施行した時の $EtCO_2$ 波形
C：triple airway maneuver
D：triple airway maneuver を施行した時の $EtCO_2$ 波形
E：triple airway maneuver の両手法

　フェイスマスクが機能するためには，①マスクが顔面にフィットし，②上気道が開通している必要がある．

　初心者では，マスクを顔面へフィットさせるのに手間取る場面をしばしば見かける．マスクフィットが難しく，マスク換気が困難であると予想される場合は，自発呼吸を残すように麻酔導入するか，完全覚醒のまま気管挿管まで酸素化と換気を維持する．

　フェイスマスクの利点として，体内に器具を挿入しないので刺激が小さく，気管挿管に比べ気道反射を誘発しにくい点が挙げられる．欠点としては，使用には技術を要する，上気道閉塞を防ぐことが困難である，声門および下気道の閉塞を解除できない，送気ガスのリークを防ぐことができない，誤嚥を防止できないなどが挙げられる．

　上気道を開通させる最もよい方法は，体位を sniffing position とし，頭部を後屈させ，少し口を開け，下顎を挙上することである．この頭部後屈，開口，下顎挙上の三要素を triple airway

図2◆声門上器具

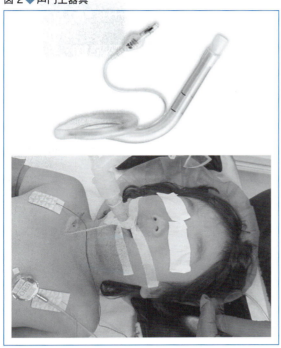

表1◆気管挿管の利点と欠点

利点	上気道から気管上部までを開放できる 誤嚥を最も有効に防止できる 呼吸死腔量を少なくできる 高濃度酸素を投与できる 気管吸引が可能である 薬物投与経路にできる 　（ALONE：Atropine, Lidocaine, Oxygen, Naloxone, Epinephrine） 確実な換気量が投与できる 換気量，呼気ガスモニターが行える
欠点	相当な熟練が必要である 特殊な器具が必要である ストレス反射を誘発しやすい 声門，気管を損傷しやすい 食道誤挿管に気づかないと致死的となる

表2◆小児の解剖学的特徴，臨床的意義，対策

解剖学的特徴	臨床的意義	対策
後頭部の突出	仰臥位での頸部の前屈 上気道が閉塞しがち 口腔，咽頭，喉頭軸が大きくズレている 喉頭展開が難しい	sniffing positionで必要なら肩枕（肩が浮かなければ必要なし。肩枕がないほうが，気管軸が立つので上から覗きやすい）
喉頭の位置が高い	喉頭がより前方に見える	喉頭位置の用手的操作（BURP法など）
舌が大きい	上気道閉塞を起こしやすい 気管チューブの通り道を妨害	口咽頭エアウェイ 喉頭展開時，舌を左へ圧排する
喉頭蓋が声門へ被る	柔らかく狭く比較的長いΩ型で，声門への視界を妨げる	直型喉頭鏡で喉頭蓋を直接持ち上げる

maneuverという。頭部後屈とおとがい挙上（下顎の先端を挙上する方法）が小児で有効なことが多いが，ただでさえ狭い口腔内が閉塞し，咽頭部まで閉塞が及び上気道閉塞が悪化することがある（図1-A）。下顎挙上は，上気道閉塞を解除するよい方法である。コツは，口を少し開けた状態で下顎歯列を上顎歯列の前へ移動させることである。第五指を下顎角へかけ，天井に向かって挙上する。やや術者自身のほうに引くようにすると，自然と頭部が後屈する（図1-C）。顔を少し横に向けると気道が開通しやすい場合もある。それでも上気道閉塞が解除できない場合は，口咽頭エアウェイ，鼻咽頭エアウェイが有効なことがある。口咽頭エアウェイは刺激が強いので，咽頭反射が消失してから使用する。口咽頭エアウェイの適正なサイズは口角から下顎角までの長さ，鼻咽頭エアウェイは鼻翼から耳朶までの長さである。

声門上器具

声門上器具（ラリンジアルマスクなど）も気道を確保する有力な器具である（図2）。

ここでは詳しく触れないが，一般的な利点として，上気道閉塞部位をバイパスして換気を可能にする，気道内圧が低いと送気ガスのリークを防ぐことができる，気管挿管に比べて気道反射を誘発しにくいといった点が挙げられる。

欠点として，口腔内に逆流してきた胃内容物の誤嚥を防げない，声門より末梢の気道が閉塞すると換気できない，気道内圧が高いと送気ガスがリークするといった点が挙げられる。高い気道内圧で陽圧換気されることが多い呼吸不全に対する気道確保法として，声門上器具が選択されることはほとんどない。しかし，気道確保が困難な場合のレスキューとして，また挿管困難時の挿管補助

器具として極めて有用なので，習熟しておいて損はない[5]。

気管挿管
気管挿管の利点と欠点を表1に示す。

表2に，小児（特に新生児，乳児）の解剖学的特徴と臨床的意義，対策を示す。

■ 上気道閉塞
新生児，乳児では，成人と比べて後頭部が相対的に大きく，仰臥位では頸部が前屈気味になる。口腔内に占める舌の容積が大きく，麻酔薬や筋弛緩薬の投与で咽頭周囲の筋緊張が低下すると，容易に上気道閉塞をきたす（図3）。

図3◆乳児の上気道閉塞

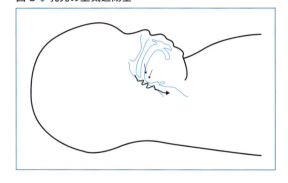

舌根沈下は，仰臥位になっていると舌が重力によって背側へ落ち込む現象で，上気道閉塞の原因としてよく知られている。しかし，舌根沈下で上気道閉塞となるのは30％程度であり，他の原因として，軟口蓋による閉塞，喉頭蓋による閉塞，頭頸部の前屈，下顎の落ち込み，気道の虚脱などがある。解剖学的特徴から，いずれも小児で起こりやすく，麻酔導入時，小児は上気道閉塞が起こりやすいと言える。

いったん上気道閉塞から無呼吸が発生すると，成人と比べて小児は代謝率，酸素消費率が高く，機能的残気量が少ないため，酸素飽和度の低下がより短時間で発生する。気道管理に熟練していないと，上気道閉塞の発見が遅れる傾向にある。上気道閉塞に伴う身体所見（陥没呼吸やシーソー呼吸）や呼吸に伴うバッグの動きの消失，カプノグラフの変化に注意することが重要である。特に，片耳聴診器は呼吸音と心音を同時に連続モニタリングできる優れた器具で，上気道閉塞の早期発見にも大変役立つ（胃内への送気音も判別できる）。

■ 小児気管挿管の基本的重要項目
気管挿管の準備
適度な高さと硬さで安定した処置場所/PICUベッドを用意する。患者の頭の高さが気管挿管をする医師（術者）の臍の位置が理想的である。次に気管

図4◆sniffing position
A：後頭部に枕がないと，頭部は前屈位で気道閉塞しやすく，①気管軸，②咽頭軸，③口腔軸のズレが大きい。
B：sniffing positionにすると①気管軸，②咽頭軸，③口腔軸が平行に近づき，喉頭展開しやすくなる。
（左上のイラストはWheeler M, et al. The pediatric airway. In : Coté CJ, Lerman J, Todres ID, eds. A Practice of Anesthesia for Infants and Children. 4th ed. Philadelphia ; Saunders, 2009をもとに作成）

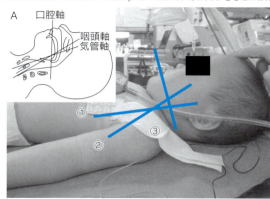
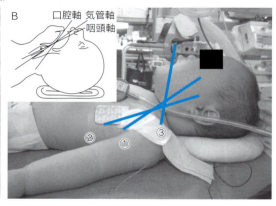

挿管に必要な器具，モニターを準備する。術者は片耳聴診器を使用し，心音，呼吸音を連続モニタリングする。患者の体位は，頭部はsniffing positionになるよう，頭の下に枕（円座，折りたたんだタオルなど）を入れる（図4）。新生児など，後頭部が大きい場合は不要である。介助者が両肩をしっかり背側へ押さえ，肩が持ち上がらないようにする。どうしても肩が上がって不安定になるときは，肩の背面にタオルロールを入れる。

高度肥満の場合は，頭の下に枕を入れただけではsniffing positionにならない。頭の下から肩まで枕を積み上げるramped position（図5）が有用である[6]。外耳孔と前胸部（胸骨切痕）を結ぶ線がベッドと平行になる状態が目安である。

・前酸素化

マスクを密着させ，流量膨張式（ジャクソンリース）バッグを用いて十分な酸素投与を行い，最大のoxygen reserveである肺内の脱窒素（前酸素化 preoxygenation）を行う。成人で3分間，新生児では1分間の酸素投与が必要である[7]。2～7歳の健康な小児を対象にした研究では，2分間と3分間の酸素投与で，SpO_2が90%に低下するまでの時間に統計学的有意差はなかった[8]。この研究から，健康な小児では，2分間の酸素投与で十分な前酸素化が得られ，約2分間の安全な気管挿管時間を得られることが明らかとなった。一方，前酸素化の潜在的危険性として，食道挿管の診断遅延，吸収性無気肺，活性酸素種の産生，心血管系への影響などが挙げられる[9]。

・無呼吸酸素化

前酸素化を強化する方法として，近年，無呼吸酸素化 apneic oxygenation（ApOx）[10]が注目されている[11]。前酸素化の酸素投与は気管挿管操作に入る直前で終了するが，無呼吸酸素化では通常の前酸素化のあとに，気管チューブが気管に挿入されるまで酸素投与を続ける。無呼吸酸素化を行うと，気管挿管前後の血中酸素飽和度の上昇，低酸素血症の頻度の低下，初回気管挿管成功率の向上が期待できる。一方，遷延した無呼吸酸素化の合

図5 ramped position

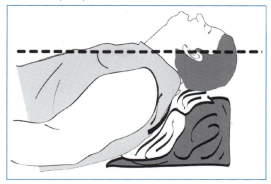

併症として，高二酸化炭素血症，アシドーシス，高カリウム血症，頭蓋内圧亢進，肺高血圧症が指摘されていて，注意が必要である[9]。

無呼吸酸素化の生理学的背景は，以下のとおりである。無呼吸中の肺胞内では，毛細血管への酸素の取り込みが肺胞への二酸化炭素の排出を上回る（成人では，肺胞からの酸素の取り込み≒250 mL/min，肺胞への二酸化炭素の排出≒21 mL/minで，残る90%以上の二酸化炭素は組織中に緩衝されている。また，二酸化炭素は呼出できないので，$PaCO_2$は無呼吸開始後最初の1分で8～20 mmHg上昇したあと，約3 mmHg/minの割合で上昇する）。そのため，肺胞内容量が減少して肺胞内と気道内で圧較差が生じ，気道が開通し酸素投与が続いていれば，上気道から肺胞へ酸素が流れ込む[12]。

無呼吸酸素化での酸素投与法として，鼻カニューレ[13]，咽頭内酸素送気[14]，CPAP（continuous positive airway pressure）[15]，HFNCなど，さまざまな方法が報告されている。そのなかでHFNCを利用する方法は，現在，救急，集中治療領域での最も有力な方法かもしれない[14, 16]。

・THRIVE法

HFNCを用いた無呼吸酸素化の報告に，THRIVE（transnasal humidified rapid insufflation ventilatory exchange）法を用いたもの[17]がある。これは前酸素化を行ったあと，麻酔導入から気管挿管までの間に，HFNCを用いて100%酸素を送気しながら気管挿管する技法である。健康小児で

図6 ◆ 半腹臥位での気管挿管

(Fevang E, et al. Semiprone position is superior to supine position for paediatric endotracheal intubation during massive regurgitation, a randomized crossover simulation trial. BMC Anesthesiol 2018；18：10 より許可を得て転載)

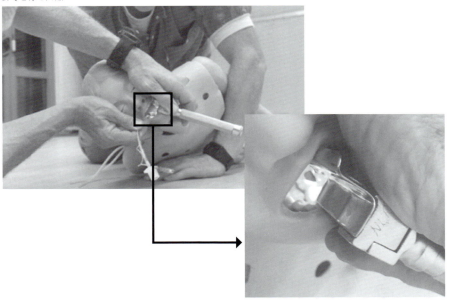

も検討されており，100％酸素で3分間マスク換気を行い，その直後にHFNCを装着して100％酸素を送気しながら気管挿管をしたTHRIVE群は，対照群(100％酸素での3分間のマスク換気のみ)と比べて，二酸化炭素の洗い流し効果は見られなかったものの，安全な無呼吸時間は有意に延長していた[18]。

THRIVE法は，HFNC装置があればすぐにでも導入できる簡便な方法であり，まだ報告はないが，重症小児に対しても効果が期待できる有力な技法だと思われる。ただ，非侵襲的換気(NIV)を行っても酸素飽和度を維持できないような重症な患者群では，前酸素化も無呼吸酸素化も無効である可能性があるので，あまり固執すべきではない。

・前処置

次に，必要に応じた前処置(静脈路の確保，胃内吸引，アトロピンの投与，鎮静薬，筋弛緩薬の投与など)を行う。フルストマックの患者の場合，吸引できそうな胃内容物で意識状態に問題がなければ，薬物投与の前に吸引しておくと安心である。

胃内容物を吸引せず迅速導入する場合は，輪状軟骨部を背部に圧迫するSellick法(輪状軟骨部圧迫 cricoid pressure)を適切に行えば，誤嚥防止に有効であることがわかっている[19]。ただし，やり方が不適切であると逆に換気が困難になったり，喉頭展開を妨げたりといった問題がある。小児に対して適切に施行することは難しく，Sellick法に対して懐疑的な見方もあるため，Sellick法を用いずに迅速導入する小児麻酔科医は少なくない[20]。

また，フルストマックの小児に対して，半腹臥位での気管挿管が有用だとするマネキンを用いた研究報告がある(図6)[21]。それによると，大量の胃食道逆流がある場合に仰臥位よりも挿管しやすく，それほど難しくもないとされている。筆者は側臥位での気管挿管の経験はあるが，半腹臥位で気管挿管を行ったことはない。あまり一般的な方法ではないが，状況によっては考慮できそうなユニークな方法である。

図7 ◆ 気管挿管操作（マネキン）

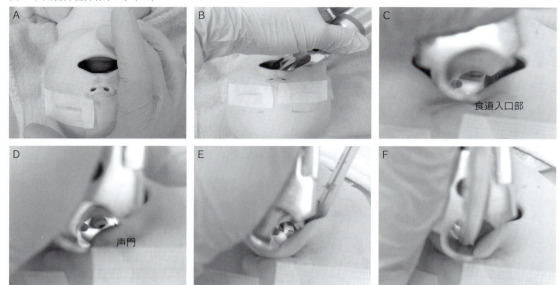

・アトロピン

気管挿管に伴う徐脈の予防に有用なアトロピン投与は，非脱分極性筋弛緩薬や循環抑制の少ない麻酔薬（セボフルランなど）が導入されてから，手術室での使用は減少傾向にある。しかし近年，PICUでの気管挿管の場面で，アトロピン投与群が非投与群よりも新たな不整脈の発生が少なかった[22]という報告や，予後が改善した[23]という報告があり，注目に値する。また，アトロピンの唾液抑制作用は気道管理に有利に働くことが多く，特に挿管困難が予想されるときは，挿管の15分以上前に投与することが推奨される[*1]。

……

気管挿管操作に移る前に，すぐに使用できる口腔内吸引の器具を用意しておく。できるだけ太く，硬い吸引カテーテルが有利である。

気管挿管操作

・直型喉頭鏡を使用する場合

新生児，乳幼児では直型（Miller型）喉頭鏡を使用する場合が多い。まずその使用方法を示す。

右手掌根部を患者前頭部に当てて頭部を後屈し，右手中指でおとがい部を下方に押し下げ開口する（図7-A, 図8-A）。左手に持った直型喉頭鏡ブレードを正中位に対して45°で右口角から挿入する（図7-B, 図8-B）。ブレードの左側面を使って舌を左へ圧排しながら，ブレード先端を後咽頭部まで進める。ブレード先端が後咽頭部まで達したら，喉頭鏡を反時計回りに回し，舌を左へ圧排しながらブレードを正中位に戻す。ブレードの角度を保ったまま（術者の体方向に患者の頭側に向けて手首をこねないように），喉頭鏡ハンドルを前上方に優しく持ち上げると，食道入口部が見えてくる（図7-C, 図8-C）。その状態を維持しつつ，少しずつブレードを引き戻すと，ブレード先端で喉頭蓋を持ち上げた状態で声門が展開される（図7-D, 図8-D, 図9）。ブレード先端から喉頭蓋が落ち，声門への視界が妨害された場合は，ブレード先端で喉頭蓋を持ち上げ直す。

この方法は食道入口部を先に視認してから声門を展開するため，食道入口部を声門と見間違う食道誤挿管を予防することができる（後述）。

声門が見えない，もしくは被裂部しか見えないときは，右手の示指と中指で喉頭軟骨を患者の背側，頭側，右側に圧迫すると見えやすくなる

[*1] アトロピンの唾液抑制作用は，投与15分後から2時間程度まで。

図8◆気管挿管操作（実際の症例）

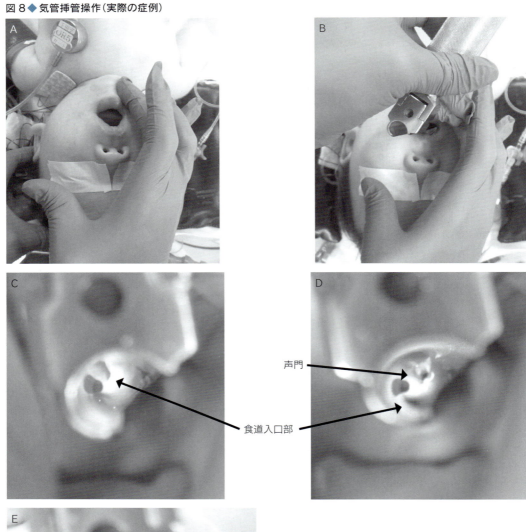

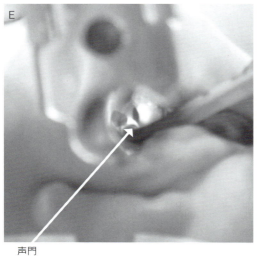

図9◆喉頭展開
A：左手の力の向きは，斜め上前方。
B：ブレード溝の中央に声門が見える。

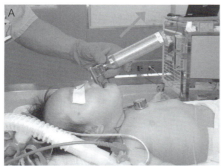
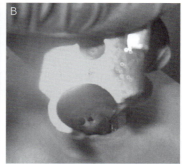

図10◆Cormack & Lehane 分類

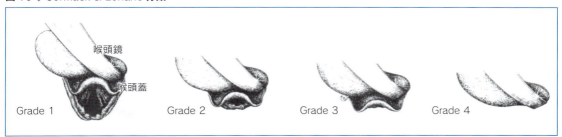

（BURP[*2]法）と言う[24]。BURP 法を用いると，Cormack & Lehane 分類（表3[25]，図10）の Grade2 が Grade1 に，Grade3 が Grade2 に改善される。ただし，熟練しないと難しいようで，用手的に喉頭を操作する方法が有効でなかったとする報告もある[26]。

表3◆Cormack & Lehane 分類

	声門の見え方
Grade1	声門のほとんどが見える
Grade2	声門の背側の一部と被裂軟骨部が見える
Grade3	声門と被裂軟骨部が見えず，喉頭蓋のみが見える
Grade4	声門も喉頭蓋も見えない

・曲型喉頭鏡を使用する場合

幼児より大きい患者で曲型（Macintosh 型）喉頭鏡を使用する場合は，クロスフィンガー法で大きく口を開ける。クロスフィンガー法は，指を交差させ，母指を下奥歯，示指を上奥歯において開口する方法である。母指で下奥歯を天井方向へ向けて押し上げる。開口できたら，直型の時と同様にブレードを正中に対して45°で右口角から挿入し，舌をブレードのフリンジで左に圧排しつつ正中位に戻して，後咽頭部へ挿入する。ブレード先端は喉頭蓋谷に入れ，喉頭蓋が見えた状態で，声門を展開することができる。

・舌の圧排

直型でも，曲型でも舌を左へ圧排しておくことがコツで，口腔右側に空間を作るようにする。気管チューブは右口角から口腔内へ挿入し，舌の圧排でできた口腔右側の空間を通して声門，気管へ進める（図7-E，図8-E）。右側から挿管すると声門と気管チューブを同時に視認でき，食道誤挿管の防止に役立つ（図7-F）。また，きちんと喉頭展開ができていると，手を離すと気管チューブが気管へ

[*2] BURP は，backward, upward, rightward pressure の頭文字を並べたものである。

> **ミニコラム　スタイレット**
>
> スタイレットは，気管チューブ先端を声門部へ誘導する有用な挿管補助器具で，すべての気管挿管に対して使用している施設が少なくない。ただ，挿管困難が予想される場合やチューブガイド溝がないビデオ喉頭鏡を使用する場合でなければ，小児ではスタイレットを使用する必要はない（筆者もほとんど使用しない）。気管穿孔などの気道損傷[27]，また破損した脱落物による気管チューブ閉塞[28]や気道異物[29]などの合併症報告が多数あり，使用にはかなりの注意が必要である。
>
> スタイレットの合併症を予防するための重要項目を以下に示す。
> ①スタイレットの先端は，気管チューブから出ないようにセットする。
> ②小児では，コーティングされたスタイレットを使用することが望ましい。劣化や破損を事前に検知することは容易ではなく，単回使用とする。
> ③スタイレットを気管チューブに入れて準備する際には潤滑剤を使用し，円滑に出し入れできるか確認する。
> ④挿管時，気管チューブの先端が声帯を通過した直後に手を止め，介助者がスタイレットを抜去してから固定位置まで気管チューブを挿入する。
> ⑤抜去後にスタイレットに破損がないか確認する。
>
> スタイレットをルーチンに使用している施設が多いにもかかわらず，その有用性を検討した報告はそれほど多くない。近年では，新生児に対する気管挿管の成功率をスタイレットの有無で比較検討した研究があるが，有意差はなかった[30]。どうしても，気管チューブにより強い曲がりが欲しいときは，スタイレット以外の選択肢として図11のように気管チューブをスリップジョイントに3分間差し込んでおくと効果がある[31]。

図11◆スリップジョイントを用いた気管チューブの準備

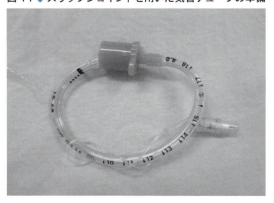

表4◆ビデオ喉頭鏡の世代分類

分類	特徴	小児で使用可能
第1世代	従来型のブレード（直視も可能）	McGRATH MAC
第2世代	ブレードに角度がついたもの	グライドスコープ
第3世代	気管チューブガイドがついたもの	エアウェイスコープ　エアトラック

表5◆ビデオ喉頭鏡の利点，欠点

利点	欠点
声門視認性が高い 　Gradeが下がる 　声門視認までの時間が短い 侵襲が少ない モニター上で声門を複数名で確認できる モニター画面を記録できる 頭側以外からも気管挿管できる 習得までの時間が短い	視界外で組織損傷を起こし得る 視界が曇る 出血，分泌物，吐物で視界がなくなる 気管チューブの誘導が難しい 気管挿管に有する時間が長い コストが高い

落ち込むようなイメージで挿入できる。

・ビデオ喉頭鏡

ビデオ喉頭鏡は，肉眼で声門を確認する直接視型喉頭鏡とは異なり，モニター画面上で間接的に声門を確認して気管挿管する喉頭鏡である。ビデオ喉頭鏡は表4のように3世代に分類できる。また，従来の直接視型喉頭鏡に比べて表5のような特徴がある。

・エアウェイスコープ

ビデオ喉頭鏡は年々改良され，使い勝手が良くなっており，PICUでの使用率も20%近くにまでなっている[32]。小児用でも，エアウェイスコープ（AWS）は挿管困難症の多くをカバーでき，習得が比較的容易で，PICUでの気管挿管器具として，現状ではベストと言えるであろう。ビデオ喉頭鏡の問題点として指摘されている挿管操作時間の長さは，初級術者では直接視型喉頭鏡と比較して同等であった[33]。

AWSによる気管挿管は，①挿入 insertion，②回転 rotation，③挙上 elevation，④挿管 intubation，⑤確認 confirmation の手順で行う（図

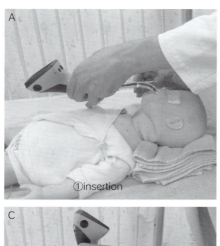
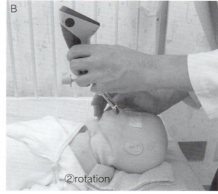
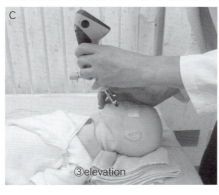
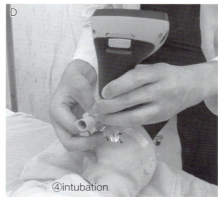
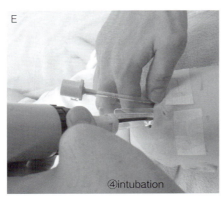
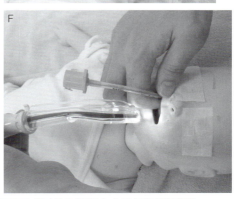
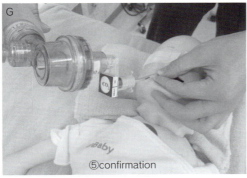

図 12 ◆ AWS による気管挿管手順
E：口腔内で気管チューブをガイド溝から外す。
F：気管チューブをしっかり保持してイントロックを抜去する。

図13 ◆ AWSによる気管挿管手順中の画面

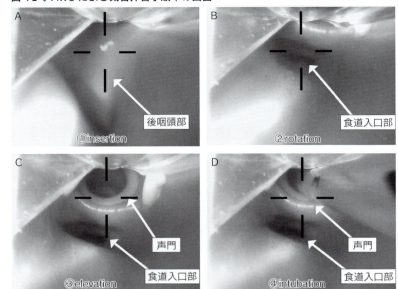

12,13)。イントロック*3の先端を喉頭蓋後面に挿入し，直接持ち上げる。その際にイントロックの先端で喉頭蓋を折り曲げながら押し込んでしまうことがある。気づかずに気管チューブを挿入して放置すると，腫脹などの重大な合併症に発展することがある。

小児，特に新生児や乳児では，イントロックの先端が食道内へ入りやすく，そこで見えた食道入口部を，声門と見誤り，自信をもって食道挿管することがある。イントロックをそのままゆっくり引き抜き，食道入口部から声門を続けて確認すると違いは明らかなので，最初に見えた空洞を声門と思い込まないことが重要である。

また，さまざまなサイズの気管チューブに対応している新生児用，小児用イントロックでは，ガイド溝とチューブの間隙が大きい場合がある。間隙が大きいと，気管チューブが右披裂部周辺に向かいやすい。その場合は気管チューブを反時計回りに回転させながら進めると，声門の中央に気管チューブ先端を誘導できる。

声門の一部しか視認できない場合は，気管チューブ内から気管支ファイバースコープやエラスティックブジーを声門へ挿入し，ガイドにする方法が有用である。

・気管チューブの選択

気管チューブはリークがなく，より太いほうが管理しやすいが，より細いほうが気道への負担が軽く合併症が少ない，というジレンマがある。

小児では，特徴ある喉頭の形状から，声帯やその周囲の組織を損傷することのない，適正なサイズのカフなし気管チューブ（15〜25 cmH$_2$Oの気道内圧でリークを認める）で呼吸管理を施行してきた。カフなし気管チューブを選択していた理由の1つに，小児に適したカフ付き気管チューブがなかったことが挙げられる。

・カフ付き気管チューブ

近年，極薄の高容量低圧カフが気管チューブのより先端側に付いた，Microcuff 小児用気管チューブ（以下，マイクロカフ）が使用できるようになった。適正使用すれば，カフなし気管チューブより安全に使用できる可能性が示唆されている[34]。

カフ付き気管チューブを安全に使用するうえで

---

*3 ブレードのこと。

の注意点として，以下が挙げられる。

①カフなし気管チューブより1サイズ小さいサイズを使用する。カフが萎んだ状態でリークがあり，膨らませてリークが制御できるのが適正サイズである。また，萎んだまま使用していると，萎んだカフの襞で気道粘膜が損傷することがあり得る[35]。

②カフ圧計でカフ圧を管理する。マイクロカフは約10 cmH_2O のカフ圧で気管チューブ周囲からのリークをシールできることが報告されており[36]，原則，低い圧で，可能なかぎり20 cmH_2O 以下で管理する。30 cmH_2O 以上のカフ圧では，粘膜灌流が阻害され，気道損傷の原因となる。

③気管チューブの固定位置には細心の注意が必要である。特に新生児から乳児の気管長は5〜6 cm[37]であり，PICU での人工呼吸器管理中にカフを気管中央部に維持するのは容易ではない。浅すぎると喉頭部を損傷する危険性がある。

· · ·

カフが付いていてもマイクロアスピレーションなどの誤嚥を完全に防げないことや，小児ではカフなし気管チューブでないと管理できない症例があることも忘れてはいけない。

■ difficult airway

小児では，予期せぬ difficult airway に遭遇することは，それほど多くはない[38, 39]。今までの知見から，difficult airway になりやすい疾患はある程度判明しており，その疾患群を把握しておくことは極めて重要である（表6）[40]。difficult airway が予期される場合は，DAM カートなどの気道管理に必要な器具を準備することも重要であるが，小児の気道確保に精通したスペシャリスト（小児麻酔科医など）を確保しておくことが，より重要である。場合によっては，手術室での気道確保を考慮する必要がある。予期せぬ difficult airway に遭遇してしまった場合には，気道確保に精通した上級医を呼びながら，CICV（cannot intubate, cannot ventilate）に陥らないように，

表6◆difficult airway が予期される主な疾患

部位	疾患
鼻腔	後鼻腔狭窄・閉鎖，脳瘤
舌	血管腫，Beckwith-Wiedemen 症候群，甲状腺機能低下症，ムコ多糖症（Hurler 症候群，Hunter 症候群，Morquio 症候群），ムコリピドーシス（I-cell 病），リンパ管腫，奇形腫，舌根部嚢胞
下顎・上顎	Treacher Collins 症候群，Pierre Robin 症候群，第1第2鰓弓症候群（Goldenhar 症候群，Nager 症候群），頭蓋骨早期癒合症（Apert 症候群，Crouzon 症候群，Pfeiffer 症候群），軟骨異栄養症，Cornelia de Lange 症候群，Smith-Lemli-Opitz 症候群，Hallermann-Streiff 症候群，Freedman-Sheldon 症候群，口唇口蓋裂，顎関節症
咽頭・喉頭	喉頭軟化症，喉頭狭窄，喉頭嚢胞，咽頭嚢胞，血管腫，異物，声門下狭窄，喉頭蓋炎，クループ，扁桃炎，咽後膿瘍，喉頭閉鎖
気管	気管無形成，血管輪，気管狭窄，気管軟化症，細菌性気管炎，縦隔腫瘍，神経線維腫，リンパ管腫
頭頸部の可動障害など	環軸椎亜脱臼，多発関節拘縮，脳性麻痺，頭頸部外傷（頸部固定）

酸素化と換気に全力を注ぐ。

予期された difficult airway に対しては，2人法によるマスク換気，口咽頭・鼻咽頭エアウェイなどを駆使し，換気の維持に努める。マスク換気が難しくても，声門上器具が有効なことがある。無理に気管挿管操作を繰り返していると，喉頭浮腫や出血などにより，それまでできていた換気ができなくなり，CICV に陥ることになる。酸素化がある程度維持できていれば，筋弛緩薬を拮抗して，自発呼吸を促すことを考慮する[41]。それでもなお気管挿管が必要な場合は，小児麻酔科医などのスペシャリストにバトンタッチすることをおすすめする。

また，PICU での気道管理が難しい要因の1つに，解剖学的困難気道が多いだけでなく，生理学的困難気道が多いことが挙げられる[42]。例えば，呼吸不全や心不全の場合，通常のマスクフィット下での自発呼吸やマスク換気による前酸素化では，安全な無呼吸時間を確保するのが難しい。それは，重症患者では oxygen reserve の場となる機能的残気量 functional residual capacity（FRC）が小さい，酸素消費量が多い，肺胞気-動脈血酸

気管挿管 **43**

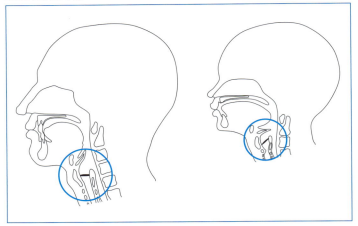

図14 ◆ 成人と小児の喉頭の違い（喉頭蓋，声帯，声門下）
（Wheeler M, et al. The pediatric airway. In : Coté CJ, Lerman J, Todres ID, eds. A Practice of Anesthesia for Infants and Children. 4th ed. Philadelphia ; Saunders, 2009 をもとに作成）

素分圧較差（A-aDO$_2$）が開大している，などが挙げられる。

■ 小児の喉頭の形状

新生児の喉頭は，成人に比べて高い第3～4頸椎（C3～4）の位置にあり，2歳でC5，5歳でC6と，成人と同じ位置まで下がってくる[43]。喉頭の形状は，新生児や乳児では輪状軟骨出口部が最狭窄部の漏斗型で，成人では円筒形に近くなる。4～5歳で成人とほぼ同じ形状に達する。

小児の声帯も成人と異なる点がある。成人の声帯は気管軸に対してほぼ垂直に位置しているが，新生児，乳児では腹側が下方に付着していて，気管軸に対して前下がりに傾いている（図14）。

声門部を直視下に小児の気管挿管を行う場合，気管チューブが柔らかい声帯を押し広げながら抵抗なく通過するのに，その少し先で抵抗を感じたり，それ以上進まなくなることを時々経験する。このように伸展性があるために，声帯が気管チューブのサイズを規定する気道の最狭窄部ではないことを，経験的に感じている医師も多いだろう。実際に近年，声帯の画像検査結果から，小児の喉頭の最狭窄部は輪状軟骨部ではなく，声帯もしくはその直下である，という報告が相次いでいる[44～46]。計測上はそのとおりであるが，Holzki ら[47]は生体での検査から，鎮静薬などによる声帯を含む軟部組織の虚脱，呼吸運動に伴う変動，画像のアーチファクトなどの影響があることを指摘している。また，声帯や声帯直下では，全周を軟骨で覆われている輪状軟骨出口部と異なり，組織が柔軟で伸展性があるので，気管チューブによる圧損傷を受け難いと考えられる。一方，剖検による検査はそれらの影響がなく，より正確な所見を提供してくれる。

現在までの生体，剖検による知見をまとめた総説によると，小児，特に新生児，乳児の喉頭は漏斗型で，輪状軟骨出口部が最狭窄部でかつほぼ正円であると結論される[47]。超音波を用いた気管チューブサイズの検討で，輪状軟骨出口部の横断径から適正なサイズが計測できることが示されていることも，上記の結論を支持すると言える[48]。

■ 気管挿管技術の獲得

PICUでのトレーニングで，気管挿管技術を習得するのは容易ではない。気管挿管の機会がそもそも少ないうえに，減少傾向である[49]。シミュレーショントレーニングは，現時点ではまだ大きな成果はない[2]。また，PICUのほうが手術室より気道確保が難しく合併症も多いこと，より経験の少ない医師に合併症が多いことがわかってきている

(表7)[50]。気管挿管にかかわる有害事象が独立因子としてPICU死亡率を上昇させることもわかってきており，PICUでの気管挿管に関するトレーニングプログラムの確立（習得と維持）は喫緊の課題と言えよう[51]。

■ 合併症とその対策

気管挿管に伴う合併症（表7）のなかでも，食道誤挿管は気づかなければ死に至る極めて注意を要する合併症で，「いつでも誰にでも起こり得る」ことを肝に銘じる必要がある。

食道誤挿管

食道誤挿管はそれほど珍しい合併症ではなく，PICUでの気管挿管の約11％で発生していた[52]という報告がある。すぐに気づけば大きな問題にならないが，重篤な後遺症を残す事例が後を立たたない[53]。

ビデオ喉頭鏡による気管挿管の所見から，食道誤挿管はおおむね，3種類（表8）に分類できると筆者らは考える[*4]。

「怪しければ抜去」が気道管理の大原則であるが，1型と3型では，術者は「気管にチューブがある」と信じて疑わない場合があり，特に注意が必要である。

新生児や乳児の喉頭展開では，喉頭蓋をブレードの先端で持ち上げたつもりが，図らずも喉頭全体を持ち上げてしまうことがある（図15-A，16-A）。視認した食道入口部を声門と判断してしまうことは以前から報告があり，珍しいことではない[55, 56]。それならば，ブレードを深めに挿入し，解剖学的に背側にある食道入口部をまず視認したあとに，少しずつ手前に引きながら声門を視認する方法が安全と言える。というのも食道入口部と声門を続けて視認すれば，まず見誤ることがないからである（図15, 16）。

[*4] 第44回 集中治療医学会学術集会（2017年）で報告。現在，論文投稿準備中である。

表7 ◆ 気管挿管に伴う合併症

食道誤挿管
気管チューブ位置異常
気道損傷
　口腔粘膜損傷
口唇損傷
　歯牙損傷
　鼻腔粘膜損傷
　扁桃組織損傷
　舌，口咽頭軟部組織損傷
　喉頭損傷
　声帯損傷
　被裂軟骨脱臼
反回神経麻痺
　声門下腔狭窄
気管損傷
誤嚥
カフの破裂
挿管操作延長による低酸素血症
不整脈
頭蓋内圧上昇
バッキング
咳嗽
喉頭痙攣
閉塞性肺水腫
気管支痙攣
圧損傷

表8 ◆ 食道誤挿管の分類

	発生機序
1型	食道入口部を声門と思い込んで挿管する[36]
2型	声門の視認性は悪いままにチューブを進めた結果，食道へ挿管してしまう
3型	声門はよく見えているが，チューブが食道へ脱落する

超音波検査の応用

近年，ベッドサイドで行う超音波検査 point-of-care ultrasound（POCUS）のなかで，気道の検査も重要な柱の1つとなっている[57]。小児の気管挿管に関して，気管挿管の確認[58]，適切な気管チューブサイズの推定[59]，気管チューブの挿入長の確認[60]に超音波検査が応用されている。成人では，超音波ガイド下に行う輪状甲状膜穿刺[61]が報告されており，この方法は気管が細く，位置が外表からわかりにくい小児でより有効であろう。

PICUでの気道管理にも超音波が欠かせない時代が，もう目の前に迫っている。

■ おわりに

気管挿管は，呼吸不全患者など重症患者の呼吸管

図 15 ◆ 食道挿管 1 型(A, B)と通常の気管挿管(C, D)の比較

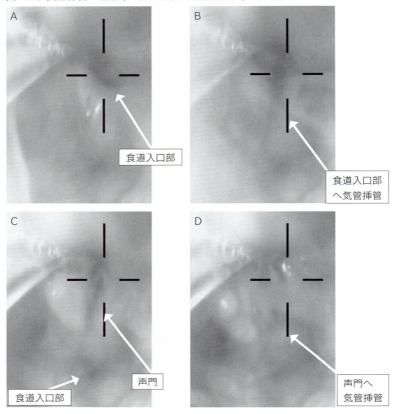

図 16 ◆ 食道入口部から声門部の連続観察
食道入口部, 声門部の順に確認後, 気管挿管。連続で確認すると, 違いが分かりやすい。

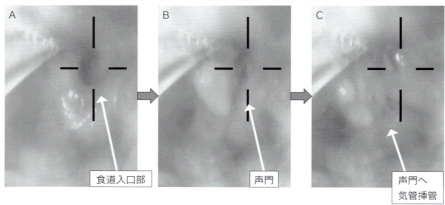

理を行ううえで重要な要素で, 近年, それを裏づける報告が蓄積されつつある。重症で difficult airway も多い PICU では, 例えばビデオ喉頭鏡を第一選択にしたり, 超音波検査をより積極的に導入することは, コスト増のマイナス面を考慮しても正当化されるであろう。また, 気管挿管を行う機会を確保するために, 手術室でのトレーニングをプログラムに取り入れたり, difficult airway

に対しては麻酔科と連携して対応する[62]など，安全・確実で合併症が少ない，やさしい気道管理を目指して，病院を挙げて取り組んでいく必要がある。

文　献

1. Parker MM, Nuthall G, Brown C, et al. Relationship between adverse tracheal intubation associated events and PICU outcomes. Pediatr Crit Care Med 2017；18：310-8. PMID：28198754
2. Nishisaki A, Donoghue AJ, Colborn S, et al. Effect of just-in-time simulation training on tracheal intubation procedure safety in the pediatric intensive care unit. Anesthesiology 2010；113：214-23. PMID：20526179.
3. Nishisaki A, Turner DA, Brown CA 3rd, et al. A National Emergency Airway Registry for children：landscape of tracheal intubation in 15 PICUs. Crit Care Med 2013；41：874-85. PMID：23328260
4. 宮坂勝之訳・編集．第4章，呼吸器系の介入・治療．In：日本版PALSスタディガイド：小児二次救命処置の基礎と実践．東京：エルゼビア・ジャパン，2008：106-75.
5. Jagannathan N, Ramsey MA, White MC, et al. An update on newer pediatric supraglottic airways with recommendations for clinical use. Paediatr Anaesth 2015；25：334-45. PMID：25585975
6. Collins JS, Lemmens HJ, Brodsky JB, et al. Laryngoscopy and morbid obesity：a comparison of the "sniff" and "ramped" positions. Obes Surg 2004；14：1171-5. PMID：15527629
7. Hardman JG, Wills JS. The development of hypoxaemia during apnoea in children：a computational modelling investigation. Br J Anaesth 2006；97：564-70. PMID：16873387
8. Xue FS, Tong SY, Wang XL, et al. Study of the optimal duration of preoxygenation in children. J Clin Anesth 1995；7：93-6. PMID：7598932
9. Nimmagadda U, Salem MR, Crystal GJ. Preoxygenation：physiologic basis, benefits, and potential risks. Anesth Analg 2017；124：507-17. PMID：28099321
10. Frumin MJ, Epstein RM, Cohen G. Apneic oxygenation in man. Anesthesiology 1959；20：789-98. PMID：13825447
11. Oliveira J E Silva L, Cabrera D, Barrionuevo P, et al. Effectiveness of apneic oxygenation during intubation：a systematic review and meta-analysis. Ann Emerg Med 2017；70：483-94. PMID：28712606
12. Wong DT, Yee AJ, Leong SM, Chung F. The effectiveness of apneic oxygenation during tracheal intubation in various clinical settings：a narrative review. Can J Anaesth 2017；64：416-27. PMID：28050802
13. Miguel-Montanes R, Hajage D, Messika J, et al. Use of high-flow nasal cannula oxygen therapy to prevent desaturation during tracheal intubation of intensive care patients with mild-to-moderate hypoxemia. Crit Care Med 2015；43：574-83. PMID：25479117
14. Engström J, Hedenstierna G, Larsson A. Pharyngeal oxygen administration increases the time to serious desaturation at intubation in acute lung injury：an experimental study. Crit Care 2010；14：R93. PMID：20497538
15. Rajan S, Joseph N, Tosh P, et al. Effects of preoxygenation with tidal volume breathing followed by apneic oxygenation with and without continuous positive airway pressure on duration of safe apnea time and arterial blood gases. Anesth Essays Res 2018；12：229-33. PMID：29628587
16. Vourc'h M, Asfar P, Volteau C, et al. High-flow nasal cannula oxygen during endotracheal intubation in hypoxemic patients：a randomized controlled clinical trial. Intensive Care Med 2015；41：1538-48. PMID：25869405
17. Patel A, Nouraei SA. Transnasal Humidified Rapid-Insufflation Ventilatory Exchange (THRIVE)：a physiological method of increasing apnoea time in patients with difficult airways. Anaesthesia 2015；70：323-9. PMID：25388828
18. Humphreys S, Lee-Archer P, Reyne G, et al. Transnasal humidified rapid-insufflation ventilatory exchange (THRIVE)in children：a randomized controlled trial. Br J Anaesth 2017；118：232-38. PMID：28100527
19. Brimacombe JR, Berry AM. Cricoid pressure. Can J Anaesth 1997；44：414-25. PMID：9104526
20. Walker RW, Ravi R, Haylett K. Effect of cricoid force on airway calibre in children：a bronchoscopic assessment. Br J Anaesth 2010；104：71-4. PMID：19942611
21. Fevang E, Haaland K, Røislien J, et al. Semiprone position is superior to supine position for paediatric endotracheal intubation during massive regurgitation, a randomized crossover simulation trial. BMC Anesthesiol 2018；18：10. PMID：29347980
22. Jones P, Dauger S, Denjoy I, et al. The effect of atropine on rhythm and conduction disturbances during 322 critical care intubations. Pediatr Crit Care Med 2013；14：e289-97. PMID：23689705
23. Jones P, Peters MJ, Pinto da Costa N, et al. Atropine for critical care intubation in a cohort of 264 children and reduced mortality unrelated to effects on bradycardia. PLoS One 2013；8：e57478. PMID：23468997
24. Knill RL. Difficult laryngoscopy made easy with a "BURP". Can J Anaesth 1993；40：279-82. PMID：8467551
25. Cormack RS, Lehane J. Difficult tracheal intubation in obstetrics. Anaesthesia 1984；39：1105-11. PMID：6507827
26. Kojima T, Laverriere EK, Owen EB, et al. Clinical impact of external laryngeal manipulation during laryngoscopy on tracheal intubation success in criti-

cally ill children. Pediatr Crit Care Med 2018；19：106-14. PMID：29140970

27. Lagoo JY, Jose J, Kilpadi KA. Tracheal perforation in a neonate：a devastating complication following traumatic endotracheal intubation. Indian J Anaesth 2013；57：623-4. PMID：24403630

28. Das A, Chagalamarri S, Saridakis K. Partial Obstruction of the endotracheal tube by the plastic coating sheared from a stylet. Case Rep Pediatr 2016；2016：4373207. PMID：26989545

29. Fathi M, Farzanegan B, Mojtabaee M, et al. A piece of broken metal from intubation stylet retained in tracheobronchial tree：a case report. Tanaffos 2014；13：51-4. PMID：25852762

30. Kamlin CO, O'Connell LA, Morley CJ, et al. A randomized trial of stylets for intubating newborn infants. Pediatrics 2013；131：e198-205. PMID：23230069

31. Kwak HJ, Lee SY, Lee SY, et al. Intubation without use of stylet for McGrath videolaryngoscopy in patients with expected normal airway：a randomized noninferiority trial. Medicine (Baltimore) 2016；95：e5498. PMID：27902612

32. Grunwell JR, Kamat PP, Miksa M, et al. Trend and outcomes of video laryngoscope use across PICUs. Pediatr Crit Care Med 2017；18：741-9. PMID：28492404

33. 鴻池善彦, 阿部世紀, 花岡透子, ほか. 小児の気管挿管におけるMcGRATH MAC®, Airway Scope®, Miller型喉頭鏡の有用性の比較検討. 日本小児麻酔会誌 2017；23：181-5.

34. Shi F, Xiao Y, Xiong W, et al. Cuffed versus uncuffed endotracheal tubes in children：a meta-analysis. J Anesth 2016；30：3-11. PMID：26296534

35. Holzki J, Laschat M, Puder C. Stridor is not a scientifically valid outcome measure for assessing airway injury. Paediatr Anaesth 2009；19 Suppl 1：180-97. PMID：19572855

36. Dullenkopf A, Schmitz A, Gerber AC, et al. Tracheal sealing characteristics of pediatric cuffed tracheal tubes. Paediatr Anaesth 2004；14：825-30. PMID：15385010

37. Griscom NT, Wohl ME. Dimensions of the growing trachea related to age and gender. AJR Am J Roentgenol 1986；146：233-7. PMID：3484568

38. Heinrich S, Birkholz T, Ihmsen H, et al. Incidence and predictors of difficult laryngoscopy in 11,219 pediatric anesthesia procedures. Paediatr Anaesth 2012；22：729-36. PMID：22340664

39. Heinrich S, Birkholz T, Irouschek A, et al. Incidences and predictors of difficult laryngoscopy in adult patients undergoing general anesthesia：a single-center analysis of 102,305 cases. J Anesth 2013；27：815-21. PMID：23748552

40. Wheeler M, Coté CJ, Todres ID. The pediatric airway. In：Coté CJ, Lerman J, Todres ID, eds. A Practice of Anesthesia for Infants and Children. 4th ed. Philadel-phia；Saunders, 2009.

41. Black AE, Flynn PE, Smith HL, et al. Development of a guideline for the management of the unanticipated difficult airway in pediatric practice. Paediatr Anaesth 2015；25：346-62. PMID：25684039

42. Ahmed A, Azim A. Difficult tracheal intubation in critically ill. J Intensive Care 2018；6：49. PMID：30123510

43. Wilton N, Lee C, Doyle E. Developmental anatomy of the airway. Anaesthesia and Intensive Care Medicine 2015；16：611-5.

44. Dalal PG, Murray D, Messner AH, et al. Pediatric laryngeal dimensions：an age-based analysis. Anesth Analg 2009；108：1475-9. PMID：19372324

45. Tobias JD. Pediatric airway anatomy may not be what we thought：implications for clinical practice and the use of cuffed endotracheal tubes. Paediatr Anaesth 2015；25：9-19. PMID：25243638

46. Wani TM, Rafiq M, Talpur S, et al. Pediatric upper airway dimensions using three-dimensional computed tomography imaging. Paediatr Anaesth 2017；27：604-8. PMID：28306197

47. Holzki J, Brown KA, Carroll RG, et al. The anatomy of the pediatric airway：has our knowledge changed in 120 years? A review of historic and recent investigations of the anatomy of the pediatric larynx. Paediatr Anaesth 2018；28：13-22. PMID：29148119

48. Shibasaki M, Nakajima Y, Ishii S, et al. Prediction of pediatric endotracheal tube size by ultrasonography. Anesthesiology 2010；113：819-24. PMID：20808208

49. Gabrani A, Kojima T, Sanders RC Jr, et al. Downward trend in pediatric resident laryngoscopy participation in PICUs. Pediatr Crit Care Med 2018；19：e242-50. PMID：29406378

50. Taboada M, Doldan P, Calvo A, et al. Comparison of tracheal intubation conditions in operating room and intensive care unit：a prospective, observational study. Anesthesiology 2018；129：321-8. PMID：29787386

51. Seppelt IM. The dangers of tracheal intubation in the PICU. Pediatr Crit Care Med 2017；18：381-3. PMID：28376003

52. Nishisaki A, Ferry S, Colborn S, et al. Characterization of tracheal intubation process of care and safety outcomes in a tertiary pediatric intensive care unit. Pediatr Crit Care Med 2012；13：e5-10. PMID：21057359

53. 報道発表資料 総合医療センターにおける気管挿管時の医療事故発生について. 2018年2月14日ページ番号：426954〈http://www.city.osaka.lg.jp/hodoshiryo/kenko/0000426954.html〉Accessed Aug. 11, 2018.

54. 沼田隆佑, 安田 立, 笠木実央子ほか. 小児の食道挿管の分類と特徴に関する検討. 日集中医雑誌 2017；24 Suppl：140.

55. 佐藤正章, 茂木康一, 平林由広ほか. 気管挿管実習者にとって喉頭や気道を正しく識別することは難しい. 麻酔

2008；57：1283-6.

56. 鈴木昭広，山岸昭夫，笹川智貴ほか．エアウェイスコープ®使用時の食道挿管に関する検討．麻酔 2008；57：1160-3.

57. Osman A, Sum KM. Role of upper airway ultrasound in airway management. J Intensive Care 2016 15；4：52. PMID：27529028

58. Lin MJ, Gurley K, Hoffmann B. Bedside ultrasound for tracheal tube verification in pediatric emergency department and ICU patients：a systematic review. Pediatr Crit Care Med 2016；17：e469-e476.
PMID：27487913

59. Schramm C, Knop J, Jensen K, et al. Role of ultrasound compared to age-related formulas for uncuffed endotracheal intubation in a pediatric population. Paediatr Anaesth 2012；22：781-6.

PMID：22612446

60. Jaeel P, Sheth M, Nguyen J. Ultrasonography for endotracheal tube position in infants and children. Eur J Pediatr 2017；176：293-300.
PMID：28091777

61. Suzuki A, Iida T, Kunisawa T, et al. Ultrasound-guided cannula cricothyroidotomy. Anesthesiology 2012；117：1128. PMID：22470005

62. Nykiel-Bailey SM, McAllister JD, Schrock CR, et al. Difficult airway consultation service for children：steps to implement and preliminary results. Paediatr Anaesth 2015；25：363-71. PMID：25677176

（阿部 世紀）

挿管呼吸管理

コラム

気管チューブの変遷とその背景

要点

- ・患者の病態や年齢，体格によって，使用する気管チューブの種類や構造は異なる。
- ・人工呼吸器関連肺炎の予防では，カフ上部吸引やカフ圧の管理が推奨されている。
- ・小児の気道にかかわる研究の進展によって，小児でもカフ付き気管チューブを安全に使用できるようになった。
- ・小児用カフ付き気管チューブでは，カフ圧や挿入長，サイズの選択に留意する。

表 1 ◆ 気管チューブのカフの利点と欠点

利点	・適切に換気条件を調整 ・カプノグラフィの正確性 ・フローボリュームの測定が可能 ・誤嚥の予防 ・麻酔ガスのリークによる環境汚染の防止 ・医療ガスや麻酔ガスの使用量の減少
欠点	・気管チューブの外径の増大 ・気道粘膜の損傷

■ はじめに

気管チューブは，麻酔や救急，集中治療において，気道確保や呼吸管理のために用いられる。対象となる患者の病態や年齢および体格によって，使用する気管チューブの種類や構造は異なる。

■ 成人用気管チューブ

基本的な構造

成人では，正常な喉頭の最狭窄部は声門部であるため，カフ付きの気管チューブを用いる。カフの材質はポリ塩化ビニル polyvinyl chloride (PVC)が多く，拡張しても内圧の上昇に伴う気道粘膜障害を起こさないよう高容量低圧 high-volume low-pressure(HVLP)型になっている。

カフには，表1に示すように利点だけではなく欠点もあるため，注意しなければならない。カフと気管チューブ先端の開口部との間に Murphy eye と呼ばれる側孔があるものを Murphy 型，ないものを Magill 型と呼ぶ。

気道分泌物や血液，気管壁によって気管チューブの先端の開口部が閉塞した場合でも，Murphy eye があれば，それを介して換気をすることができる。ただし，Murphy eye の欠点としては，Murphy eye への分泌物の貯留や，スタイレットまたは気管吸引用カテーテルの引っかかり，気管支挿管の発見の遅れが挙げられる。

サイズの選択

麻酔の場合は通常，気管チューブの留置が短期間であるため，内径については男性には 8 mm，女性には 7 mm のサイズを用いる[1]。集中治療では，呼吸不全の治療のために気管チューブを長期間留置することがある。その場合，自発呼吸の呼吸仕事量の軽減，カテーテルや気管支ファイバースコープによる気管内吸引のために，内径が大きいサイズを選択する。

特殊な気管チューブ

麻酔では円滑な手術操作と呼吸管理のため，集中治療では呼吸不全の治療のために，特殊な構造をもつ気管チューブを用いることがある。

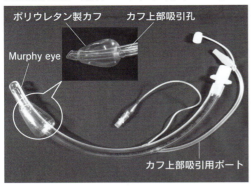

図1 ◆ カフ上部吸引機能付きカフ付き気管チューブ
SealGurd Evac™ 気管チューブ（コヴィディエンジャパン）

麻酔では，分離肺換気用のダブルルーメンチューブや屈曲による閉塞が起きにくいらせん入りチューブ，頭頸部手術で良好な術野を確保するためのRAE（Ring-Adair-Elwin）チューブなどがある。

集中治療では，気管挿管下人工呼吸で問題となる人工呼吸器関連肺炎ventilator associated pneumonia（VAP）の予防のため，特殊な気管チューブを用いることがある。

VAPの発症機序の1つに，カフ上部に貯留した口腔や上気道の分泌物，または胃から逆流した内容物に含まれる細菌が，カフと気管壁の隙間を通過して下気道へ流れ込む不顕性誤嚥（マイクロアスピレーション）がある。このマイクロアスピレーションの予防対策として，カフ上部吸引subglottic secretion drainage（SSD）機能が付いた気管チューブ（図1）がある。

■ 気管チューブによるVAP予防
SSDとカフ圧管理

VAP予防のガイドラインでは，気管チューブのSSDとカフ圧管理が推奨されている。

SSDは，カフ上部に貯留した分泌物を下気道へ誤嚥させないように吸引する機能である。気管チューブの換気用の管腔とは別に，気管チューブの大彎側のカフ上部にある側孔から，吸引用の管腔が気管チューブに付属されている（図1）。

重症患者におけるSSD機能付き気管チューブの効果を調査した13の無作為化比較試験をまとめたメタ解析研究[2]では，SSDによるVAP発生率の減少やICU在室期間短縮の効果は認められたが，死亡率の改善は認められなかった。

カフ圧の管理も重要である。麻酔では，カフ圧が最大25 cmH$_2$Oを超えないよう，呼気のリークが消失する最小のカフ容量（最小閉塞容量注入法 minimal occlusion volume）で管理することが多い[3]。リークのない状態で，カフ圧を15 cmH$_2$O以下に維持した場合，術後24時間の嗄声と咽頭痛の発生頻度は，15 cmH$_2$O以上よりも有意に少なかった[4]。

一方で，カフ圧18 cmH$_2$Oでリークがない状況において誤嚥したとする報告[5]や，カフ圧20 cmH$_2$O以下はVAPの早期発症の危険因子であるとする報告[5,6]がある。また，カフ圧の上限については，30 cmH$_2$O以上の場合に気管粘膜の虚血が気管支鏡下で観察されているため[7]，VAP予防としては，カフ圧を20～30 cmH$_2$Oに管理することが推奨されている[8,9]。

ただし，気管粘膜の毛細血管灌流圧は平均動脈圧に比例するため，低血圧では気管粘膜が虚血に陥りやすい。また，全身性の低酸素状態や炎症も気管粘膜の虚血の危険因子であるため[10]，集中治療中の呼吸や血行動態が不安定な患者のカフ圧は，可能なかぎり低めの管理が望ましい。

その他のVAP予防対策

カフの材質や形状にも，VAP予防のための工夫がなされている。従来のPVC製HVLPカフは，材質の厚さが約数十μmで，拡張したカフの大きさは気管周長の約1.5～2倍になる。そのため，気管内で拡張したカフの一部は折り重なり，縦じわを作る。マイクロアスピレーションの機序の1つは，この縦じわに沿った流れ込みと考えられている。

縦じわの対策として，材質をPVCよりも薄い厚さ約10 μmのポリウレタン polyurethane（PU）にすることで，カフを拡張させた際の縦じわが形成されにくく，密閉性がよいとされている。PU製カフは，PVC製カフと比較して，心臓

手術後の早期VAPの発生が約50％低いという報告[11]がある。

　形状についても，テーパー型は，カフ全体のある1点の水平面で，しわを作らず全周性に気管を密閉するため，俵型よりも流れ込みを阻止できると考えられている。これらの工夫によるVAP予防の有効性を示す報告はいまだ少なく，今後の研究が期待される。

　SSD機能やPU製カフを備えた気管チューブは高価であることや，SSD機能付き気管チューブは外径が大きくなることが問題であり，使用する際にはその適応やサイズについて十分に考慮しなければならない。

■ 小児用気管チューブ
小児の気道の解剖

小児の気管挿管では，喉頭と気管の解剖の理解が大切である。小児の喉頭については，1897年にBayeux[12]が4か月から14歳の小児の解剖体から，それぞれ喉頭を型取っている。その結果，小児の喉頭の形状は成人の円筒状とは異なり，輪状軟骨部(声門下部)が最狭窄部の漏斗状であることを最初に報告した。

　1951年には，Eckenhoff[13]がBayeuxの報告と臨床での経験を併せて，小児の気道管理の観点から，喉頭の解剖学的特徴について報告している。

　その後，MRIや気管支鏡など画像検査を用いた小児の生体の気道の研究から，小児の喉頭は成人と同様に声門部が最狭窄部の円筒状で，輪状軟骨部は前後方向に長い楕円形とする結果[14, 15]が出ており，現在，小児の喉頭の形状の定説となりつつある(図2)。ただし最近では，以前の報告と同じく，輪状軟骨部が最狭窄部の漏斗状であるという報告もある[16]。

　小児の気管は，年齢とともに断面積が大きくなり，気管長が長くなる[17]。0～2歳児の気管長は約5cmであり，10歳頃には，成人と同じ10～15cmの長さになる。

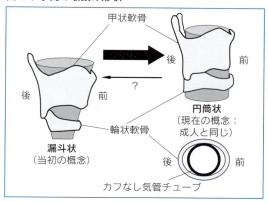

図2 ◆ 小児の喉頭の形状

歴史的なカフ付き気管チューブへの懸念

気管チューブやカフにより輪状軟骨部の粘膜が傷害された場合には，声門下狭窄へと進展する可能性がある。PVC製カフはコンプライアンスが低く少量の空気注入でも内圧が過度に上がるため，気道粘膜損傷を起こしやすい。また，カフ付き気管チューブを用いる場合は，カフなし気管チューブよりも外径が大きくなるため，細い内径のチューブを選択する必要がある。

　気道抵抗は，気管チューブの半径の4乗に反比例するため(層流の場合)，気管チューブの内径を3.5mmから3.0mmに細くした場合，気道抵抗は約50％上昇する。その結果，自発呼吸の呼吸仕事量が増大する。

　さらに，従来の小児用のカフ付き気管チューブでは，カフの形状や大きさ，気管チューブ先端からの位置，そして気管チューブの先端を気管の最適な位置に留置するための深度目盛であるデプスマークの位置が，メーカーによって大きく異なっていた[18]。そのため，気管チューブの挿入長が浅い場合には，カフによる声帯や輪状軟骨部粘膜の損傷，深い場合には，気管支挿管の可能性があった。

　以上の理由から，1980年代までのテキストでは，8歳以下の小児にはカフなし気管チューブの使用が推奨されていた。

図3◆新型の小児用カフ付き気管チューブ

上：Microcuff 気管チューブ，下：パーカー気管チューブ薄型カフ

特徴　①ポリウレタン製カフ
　　　②Murphy eye がなく，カフと気管チューブ先端の距離が短い
　　　③デプスマークと補助目盛（2 mm 間隔）

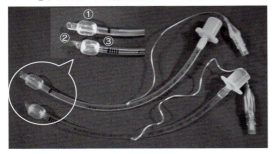

新しいデザインの小児用カフ付き気管チューブの登場

近年では，小児の喉頭の形状が成人と同様であるという見解により，カフなし気管チューブでは適正なリーク圧であったとしても，最狭窄部と考えられている声帯への負担が危惧されるようになってきた。

2003 年，小児の気道の特徴に合わせたカフ付き気管チューブである Microcuff 気管チューブ（ハリヤード・ヘルスケア・インク）が欧州で発売された。その主な特徴は，PU 製カフと Murphy eye を除いたことによるカフ位置の移動である（図3）。

カフなし気管チューブと比較した前向き研究[19]では，サイズ変更のための気管チューブ交換率が低く，抜管後喘鳴も統計学的有意差がないと報告され，小児への新型のカフ付き気管チューブの使用が急激に増加した。日本では，2014 年にMicrocuff 気管チューブと同じ特徴をもつパーカー気管チューブ薄型カフ（日本メディカルネクスト）が販売開始された。

新型の小児用カフ付き気管チューブの特徴と使用する際の注意点

・PU 製カフとカフ圧

PU 製カフの厚さは非常に薄いため，脱気した状態のカフの折り重なりが非常に薄く，かつ柔らかい。そのため，気管チューブの外径も大きくならず，挿管時の気管チューブの声門通過時における声帯損傷を予防することができる。また，低いカフ圧でも密閉性は高い。Microcuff 気管チューブのカフ圧を検討した研究[19, 20]では，カフ圧の平均値や中央値は，約 10 cmH$_2$O であった。

小児の適正なカフ圧を示した報告はない。成人のカフ圧の上限は 30 cmH$_2$O 程度であるが，小児では成人よりも平均動脈圧が低いため，カフ圧の上限も低いと考えられている。添付文書には，効果的な密閉性を得られる最小限のカフ圧で管理して，上限は 20 cmH$_2$O 以下と記載されている。

高いカフ圧が必要な場合は，気管チューブのサイズアップを考慮する。カフの容量が小さいので，わずかな量の空気を注入してもカフ圧は高くなりやすい。さらに，カフ圧は，頭や顔の向き，筋弛緩，体温など，さまざまな状況で変化するので，持続的または定期的に管理することがよいとされており，カフ圧を自動調整する機器もある。

・カフ位置の移動と気管チューブ挿入長

Murphy eye を除いたことによって，カフの位置は気管チューブの先端近くに移動した。また，デプスマークの位置の決定については，小児の喉頭の解剖を考慮した。気管が短い小児では，カフ付き気管チューブを留置する安全域は狭いが，このデザインによって，声帯や輪状軟骨部の損傷，気管支挿管を，より回避できるようになった。

Microcuff 気管チューブのデプスマークを声帯に合わせて挿管して，透視下に気管チューブ先端から気管分岐部までの距離を測定した研究[21]では，16 歳以下のすべての小児において，気管チューブの先端が気管のほぼ中央に留置されていた。

実際に挿管する際には，カフ全体の声門通過と，声門とデプスマーク，または，デプスマークの手前にある 2 mm 間隔の 4 本の補助マークとの位置関係を目視で確認する。特に新生児では，気管長が約 4 cm 程度であるため，挿管後に，視診，聴診でも確認することが大切である。

加えて，頸部を動かす際には，屈曲による気管支挿管や伸展により頭側移動したカフの直接的な

表2◆カフ付き気管チューブのサイズ基準

年齢	出生* <6か月	6か月≦ <8か月	8か月≦ <1歳	1歳≦ <1歳6か月	1歳6か月≦ <2歳	2歳≦ <3歳	3歳≦ <4歳	4歳≦ <5歳	5歳≦ <6歳
Motoyama の式	3.0	3.0	3.0	3.5	3.5	4.0	4.0	4.5	4.5
Khine 1997年	3.0	3.0	3.0	3.5	3.5	3.5	4.0	4.0	4.5
Salgo ら 2006年	3.0	3.5	3.5	3.5	4.0	4.0	4.0	4.5	4.5
Weiss ら 2009年	3.0	3.0	3.5	3.5	3.5	4.0	4.0	4.5	4.5
Halyard 社推奨	3.0	3.0	3.5	3.5	3.5	3.5	4	4	4.5

＊ 正期産 かつ/または 3 kg 以上 （各基準で異なる）

声帯への圧排の可能性を考慮する。

また，メーカーによって，カフの大きさや気管チューブ先端からデプスマークの位置がわずかに異なるので，使用前に確認しておく(図3)。

・サイズ選択

カフ付き気管チューブのサイズ選択では，参考となる予測式がある。Motoyama の式(内径[mm]＝[年齢/4]＋3.5) と Khine の式(内径[mm]＝[年齢/4]＋3.0)である。この2つの式は，ともに年齢に基づいている。ただし，2歳未満は，これらの式に当てはまらず，表2のように設定されている。

この2つの式に，市販の各種のカフ付き気管チューブを当てはめた場合，Motoyama の式ではサイズが大きい傾向がみられ，Khine の式では適切なカフ圧ではない傾向がみられた[18]。したがって，サイズ選択に際しては，挿管される小児の体格や気管チューブのメーカーの推奨するサイズも考慮する[18]。

Microcuff 気管チューブの各年齢に対する至適サイズについては，Salgoら[22]や Weissら[19]が各サイズに対する年齢を表2のように設定している。それによると，サイズ変更率は約2%程度と低く，人工呼吸器の最大吸気圧が 20 cmH$_2$O の設定に対して，カフ圧が平均 10 cmH$_2$O 程度で密閉できた。

Microcuff 気管チューブでは，各サイズに対する推奨年齢を設けており，各気管チューブの包装に推奨年齢を記載している。最小の内径サイズである 3.0 mm は新生児に使用できるが，正期産児では体重が 3 kg 以上であることに注意しなければならない。

体重が 3 kg 未満の修正 36 週の早産児に内径 3.0 mm を，体重が 4 kg の正期産新生児に内径 3.5 mm の気管チューブをそれぞれ挿管し，抜管後喘鳴を認めた報告[23]もある。

また，体重が 3 kg 未満の小児における Microcuff 気管チューブの抜管後喘鳴の発症率は，カフなし気管チューブと比較して有意に高いとする報告[24]と，変わらないとする報告[25]がある。発症率が高いとする報告では早産の低出生体重児である傾向に，変わらないとする報告では正期産で，かつ低出生体重児ではない傾向にあった。特に早産児や低出生体重児に対しては，Microcuff 気管チューブを慎重に使用しなければならない。

カフ付き気管チューブのサイズ選択にはさまざまな指標があり，それらを参考にしながら，最終的なサイズ決定を，カフを脱気した状態でのリークの確認や適正なカフ圧によるリークの消失など，臨床的な評価も加えて行うのがよい。

・その他の注意点

Murphy eye がないため，気道分泌物や血液により気管チューブが閉塞して換気困難に陥る可能性がある。特に内径が小さい気管チューブは注意す

る。こまめな気管内吸引や加湿を考慮する。また，PU製カフを拡張させるインフレーティングチューブに結露が発生することがあり，正確なカフ圧管理ができない場合がある。

カフ付き気管チューブの適応

カフ付き気管チューブの絶対的適応はないが，以下の3点については相対的適応として考慮する。

1. 挿管困難が予想され，サイズの変更に伴うリスクを回避するとき。
2. 高い換気条件を必要とする呼吸不全では，気管の拡張でリークが増える可能性がある。リークが多いと患者に十分な気道内圧が伝わらず，補助呼吸のミストリガーも生じるおそれがある。
3. 先天性心疾患の場合，呼吸管理が血行動態に大きな影響を与えるため，リークを少なくする必要がある。

■ おわりに

患者の病態や年齢，体格によって，使用する気管チューブの種類や構造が異なる。集中治療で問題となっているVAPの予防として，成人ではSSD機能付きの気管チューブとカフ圧管理が推奨されている。一方，小児用の気管チューブとしては，以前はカフなし気管チューブの使用が推奨されていたが，近年の気道解剖にかかわる研究の発展と新しいデザインのカフ付き気管チューブの登場により，カフ付き気管チューブの使用頻度が急増した。ただし，小児用カフ付き気管チューブを安全に使用するには，カフ圧や挿入長，サイズ選択に留意しなければならない。

文 献

1. Carin AH, Carlos AA. Airway management in the Adult. In：Ronald DM. Miller's Anesthesia. vol 1. 8th ed. Philadelphia：Elsevier, 2015：1647-83.
2. Muscedere J, Rewa O, McKechnie K, et al. Subglottic secretion drainage for the prevention of ventilator-associated pneumonia：a systematic review and meta-analysis. Crit Care Med 2011；39：1985-91. PMID：21478738
3. Sultan P, Carvalho B, Rose BO, et al. Endotracheal tube cuff pressure monitoring：a review of the evidence. J Perioper Pract 2011；21：379-86. PMID：22165491
4. 鈴木直美，小尾口邦彦，溝部俊樹ほか，術後嗄声・咽頭痛症状へのカフ圧の影響．カフ圧安全域内における低圧群と高圧群の比較．麻酔 1999；48：1091-5.
5. Macrae W, Wallace P. Aspiration around high-volume, low-pressure endotracheal cuff. Br Med J 1981；283：1220. PMID：6797516
6. Rello J, Soñora R, Jubert P, et al. Pneumonia in intubated patients：role of respiratory airway care. Am J Respir Crit Care Med 1996；154：111-5. PMID：8680665
7. Seegobin RD, van Hasselt GL. Endotracheal cuff pressure and tracheal mucosal blood flow：endoscopic study of effects of four large volume cuffs. Br Med J 1984；288：965-8. PMID：6423162
8. American Thoracic Society, Infectious Diseases Society of America. Guidelines for the management of adults with hospital-acquired, ventilator-associated, and healthcare-associated pneumonia. Am J Respir Crit Care Med 2005；171：388-416. PMID：15699079
9. Coffin SE, Klompas M, Classen D, et al. Strategies to prevent ventilator-associated pneumonia in acute care hospitals. Infect Control Hosp Epidemiol 2008；29 Suppl 1：S31-40. PMID：18840087
10. Jaillette E, Martin-Loeches I, Artigas A, et al. Optimal care and design of the tracheal cuff in the critically ill patient. Ann Intensive Care 2014；4：7. PMID：24572178
11. Poelaert J, Depuydt P, De Wolf A, et al. Polyurethane cuffed endotracheal tubes to prevent early postoperative pneumonia after cardiac surgery：a pilot study. J Thorac Cardiovasc Surg 2008；135：771-6. PMID：18374755
12. Bayeux R. Tubage de larynx dans le Croup. Presse Med 1897；20：1
13. Eckenhoff JE. Some anatomic considerations of the infant larynx influencing endotracheal anesthesia. Anesthesiology 1951；12：401-10. PMID：14847223
14. Litman RS, Weissend EE, Shibata D, et al. Developmental changes of laryngeal dimensions in unparalyzed, sedated children. Anesthesiology 2003；98：41-5. PMID：12502977
15. Dalal PG, Murray D, Messner AH, et al. Pediatric laryngeal dimensions：an age-based analysis. Anesth Analg 2009；108：1475-9. PMID：19372324
16. Holzki J, Brown KA, Carroll RG, et al. The anatomy of the pediatric airway：Has our knowledge changed in 120 years? A review of historic and recent investigations of the anatomy of the pediatric larynx. Paediatr Anaesth 2018；28：13-22. PMID：29148119
17. Griscom NT, Wohl ME. Dimensions of the growing trachea related to age and gender. AJR Am J Roentgenol 1986；146：233-7. PMID：3484568
18. Weiss M, Dullenkopf A, Gysin C, et al. Shortcomings

of cuffed paediatric tracheal tubes. Br J Anaesth 2004 ; 92 : 78-88. PMID : 14665558

19. Weiss M, Dullenkopf A, Fischer JE, et al. Prospective randomized controlled multi-centre trial of cuffed or uncuffed endotracheal tubes in small children. Br J Anaesth 2009 ; 103 : 867-73. PMID : 19887533

20. Dullenkopf A, Kretschmar O, Knirsch W, et al. Comparison of tracheal tube cuff diameters with internal transverse diameters of the trachea in children. Acta Anaesthesiol Scand 2006 ; 50 : 201-5.
PMID : 16430542

21. Weiss M, Balmer C, Dullenkopf A, et al. Intubation depth markings allow an improved positioning of endotracheal tubes in children. Can J Anaesth 2005 ; 52 : 721-6. PMID : 16103385

22. Salgo B, Schmitz A, Henze G, et al. Evaluation of a new recommendation for improved cuffed tracheal tube size selection in infants and small children. Acta Anaesthesiol Scand 2006 ; 50 : 557-61.
PMID : 16643224

23. Sathyamoorthy M, Lerman J, Lakshminrusimha S, et al. Inspiratory stridor after tracheal intubation with a MicroCuff® tracheal tube in three young infants. Anesthesiology 2013 ; 118 : 748-50.
PMID : 23314107

24. Sathyamoorthy M, Lerman J, Asariparampil R, et al. Stridor in neonates after using the Microcuff® and uncuffed tracheal tubes : a retrospective review. Anesth Analg 2015 ; 121 : 1321-4. PMID : 26273745

25. Thomas RE, Rao SC, Minutillo C, et al. Cuffed endotracheal tubes in infants less than 3 kg : a retrospective cohort study. Paediatr Anaesth 2018 ; 28 : 204-9.
PMID : 29315968

（篠﨑 友哉，川名 信）

挿管呼吸管理

2

人工呼吸中の非同調

要点
- 人工呼吸における非同調の多くは不適切な人工呼吸器設定によって生じる。
- 非同調は呼吸器離脱困難，不眠，死亡率の上昇などに関係している。
- 非同調を解消するために PAV や NAVA といった換気モードがある。
- 小児人工呼吸においてもミストリガーによる非同調が多くを占める。

■ はじめに

人工呼吸における補助換気とは患者の自発呼吸努力に合わせて呼吸をサポートすること(同調)であり，「吸気時間や呼気時間が患者と人工呼吸器の間で合わないこと」を非同調 asynchrony/dyssynchrony と定義づけることができる。

成人において，人工呼吸中に1種類の非同調がみられるのが93％，複数の非同調は77％でみられる[1]との報告や，観察した患者すべてに1回以上の非同調な呼吸がみられ，記録した総呼吸数の11〜14％で非同調がみられた[2]とする報告もある。また，非同調は呼吸器離脱困難，人工呼吸期間の長期化，不眠，ICU 滞在日数や入院期間の延長，および死亡率の上昇に関係していると報告されている[3~5]。このように患者の自発呼吸を人工呼吸器といかに同調させるかが大きな課題となっている。

非同調の多くはトリガー，呼気圧，吸気時間など換気条件設定が不適切であるために生じるとされている。また，自発呼吸主体の CPAP + PSV モードだけではなく，強制換気が主となる assist/control(A/C)モード(補助/調節換気モード)でも発生する。さらに侵襲的換気だけではなく，非侵襲的換気 non-invasive ventilation (NIV)でも問題となる。

本章では，まず成人での知見から非同調について学び，その後，小児における非同調と小児特有の問題点について述べる。

■ 非同調と鎮静

Kress ら[6]は，1日1回完全覚醒させる群と非覚醒群との比較で，人工呼吸を必要とするような重症患者においては，鎮静レベルが浅いほうが予後を改善する可能性を報告しており，人工呼吸中の鎮静は必要最低限とすることが推奨されている。Chanques ら[7]は，非同調に対する対応として鎮静を深めるより吸気圧や吸気時間を調整するほうが非同調を有意に減らすと報告している(図1)。

このように，人工呼吸中の非同調をみた場合に鎮静を深めて人工呼吸器との同調性を得るのではなく，非同調をよく理解し，換気条件の適切な設定を行えば人工呼吸器の同調性を高めることができ，さらには鎮静薬の減量にもつながるため重要である。

■ 非同調の分類

人工呼吸は，①吸気の開始相(トリガー)，②吸気相，③吸気から呼気への転換相(ターミネーション)と④呼気相の4つの相からなり，表1で示しているようにそれぞれの相で非同調が生じ得

図1◆ 人工呼吸器と鎮静の調整によるトリガー非同調のベースラインからの変化
ベースラインの変化として，呼吸器設定を調整した群（右）のほうが，何もしない群（左）や鎮静を深くする群（中央）と比較して，非同調指数（asynchrony index）は改善した。
(Chanques G, et al. Impact of Ventilator Adjustment and Sedation Analgesia Practices on Severe Asynchrony in Patients Ventilated in Assist-Control Mode. Crit Care Med 2013 ; 41 : 2177-87＜https://journals.lww.com/ccmjournal/pages/default.aspx＞より許可を得て転載)

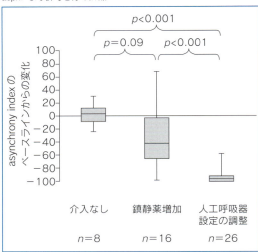

表1◆ 非同調の種類
・吸気開始相（トリガー）
　① ミストリガー ineffective triggering
　② オートトリガー auto triggering
　③ 2回トリガー double triggering (double cycles)，多数回トリガー multiple cycles
　④ 逆トリガー reverse triggering, entrainment
・吸気相
　① 流量の不一致 flow starvation
・吸気から呼気への転換相（ターミネーション）
　① premature cycling, early cycling-off (short cycle)
　② delayed cycling, prolonged inspiration (Prolonged cycle)

メモ1　inspiratory and expiratory delay

気道抵抗が大きく，コンプライアンスの大きい重症慢性閉塞性肺疾患（COPD）患者にPSVを用いた際にみられる。患者の吸気努力が終了したあとにも人工呼吸器の送気は継続し呼気相への移行の遅延となる。それにより呼気時間が短縮する。これがauto-PEEPの原因となり，次の吸気努力に対するdelayed cyclingやineffective triggeringを引き起こす。

る[8]。これらの非同調の特徴，発生危険因子と対処法を以下に述べる。

吸気開始相（トリガー）の非同調

最も多くみられる非同調であり，Thilleら[3]によるとプレッシャーサポート換気（PSV）中の非同調のうち，ineffective triggeringが85％（呼気相78％，吸気相7％），double triggeringが13％と大多数を占める。非同調の指標として，非同調指数 asynchrony index（AI）がある。トリガーに起因する非同調が大部分なために吸気開始相における非同調指標として用いられることが多い。

$$AI(\%) = すべての非同調回数／（呼吸器の換気回数＋トリガーされなかった吸気努力回数）×100$$

AIが10％を超える場合を，高度非同調と定義される[4]。成人ではトリガーに起因する非同調が多く，そのうち1/4程度が高度非同調群[3]とい

う報告がある。

・ineffective triggering（ミストリガー）（図2）
人工呼吸器が，患者の吸気努力を検出できずに吸気補助を開始しない非同調である。換気量に比して呼気時間が不十分な場合，呼気時間を十分に必要とするCOPD患者（メモ1）や，気道狭窄による呼気制限によってauto-PEEP（内因性PEEP）が発生した場合にみられる。他の危険因子として，吸気トリガー感度が鈍すぎること，アルカレミアや深鎮静によって患者の呼吸ドライブが小さいことが挙げられる。ineffective triggeringを減らすためにはトリガー感度が鈍すぎないことが重要である。適切なトリガー感度の設定には図2で示すようにグラフィックモニターの圧，流量波形で自発呼吸時の気道内圧の低下で吸気が開始されるか確認するとよい。

ineffective triggeringの大きな原因の1つであるauto-PEEPを低減するには，吸気圧レベルを下げるなどによって過剰な換気量を減らし，呼気時間を十分に長くすることが重要である[3]。

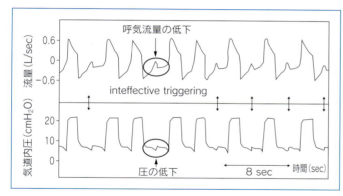

図2 ◆ ineffective triggering（ミストリガー）の気道内圧波形と流量波形
呼気時に流量の低下と同時に気道内圧の低下がみられ，人工呼吸器の吸気のサイクルがみられない（矢印）。これは人工呼吸器が患者の吸気努力を認識していないことを示している。
（Translated by permission from Springer: Thille AW, et al. Paient-ventilator asynchrony during assisted mechanical ventilation. Intensive Care Med 2006；32：1515-22 ⓒ 2018）

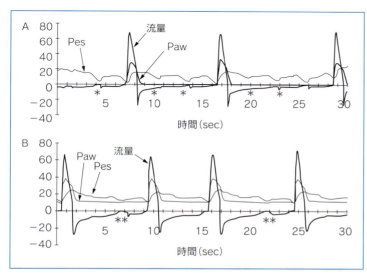

図3 ◆ auto-PEEP および counter PEEP によるミストリガーの改善
A：A/C, VCV換気の食道内圧（Pes），気道内圧（Paw），流量波形。患者の吸気努力は食道内圧の下向きの振れでわかり，PEEPが0 cmH₂Oに設定されているため呼気中は気道内圧が0 cmH₂Oとなっている。食道内圧の変化に対する気道内圧の変化が少ないためトリガーされていない。そのため1呼吸に複数回のineffective triggering（＊）がみられ，呼気が延長しているように見える。
B：PEEPを10 cmH₂O（counter PEEP）をかけており，呼気時の気道内圧も10 cmH₂Oとなっている。食道内圧の変化による気道内圧の変化が増加したためトリガーされ，ineffective triggering（＊＊）は減少している。
（Chao DC, et al. Patient-ventilator trigger asynchrony in prolonged mechanical ventilation. Chest 1997；112：1592-99 より許可を得て転載）

CPAP＋PSVモードにおいて，1回換気量6 mL/kg（予測体重）となるように，吸気圧や吸気時間を適正化にすれば，AIは吸気圧調整によって45％から0％へ，吸気時間の調整によって45％から7％に低下する[9]との報告もある。通常，吸気圧を下げることは1回換気量を減らすことになるが，吸気圧が不十分だと吸気努力が強くなり，換気量はあまり低下せずに吸気時間が延長し，auto-PEEPの低減につながらないこともある。吸気圧を調節する際には，患者の呼吸状態を慎重に観察しなければならない。また，PSVでは後述する呼気ターミネーションクライテリアが小さ過ぎると吸気時間が長くなりすぎ，auto-PEEPが発生する。auto-PEEPに対してPEEPを上げる（counter PEEP）と，吸気トリガーが改善することもある[5]（図3）。

非同調のほとんどがineffective triggeringとする報告が多く，ミストリガー指数 ineffective triggering index（ITI）を用いて議論されることもある[2]。

ITI＝トリガーされなかった呼吸回数／（トリガーされた呼吸回数＋トリガーされなかった呼吸回数）

・auto triggering（オートトリガー）
患者の吸気努力が存在しないのに誤って人工呼吸器がトリガーされ，吸気が開始されることである。原因の1つは吸気トリガー感度が鋭敏すぎ

図4 ◆ cardiogenic oscillation による auto triggering
フロートリガーの感度が鋭敏なために誤作動を起こしてしまう。フロートリガーの感度を 1 L/min（左）と 4 L/min（右）にしたもの。感度を鈍くすることで auto triggering は消失し，流量波形，気道内圧波形，食道内圧波形の基線に心拍動がみられる（右）。
(Imanaka H, et al. Autotriggering caused by cardiogenic oscillation during flow-triggered mechanical ventilation. Crit Care Med 2000; 28: 402-7＜https://journals.lww.com/ccmjournal/pages/default.aspx＞より許可を得て転載)

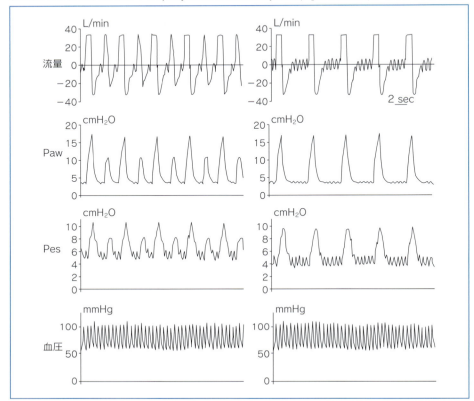

ることである．心拍動が呼吸器回路に伝達する心原性振動 cardiogenic oscillation も auto triggering の原因になる（図4）[10]．また，気管チューブ（ETT）や呼吸器回路からのガスリークや液体貯留も auto triggering の原因となる．突如として呼吸回数が多くなって持続する場合には，auto triggering の発生を疑わなければならない．

　auto triggering を疑った場合には上記の原因を検索するとともに，患者を慎重に観察しつつ，一時的にトリガー感度を鈍くし，患者の自発呼吸努力の存在を確認することも必要である．しかし，トリガー感度を鈍くしすぎると ineffective triggering を増やすため，注意しなければならない．

　このように auto triggering を減らすためには

トリガー感度に留意することが大切であり，適切なトリガー感度の設定には，患者の胸郭運動とともにグラフィックモニターの圧，流量波形による自発呼吸努力を示す気道内圧の低下の確認が必要となる．

・double triggering（double cycles）（2回トリガー），multiple cycles（図5）

1回の自発吸気努力に対して，吸気後に平均吸気時間の1/2以下の非常に短い呼気が生じ，さらに吸気が2度あるいは何度か連続して起こることである．患者の自発呼吸努力の持続時間と比べて，人工呼吸器の吸気時間の設定が短い場合に発生する．PSVでは患者の呼吸努力に合わせて吸気時間が決定されるが，高い呼気ターミネーショ

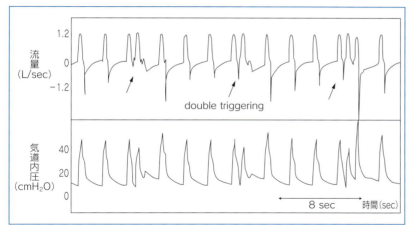

図5◆double triggering の気道内圧波形と流量波形
double triggering は，患者自身の吸気時間よりも人工呼吸器の吸気時間設定が短いときに生じる。1回目の呼吸サイクルが終了後も患者の吸気努力が残っているので，次の呼吸サイクルをトリガーしてしまう（矢印）。
(Translated by permission from Springer : Thille AW, et al. Paient-ventilator asynchrony during assisted mechanical ventilation. Intensive Care Med 2006 ; 32 : 1515-22 ⓒ 2018)

ンクライテリア（後述）や遅い吸気圧の立ち上がりなど，吸気設定が不適切な場合に double triggering がみられる。Thille ら[3]が，発生率の高い群と低い群との比較において有意差を認めた低 PaO_2/FiO_2(P/F)比，A/C モード，短い吸気時間，高い最大吸気圧，高い PEEP を危険因子として挙げているように，呼吸器設定が要因で生じることを知っておきたい。

・reverse triggering
人工呼吸器の強制換気によって，逆に自発呼吸努力が誘発されることである。Akoumianaki ら[11] は，深鎮静下の急性呼吸窮迫症候群（ARDS）患者において，A/C モードで換気を行った場合にこのような reverse triggering の発生を報告している。Yoshida ら[12]は，傷害肺における補助換気中に reverse triggering が起こると自発吸気努力によって経肺圧が増大し，肺傷害を進行させる可能性を示唆している。肺傷害があり，吸気努力の強い患者にとって，reverse triggering は1回換気量の増加や経肺圧の増大などによって，人工呼吸器関連肺傷害（VALI）の発生，増悪につながる可能性がある。Papazian ら[13]は，ARDS 発症早期に筋弛緩薬を 48 時間使用し予後改善を報告しており，ARDS などのように肺傷害がみられる患者では，早期において筋弛緩薬の使用などで reverse triggering をいかにして少なくするかが，肺保護換気として重要である可能性がある。

しかし，reverse triggering は迷走神経反射の側面をもつため，傷害肺でなくてもみられる非同調であり，鎮静などにより大脳皮質や皮質下など上位中枢の活動低下時にも出現する[14]ことが報告されている。そのため，ARDS の滲出期を除き，出現時には鎮静を浅くすることも reverse triggering を減らす方法の1つである。

吸気相の非同調
・流量の不一致（flow starvation）
吸気流量が規定されている従量式換気（VCV）で起こりやすい。患者の呼吸努力の程度と人工呼吸器の吸気流量の不一致が原因である。VCV では1回換気量だけでなく換気流量，流量パターン，吸気時間を規定しているので，より吸気流量の不一致という非同調が生じやすい。その結果，患者の過剰な吸気努力により呼気流量が減少するために auto-PEEP を生じやすくさせている。

吸気圧のみ設定し吸気流量は自由である従圧式換気（PCV）や PSV では起こりにくいが，患者の呼吸努力に応じた吸気圧の設定は必要である。

吸気から呼気への転換相の非同調
患者の呼吸努力の持続時間と人工呼吸器の吸気時間とが一致しない場合に発生する。A/C モードでは吸気時間の設定が必要であるが，PCV では，例えば図6に示しているように吸気から呼気へスムーズにフローが移行するように吸気時間を設定

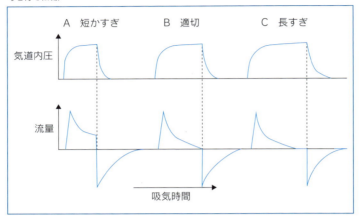

図6 ◆ 流量波形でみられる PCV の吸気時間による波形の変化
吸気流量が規定されていない PCV で，吸気時間を変化させた流量波形と気道内圧波形。流量波形をみると，適切な吸気時間（B）より吸気時間の短い（A）場合には吸気の途中で吸気サイクルが終了し呼気相へと転換している。吸気時間が長い（C）場合には，吸気が終了しても吸気サイクルが終了しないので呼気相への転換が遅れてしまう delayed cycling がみられる。
（内山昭則．人工呼吸と自発呼吸との同調・不同調．人工呼吸 2015；32：190-9 より許可を得て転載）

> **メモ2　PSV の呼気ターミネーションクライテリアとは（図7）**
>
> PSV では，吸気流量が最大吸気流量の何％かまで低下した時点（ターミネーションクライテリア）で吸気相から呼気相へと移行する。多くの人工呼吸器のデフォルト設定は25％程度となっている。同一設定であっても，拘束性障害などコンプライアンスの小さい場合は吸気流量の減少スピードが早いため吸気時間は短くなりやすい。一方，閉塞性障害など気道抵抗の大きい場合は吸気流量の減少スピードが遅いため吸気時間が長くなりやすい。呼吸器回路にリークがあると吸気流量が低下せず，呼気への移行が起こらなくなる。また，近年の人工呼吸器では，吸気圧の立ち上がり速度を変更できる機種も多いが，これを変更すると最大吸気流量も変化するため，同じターミネーションクライテリア設定でも吸気時間が変化する（図8）。

するのが基本である。また，吸気時間を設定しない PSV では呼気ターミネーションクライテリア設定が重要である（メモ2）（図7, 8）。

・**premature cycling, early cycling-off（short cycle）**
患者の吸気努力が終了する前に人工呼吸器の送気が終了することである。短い吸気時間の設定や PSV のターミネーションクライテリア設定が大きすぎる際にみられる。

・**delayed cycling, prolonged inspiration（prolonged cycle）**
患者の吸気努力が終了しても呼気相へ移行しないことである。長すぎる吸気時間の設定や PSV のターミネーションクライテリア設定が小さすぎる際にみられる。PSV では，呼吸器回路あるいはデバイスなどからのリークが生じた場合にも，呼気相への移行が遅れる。

■ 非同調に伴う課題
非同調のモニタリング

非同調の検出方法として最も一般的なのは，人工呼吸器のグラフィックモニターによる圧，流量波形の確認である[1, 3~7]。しかし，auto-PEEP が高い場合などの病的肺では，口元に呼吸努力が伝わるまでにタイムラグがあったり，トリガーに必要な呼吸仕事量が大きくなったりするため，口元での呼吸努力のモニタリングには限界がある。

他の吸気努力の検知方法として食道内圧[5, 9]と横隔膜筋電図を用いる方法がある。横隔膜筋電図

図7 ◆ PSVによる呼気ターミネーションクライテリア

吸気時間設定のないPSVにおいて、吸気の終了、呼気相への転換を決めるのがターミネーションクライテリアである。ターミネーションクライテリアとは、吸気流量が最大吸気流量のどの程度低下すれば呼気相へと移行するかを決める。最大吸気流量の何%まで低下したかを流量波形で確認することができる。図では、呼気ターミネーションクライテリアを20%に設定しており、20%に低下したところで呼気が開始されている。

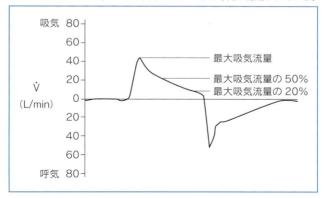

図8 ◆ PSVでの吸気の立ち上がり速度の変化による流量波形の変化

A, B, Cの順に立ち上がり速度が速くなる。立ち上がり速度が速くなるほど最大吸気流量(↑)が増加するが、その分、気道内圧がオーバーシュートする現象がみられる(C)。また、流量波形の変化に伴い同じターミネーションクライテリアの設定(図では25%)でも吸気時間は変化する(⇒)。
(内山昭則. 人工呼吸と自発呼吸との同調・不同調. 人工呼吸 2015；32：190-9 より許可を得て転載)

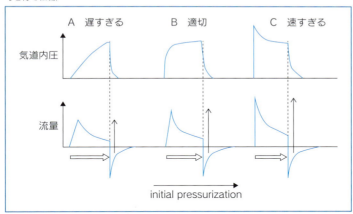

による非同調の検知は、気道内圧と流量波形よりも検出率が高い[15]という報告がある。また、食道内圧や横隔膜筋電図のモニタリングによって、これまでdouble triggeringと考えられていた非同調の一部は、reverse triggeringであったことがわかってきた[11]。

非侵襲的換気(NIV)での非同調の問題点

非同調は、NIVでも大きな問題である。NIV用の人工呼吸器の多くは、回路リークの存在を前提としており、マスクに近接した排気孔から絶えずリーク(intentional leak)を生じさせたうえで、リーク補正機能や優れたトリガー機構によって同調性を得ている。それでも、NIV用のデバイスは、リークを生じやすく、マスクのずれなどによ

るリーク量の増大(unintentional leak)は，PEEP，吸気圧の低下や非同調の原因となる。リーク量が増えると ineffective triggering, auto triggering, delayed cycling の発生が増加するという報告がある[16]。さらに，NIV 用のインターフェイスは回路死腔も大きいため非同調を生じやすい。特に auto-PEEP が大きくなる喘息発作時や COPD 急性増悪時などでは，患者の吸気努力が呼吸器回路に伝わりにくいため，ineffective triggering などの非同調が発生しやすい。NIV で非同調の問題が生じた際には，吸気相に圧を上昇させる，いわゆる BiPAP(biphasic positive air-way pressure)モードよりも，PEEP のみを用いる CPAP モードに変更することも考慮するべきである。

非同調への対策

同調性を改善するための換気モードについて紹介する。

・PAV(proportional assist ventilation)

PAV は，患者の呼吸器系メカニクス(コンプライアンスと気道抵抗)を想定することによって，患者の呼吸筋発生圧を算出し，患者の呼吸努力の大きさに比例して気道陽圧を発生させ，吸気補助を行うように設計されたモードである。そのため，患者の呼吸仕事量の軽減につながると言われている。PSV と比較すると，エラスタンスとレジスタンスをもとに算出した仕事量に追従し，圧や流量をサポートする点から，PAV は肺生理学的に適した換気補助が可能であり，同調性において有利に働く[17]。しかし，小児領域においてはその有用性についてはいまだ不明である。

・NAVA
(neurally adjusted ventilatory assist)

食道内に挿入したカテーテルを用いて，横隔膜筋電図を持続的に測定する。横隔膜筋電図の大きさ(Edi)から患者の呼吸努力を推定し，それに応じて換気補助を行う。以下の式のように Edi に NAVA level という設定係数の積から吸気圧を決定して換気補助を行う。

$$\mathbf{Paw(t) = NAVA\ level \times Edi(t)}$$

Paw：気道内圧

NAVA は口元の圧，流量信号を用いないため，患者と人工呼吸器の同調性に優れており，理論的には auto-PEEP や呼吸器回路からのリークの影響を受けない。急性呼吸不全患者での NIV による PSV との比較において ineffective triggering と delayed cycling が有意に減少しており[18]，COPD 患者においても PSV との比較で ineffective triggering はなくなり，delayed cycling も減少した[19]との報告がある。また ARDS 患者では NAVA は従来のモードと比較して AI が有意に低い[20]との報告もあり，さまざまな病態でその有効性が示されている。NAVA は回路からのリークの影響を受けにくいため，食道内電極の挿入は必要であるとはいえ，NIV での換気モードとしても有用な可能性が示されつつある。

■ 小児における非同調とその課題
小児でみられる非同調

初期の小児の人工呼吸においては，自発呼吸の感知が困難であったため，人工呼吸器との同調性はあまり注目されていなかった。しかし，トリガーの感度や吸気速度の立ち上がりの速さの調節など，人工呼吸器の進歩により，小児の人工呼吸においても呼吸努力との同調が可能となってきた。近年，小児領域においても，非同調の発生が注目されつつある。小児での発生頻度を検討した研究ではすべての対象患者で非同調がみられ，総呼吸回数の 33 % は非同調である[21]と報告されている。小児では，非同調が多いことが明らかとなってきたが，非同調が及ぼす影響についてはいまだわからないことが多い。

小児では，より鋭敏なトリガー感度を用いるが，やはり最も多くみられる非同調は ineffective triggering である。小児で観察された非同調の種類としては，ineffective triggering が 68 %，delayed termination が 19 %，double triggering が 4%[21]との報告がある。しかし，ト

66 挿管呼吸管理

リガー感度を鋭敏にしすぎて auto triggering を増やさないためにトリガーの種類や感度の調整時には，胸郭運動の確認も必要である。

圧，流量モニタリングと非同調

小児は，成人に比して1回換気量が小さく，呼吸回数も多く，呼吸努力も弱いため，人工呼吸中の圧，流量信号が小さくなる。そのため，気管チューブ抵抗，呼吸器回路の容量や死腔，リークの影響を受けやすく，人工呼吸器との同調性の維持は難しいと考えられてきた。流量トリガーのほうが圧トリガーよりも応答は速く，鋭敏なトリガーであり，呼吸仕事量，トリガーに要する仕事量を減らす[22]とされている。しかし，トリガー感度を鋭敏にしすぎると，呼吸器回路や気管チューブ周囲からのリークや呼吸器回路内の液体貯留，cardiogenic oscillation により auto triggering が容易に発生する。トリガー感度を鈍くすれば auto triggering を減少させることができるが，逆に ineffective triggering が問題となる。特に，より細径の気管チューブを使用する新生児や乳児では気道抵抗が高くなるため，トリガーに要する仕事量も大きくなりやすい[23]。より鋭敏なメインストリーム式の小児用口元フローセンサを使用できる人工呼吸器もあるが，死腔が増加する懸念もある。また，気管チューブ周囲からのリークは，特に呼気相の流量，換気量測定を不正確にする。

近年，人工呼吸中の気道内圧や流量波形に加えて，横隔膜筋電図のモニタリングも可能となっている。横隔膜筋電図を用いれば非同調の検出ができ[24]，小児においても NAVA モードによって同調性の向上が可能となってきた。

気管チューブからのリーク
・チューブサイズとカフ

小児では，気管チューブ周囲からリークのあるチューブサイズを使用することが多い。これには，死腔を減らし高二酸化炭素血症を防ぐ利点があるとはいえ，リーク量が多いとトリガーされやすくなる。Blokpoelら[21]は，ITI 10％以上の高度非同調の主要因として，気管チューブ周囲から

のリークを指摘している。

近年，カフ付きの細径気管チューブの改良が進んだことを受け，小児領域でもカフ付き気管チューブの使用が見直されつつある。

・PEEP の設定

圧トリガーでは，吸気努力による PEEP 値からの圧の低下の割合がトリガー閾値にあたる。このため，気管チューブ周囲からリークがあると，設定 PEEP 値より実際の PEEP 値が低値となり，トリガー感度が鈍くなるため auto triggering を起こしやすくなる[25]。したがって，回路リーク対策が取られていない人工呼吸器では，圧トリガーは用いないほうがよい。回路リークが存在する小児では，PEEP 維持が容易な流量トリガーを用いたほうがよいが，流量トリガーとしても気管チューブ周囲からのリークは，auto triggering の原因であり，トリガー感度の調整は難しいことも多い。また，リークの存在は PSV では delayed cycling の原因にとなる。

NANA は，口元の圧，流量信号に頼らないため，気管チューブ周囲からのリークに起因する非同調の問題を解決できる可能性がある。

NIV における非同調

小児では呼吸努力が小さいため，死腔量とリークを最小限にするためのデバイスの選定がより重要である。加えて，マスクやヘルメット型などの不快感も大きな問題となる。また，ヘルメット型は，実は内部の騒音が大きいという指摘もあるため[26]，NIV とはいえ鎮静薬の使用が必要であることも多い[27, 28]。小児での NIV の際に非同調が問題となる場合には，吸気圧を付加せずに PEEP のみを付加する CPAP モードに変更するのも一手である。同様に PEEP のみをかけるデバイスとして，鼻カニューレや鼻マスクを使用する nasal directional positive airway pressure system (nDPAP)が新生児領域では古くから使用されている。また，最近では高流量鼻カニューレ酸素療法 high-flow nasal cannula(HFNC)が用いられ，効果として 2 L/kg/min の流量で咽頭内圧

4 cmH$_2$O の上昇を認め，食道内圧の変化から吸気努力の改善に伴う呼吸仕事量の減少がみられる[29]との報告もある。使用時の不快感の軽減から，これらのデバイスを用いることも考慮したい。

NAVA，NIV-NAVA について

目標 1 回換気量を 4〜6 mL/kg とした早産児の人工呼吸において，従来の PCV と比較して NAVA は低い最高気道内圧で酸素化を維持でき，横隔膜筋電図によるトリガーのため口元や流量でのトリガーに比して同調性も優れている[30]。また，新生児の PCV や，小児の PRVC（pressure regulated volume control）モードとの比較においても，NAVA の有用性が報告されている[31]。

さらに NIV においても，NAVA によって吸気トリガーの 95 ％，吸気努力終了の 98 ％ を検知でき，AI が 65.5 ％ から 2.3 ％ に減少する[32]。このように NAVA では吸気開始までのトリガー時間が短縮し，トリガーの非同調が減少[33]することからも，従来の換気モードと比較して吸気努力との同調性に優れているといえる[34]。

よって小児においても，横隔膜筋電図による NAVA は有用である。NAVA には小児領域での口元信号の小ささと気管チューブからのリークに起因する非同調を解決できる可能性がある。

■ おわりに

小児は特に，成人と比してチューブやインターフェイスなどデバイスの問題やモニタリングの問題から，非同調が発生しやすいため注意が必要である。非同調の対策としてまず，その発生を捉えることが重要であるが，胸の動きなど患者の観察がトリガーに起因する非同調を見いだすために最も重要であることを忘れてはならない。次に，人工呼吸器のグラフィックモニター波形から得られる情報は非常に多いため，圧，流量波形から非同調に特徴的な波形を認識することが大切となる。

テクノロジーの進歩により，現在の人工呼吸器は非常に性能が高く，口元での圧，流量モニタリングに関しては，同調性における人工呼吸器側の問題点は小さくなってきた。その分，医療者側に患者の全身状態，鎮静の程度，肺のコンプライアンスなどを総合的によく把握したうえで，グラフィックモニターなどから得られた情報からわかる非同調への対応が求められている。食道内圧や横隔膜筋電図のモニタリングは非同調の発見に役に立つが，これらの正確なモニタリングに際しては，それなりの知識が必要である。

文 献

1. Mellott KG, Grap MJ, Munro CL, et al. Patient ventilator asynchrony in critically ill adults : Frequency and types. Heart Lung 2014 ; 43 : 231-43. PMID : 24794784
2. de Wit M, Pedram S, Best AM, et al. Observational study of patient-ventilator asynchrony and relationship to sedation level. J Crit Care 2009 ; 24 : 74-80. PMID : 19272542
3. Thille AW, Rodriguez P, Cabello B, et al. Paient-ventilator asynchrony during assisted mechanical ventilation. Intensive Care Med 2006 ; 32 : 1515-22. PMID : 16896854
4. Vitacca M, Bianchi L, Zanotti E, et al. Assessment of physiologic variables and subjective comfort under different levels of pressure support ventilation. Chest 2004 ; 126 : 851-9. PMID : 15364766
5. Chao DC, Scheinhorn DJ, Stearn-Hassenpflug M. Patient-ventilator trigger asynchrony in prolonged mechanical ventilation. Chest 1997 ; 112 : 1592-9. PMID : 9404759
6. Kress JP, Pohlman AS, O'Connor MF, et al. Daily interruption of sedative infusions in critically ill patients undergoing mechanical ventilation. N Engl J Med 2000 ; 342 : 1471-7. PMID : 10816184
7. Chanques G, Kress JP, Pohlman A, et al. Impact of Ventilator Adjustment and Sedation-Analgesia Practices on Severe Asynchrony in Patients Ventilated in Assist-Control Mode. Crit Care Med 2013 ; 41 : 2177-87. PMID : 23782972
8. 内山昭則．人工呼吸と自発呼吸との同調・不同調．人工呼吸 2015 ; 32 : 190-9.
9. Thille AW, Cabello B, Galia F, et al. Reduction of patient-ventilator asynchrony by reducing tidal volume during pressure-support ventilation. Intensive Care Med 2008 ; 34 : 1477-86. PMID : 18437356
10. Imanaka H, Nishimura M, Takeuchi M, et al. Auto-triggering caused by cardiogenic oscillation during flow-triggered mechanical ventilation. Crit Care Med 2000 ; 28 : 402-7. PMID : 10708174
11. Akoumianaki E, Lyazidi A, Rey N, et al. Mechanical ventilation-induced reverse-triggered breaths : a frequently unrecognized form of neuromechanical coupling. Chest 2013 ; 143 : 927-38. PMID : 23187649

12. Yoshida T, Uchiyama A, Matsuura N, et al. The comparison of spontaneous breathing and muscle paralysis in two different severities of experimental lung injury. Crit Care Med 2013 ; 41 : 536-45.
PMID : 23263584

13. Papazian L, Forel JM, Gacouin A, et al. Neuromuscular blockers in early acute respiratory distress syndrome. N Engl J Med 2010 ; 363 : 1107-16.
PMID : 20843245

14. Simon PM, Habel AM, Daubenspeck JA, et al. Vagal feedback in the entrainment of respiration to mechanical ventilation in sleeping human. J Appl Physiol(1985)2000 ; 89 : 760-9.　PMID : 10926663

15. Rolland-Debord C, Bureau C, Poitou T, et al. Prevalence and Prognosis Impact of Patient-Ventilator Asynchrony in Early Phase of Weaning according to Two Detection Methods. Anesthesiology 2017 ; 127 : 989-97.　　　　　　　　PMID : 28914623

16. Vignaux L, Vargas F, Roeseler J, et al. Patient-ventilator asynchrony during non-invasive ventilation for acute respiratory failure : a multicenter study. Intensive Care Med 2009 ; 35 : 840-6.　PMID : 19183949

17. Bosma KJ, Read BA, Bahrgard Nikoo MJ, et al. A Pilot Randomized Trial Comparing Weaning From Mechanical Ventilation on Pressure Support Versus Proportional Assist Ventilation. Crit Care Med 2016 ; 6 : 1098-108.　　　　　　　PMID : 26807682

18. Bertrand PM, Futier E, Coisel Y, et al. Neurally Adjusted Ventilatory Assist vs Pressure Support Ventilation During Acute Respiratory Failure. Chest 2013 ; 143 : 30-6.　　　　　　　　PMID : 22661448

19. Spahija J, de Marchie M, Albert M, et al. Patient-ventilator interaction during pressure support ventilation and neurally adjusted ventilatory assist. Crit Care Med 2010 ; 38 : 518-26.　　　PMID : 20083921

20. Terzi N, Pelieu I, Guittet L, et al. Neurally adjusted ventilatory assist in patients recovering spontaneous breathing after acute respiratory distress syndrome : physiological evaluation. Crit Care Med 2010 ; 38 : 1830-7.　　　　　　　　PMID : 20639752

21. Blokpoel RG, Burgerhof JG, Markhorst DG, et al. Patient-Ventilator Asynchrony During Assisted Ventilation in Children. Pediatr Crit Care Med 2016 ; 17 : 204-11.　　　　　　　　PMID : 26914624

22. Farstad T, Bratlid D. Effects of endotracheal tube size and ventilator settings on the mechanics of a test system during intermittent flow ventilation. Pediatr Pulmonol 1991 ; 11 : 15-21.　　　PMID : 1923663

23. Schwab RJ, Schnader JS. Ventilator autocycling due to an endotracheal tube cuff leak. Chest 1991 ; 4 : 1172-3.　　　　　　　　　PMID : 1914588

24. Aslanian P, El Atrous S, Isabey D, et al. Effects of Flow Triggering on Breathing Effort During Partial Ventilatory Support. Am J Respir Crit Care Med 1998 ; 157 : 135-43.　　　PMID : 9445291

25. Mortamet G, Larouche A, Ducharme-Crevier L, et al. Patient-ventilator asynchrony during conventional mechanical ventilation in children. Ann Intensive Care 2017 ; 7 : 122-32.
PMID : 29264742

26. Cavaliere F, Conti G, Costa R, et al. Noise exposure during noninvasive ventilation with a helmet, a nasal mask, and a facial mask. Intensive Care Med 2004 ; 30 : 1755-60.　　　　　　　PMID : 15185070

27. Beck J, Emeriaud G, Liu Y, et al. Neurally-adjusted ventilatory assist (NAVA) in children : a systematic review. Minerva Anestesiol 2016 ; 82 : 874-83.
PMID : 26375790

28. Abadesso C, Nunes P, Silvestre C, et al. Non-invasive ventilation in acute respiratory failure in children. Pediatric Reports 2012 ; 4 : 57-63. PMID : 22802994

29. Milési C, Baleine J, Matecki S, et al. In treatment with a high flow nasal cannula effect in acute viral bronchiolitis? A physiologic study. Intensive Care Med 2013 ; 39 : 1088-94.　　PMID : 23494016

30. Kallio M, Peltoniemi O, Anttila E, et al. Neurally adjusted ventilatory assist (NAVA) in pediatric intensive care--a randomized controlled trial. Pediatr Pulmonol 2015 ; 50 : 55-62.　　PMID : 24482284

31. Baudin F, Pouyau R, Cour-Andlauer F, et al. Neurally adjusted ventilator assist(NAVA) reduces asynchrony during non-invasive ventilation for severe bronchiolitis. Pediatr Pulmonol 2015 ; 50 : 1320-7.
PMID : 25488197

32. Vignaux L, Grazioli S, Piquilloud L, et al. Patient-ventilator asynchrony during noninvasive pressure support ventilation and neurally adjusted ventilatory assist in infants and children. Pediatr Crit Care Med 2013 ; 14 : 357-64.　　　PMID : 23863816

33. Ducharme-Crevier L, Beck J, Essouri S, et al. Neurally adjusted ventilator assist (NAVA) allows patient-ventilator synchrony during pediatric noninvasive ventilation : a crossover physiological study. Crit Care 2015 ; 19 : 44-53.　　PMID : 25886793

34. Kallio M, Koskela U, Peltoniemi O, et al. Neurally adjusted ventilatory assist (NAVA) in preterm newborn infants with respiratory distress syndrome- a randomized controlled trial. Eur J Pediatr 2016 ; 175 : 1175-83.　　　　　PMID : 27502948

（髭野 亮太, 内山 昭則）

挿管呼吸管理

3

人工呼吸器離脱・抜管

要点

- 小児の自発呼吸テストにおいて提唱されてきたチューブ抵抗を相殺するためのサポート圧は, 高すぎるかもしれない。
- 抜管成功の鍵は, 呼吸筋力と呼吸仕事量のバランスである。
- 人工呼吸器誘発性横隔膜機能不全を意識し, 横隔膜を萎縮させず, 呼吸仕事量が過剰とならない呼吸管理を行うことが重要である。

■ 小児の人工呼吸器離脱

小児の人工呼吸器離脱の評価は難しい。年齢相応の呼吸回数, 体格相応の換気量, 気管チューブ内径など, 小児の発達における特有の問題が存在するため, 現時点で確立された離脱のプロトコルは存在しない。抜管前の浅鎮静管理中には, 啼泣, 興奮などに伴い, 十分な肺メカニクスの評価が困難となる場合もある。また, 先天性心疾患を有する小児では, 適切な酸素飽和度を見極める必要があり, 低酸素血症が循環に伴うものなのか, 呼吸に伴うものなのかの判断も要求される。抜管後も, 啼泣により呼吸努力が増し, 上気道狭窄症状が悪化することでさらに啼泣する, という抜管前には予期しない経過を辿ることも高頻度に起こり得る。"小児は小さな成人ではない"と言われるように, さまざまな検査から得られる情報を, 成人同様に標準化された尺度で解釈することができないのが, 小児を評価する際の難しさである。

一方で, 安全に抜管を行うことを意識するあまり, 抜管のタイミングを逸し, そのために人工呼吸器管理期間が延長している可能性はないだろうか。小児の事故抜管における抜管成功率は60%以上[1, 2]と言われており, 小児医療従事者の抜管のタイミングは遅いのかもしれない。抜管前の人工呼吸器の条件や血液ガス所見は抜管成功の可否に関連なく[1], それらを鵜呑みにしていると抜管が遅くなる可能性もある。

また早すぎる抜管も, 患者への呼吸負担や血行動態の悪化, 再挿管の要因となって, より長期の人工呼吸器管理につながる可能性があり, できるだけ正確な離脱可否の判断が必要である。

当然のことであるが, 抜管は「失敗しない」ことと「遅らせない」ことが重要である。そのためには, 呼吸仕事量または離脱指標に関する情報が重要であるが, 現在のところ十分でない。

なお本章では, いわゆる新生児室で扱う新生児は対象とせず, PICUの対象となる新生児からの小児を対象とした。

■ 抜管失敗の定義と影響

抜管失敗 extubation failure は, さまざまな定義が存在しているが, 抜管後48時間以内の再挿管[1, 3, 4]を基準とする報告が多い。ただし, 抜管失敗の70%以上が24時間以内に起こる[4]ため, 24時間と定義している報告もある[2, 5]。また, 抜管後の予期しない非侵襲的換気(NIV)使用を含めた報告[6]も存在する。

6時間以内に生じたものを早期 early 抜管失敗, 6〜24時間を中間 intermediate 抜管失敗, 24〜48時間を後期 late 抜管失敗とする分類[7]も

あるが，いずれにしても抜管後48時間までは再挿管も考慮して，注意深い観察が必要であるということであろう。

抜管失敗の予後への影響

小児の抜管失敗率は1.1〜9.8％[2, 4]であり，患者転帰を悪化させる。

Gaies[4]らは，CICU(cardiac intensive care unit)の小児患者で検討し，抜管失敗群で有意にCICU入室期間が延長し(15日 vs. 3日，$p<0.001$)，在院日数も延長し(24日 vs. 7日，$p<0.001$)，院内死亡率も高値(7.9％ vs. 1.2％，$p<0.001$)であったと報告した。その傾向は一般PICUにおいても同様であり，抜管失敗群は成功群と比較してPICU入室期間が14日も延長し(21日 vs. 7日，$p<0.0001$)，3.2倍のコスト増大(44,135ドル vs. 13,934ドル，$p<0.0001$)につながり，患者転帰だけでなく社会に与える影響も大きい[1]。

これらは後向き研究であるため，患者背景などの交絡因子が完全に除外できているとはいえない。しかし，再挿管に伴う呼吸・血行動態の悪化，より多くの薬物投与の必要性などを鑑みれば，当然の結果かもしれない。

長期挿管・長期人工呼吸器管理に伴う合併症

再挿管をおそれて，いたずらに抜管を先延ばしにするのもよいこととはいえない。長期挿管・長期人工呼吸器管理は，咽頭や気管の損傷や位置異常，鼻腔などの軟部組織損傷，人工呼吸器関連肺傷害(VALI)，人工呼吸器関連肺炎(VAP)などの問題を発生し得る。

また，挿管刺激に対して鎮痛薬が必要なだけではなく，小児では安静保持やチューブの安全管理のため鎮静が深くなったり，鎮静薬の使用量が多くなり，医原性の薬物依存による離脱症候群や耐性の問題が生じる。また，カテーテル関連尿路感染症(CAUTI)の発生，ベッドサイドでの神経学的評価困難，皮膚潰瘍などの問題[8]も報告されている。

自発呼吸を抑制することで，後述する人工呼吸器誘発性横隔膜機能不全 ventilator-induced diaphragmatic dysfunction(VIDD)を引き起こし，さらなる呼吸器離脱困難に陥る可能性がある。

■ ウィーニング

ウィーニングとは，補助換気から完全な自発呼吸への移行と定義され[7]，患者の呼吸状態の改善に伴い，調節換気から自発呼吸主体へと呼吸器条件を変更していく過程である。

2002年にRandolphら[9]は，北米のPICU10施設で，人工呼吸器管理が24時間以上行われ初回の抜管評価テストに失敗した小児182例に対して，その後のウィーニング時の換気モードについて無作為化比較試験(RCT)を実施した。プロトコルを使用せずに臨床医の判断に基づく群，プレッシャーサポート換気(PSV)群，容量サポート換気(VSV)群の3群で検討した結果，ウィーニング期間(2.0日 vs. 1.6日 vs. 1.8日，$p=0.75$)については統計学的有意差を認めなかった。

その後，2011年にForondaら[10]は，PICU患者を対象として，成人と同様の連日の抜管可否の評価と2時間の自発呼吸トライアル(SBT)を用いたウィーニングプロトコルが，臨床医の判断で抜管を行うよりも人工呼吸期間を有意に短縮する(3.5日 vs. 4.7日，$p=0.0127$)としたRCTを発表した(図1)。本研究では，再挿管率や抜管後NIV使用率は上昇せず，小児の呼吸器離脱においても抜管が可能かどうかの判断を連日行うことが有用であると結論づけた。

2017年の欧州小児新生児集中治療学会(ESPNIC)のコンセンサスカンファレンスの推奨[11]でも，呼吸器離脱の評価を連日行うことが，人工呼吸期間を短縮させるとしている。

■ 抜管可否の評価

観察研究の結果から，抜管失敗の予測因子として長期人工呼吸器管理[1, 2, 4]，低年齢[1, 2]などが報告されてきた。これらの指標は，生理学的指標に基づくものではなく疫学的要素が強いため，抜管前には使用困難であった。抜管に際して，血行動態の安定，気道反射が可能な十分な覚醒，分泌物

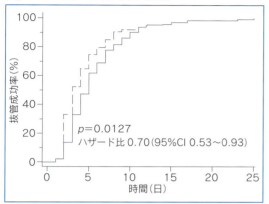

図1 ◆ 2群間での抜管までの時間
実線は従来通りの臨床医の判断で抜管を行った対照群，破線は連日の評価とSBTを施行したプロトコル群。
(Foronda FK, et al. The impact of daily evaluation and spontaneous breathing test on the duration of pediatric mechanical ventilation : a randomized controlled trial. Crit Care Med 2011 ; 39 : 2526-33＜https://journals.lww.com/ccmjournal/pages/default.aspx＞より許可を得て転載)

表1 ◆ 抜管評価テスト

開始条件
- 自発呼吸がある
- 吸引にて嘔気(gag)もしくは咳嗽がある
- 最新の血液ガス所見がpH 7.32〜7.47
- PEEPが7 cmH$_2$O以下でFiO$_2$ 0.6以下
- 意識レベルが抜管に耐え得る
- 医師の承認
- 24時間以内に呼吸器サポートを上げていない
- 抜管後12時間以内に多量の鎮静を要する処置がない
- 呼吸器調整が必要なほどの気管チューブ周囲の過度なリークがない

PSVを用いたSBT
- FiO$_2$ 0.5(すでにFiO$_2$ < 0.5でSpO$_2$≧95 % ならそのまま)
- PEEP 5 cmH$_2$O(すでにPEEP<5 cmH$_2$OでSpO$_2$≧95 % ならそのまま)
- SpO$_2$ 95 % 以上が保てるならPSV(チューブサイズに応じた圧設定[§])に変更
  § 内径3.0〜3.5 mm → PS圧10 cmH$_2$O
    内径4.0〜4.5 mm → PS圧8 cmH$_2$O
    内径5.0 mm以上 → PS圧6 cmH$_2$O

(Randolph AG, et al. Effect of mechanical ventilator weaning protocols on respiratory outcomes in infants and children : a randomized controlled trial. JAMA 2002 ; 288 ; 2561-8より作成)

表2 ◆ SBT失敗基準

5 cmH$_2$OのCPAPまたはTピースで2時間行い，以下を認めるもの
臨床的定義
発汗
鼻翼呼吸
呼吸努力の増加
頻脈(心拍数>40/minの増加)
不整脈
低血圧
無呼吸
検査所見の定義
P$_{ET}$CO$_2$>10 mmHgの増加
動脈血pH<7.32
動脈血pH>0.07の低下
FiO$_2$>0.4でPaO$_2$<60 mmHg(P/F比<150)
SpO$_2$>5 %の低下

(Newth CJ, et al. Weaning and extubation readiness in pediatric patients. Pediatr Crit Care Med 2009 ; 10 : 1-11より許可を得て転載)

を排泄可能な咳嗽力などが整っていることは，最低限の条件である。しかし，肺の生理学の相違から，成人の抜管予測因子をそのまま小児に当てはめることはできず，小児においては気道・肺のメカニクスを考慮した標準化された抜管基準は存在しなかった。

2002年に発表されたRandolphら[9]による前述の研究で，24時間以上の人工呼吸器管理が施行された小児313例に抜管評価テストextubation readiness test(ERT)が施行された。ERTには以下の条件が用いられた(**表1**)。

2時間の自発呼吸トライアル(SBT)を行い，換気量が<5 mL/kg，SpO$_2$<95 %，呼吸回数が年齢適正値外(< 6か月：20〜60回/min, 6か月〜2歳：14〜45回/min, 2〜5歳：15〜40回/min, 5歳以上：10〜35回/min)，鎮静や神経学的異常に伴う低換気，過剰な努力呼吸(陥没呼吸，発汗，鼻翼呼吸)などが出現した場合はSBT失敗とした。その後に発表されたNewthらによるSBT失敗の定義[7]を**表2**に示す。この定義に基づいた抜管失敗率は，SBTを用いたERT施行で19 %，臨床医判断で17 %とほぼ同等であった。以後，このPSVを用いたSBTが主流となり，臨床で用いられることが多くなった(ミニコラム)[12]。

細い気管チューブはストローで呼吸するのと同じか？

・PS圧を指標とした評価

小児では，気管チューブの細さのため，抜管評価にはチューブ抵抗に打ち勝つためのPS圧が必要とされてきた。94 %の小児集中治療医は，SBT施行時にPSVを使用している[13]という報告がある。

SBTの目的は，チューブを抜去した状態での

> **ミニコラム　ERT と SBT**
>
> 小児の人工呼吸器離脱の研究では，ERT と SBT という言葉が使用されている。SBT は「機械換気を必要とする疾患が改善し，自発呼吸で十分なガス交換が可能かどうかを判断する主観的な判断基準」，ERT は「気管チューブや換気補助からの離脱評価の正式な試験」と定義されている[7]。SBT が肺メカニクス評価であるのに対し，ERT は SBT を含む大きな概念で，肺のメカニクスだけでなく気道（排痰や上気道の開存担保）などの肺以外の要素も含めた挿管管理・人工呼吸器管理からの離脱評価の指標と考えられる。

図2 ◆ 各種デバイスでのゼロ PEEP（ZEEP）での呼吸仕事量（WOB）

平均 2±1.9 歳の24例。ラリンジアルマスク（LMA），気管チューブ（ETT）は体重/年齢相応のサイズを使用。$*p<0.05$（他の群と比較して），$+p<0.05$（vs. フェイスマスク+エアウェイ，vs. LMA）
(Keidan I, et al. Work of breathing during spontaneous ventilation in anesthetized children : a comparative study among the face mask, laryngeal mask airway and endotracheal tube. Anesth Analg 2000 ; 91 ; 1381-8 より許可を得て転載)

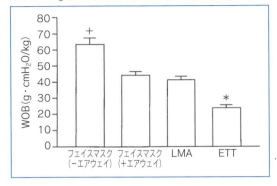

呼吸状態を推測することであるが，PSV を用いた SBT を行った Randolph ら[9]のデータでは，5例に1例が抜管に失敗している。抜管失敗の原因は，下気道の問題が54%を占めていた。この結果からは，PSV を用いた SBT 自体が，真に正しい評価方法なのかという疑問が残る。チューブサイズごとの PSV を用いた SBT は，チューブ抵抗を考えれば理にかなっている。しかし近年，計算から導かれる理論値ではなく，実際のヒトの呼吸仕事量を加味した研究が行われ，広く信じられてきた細いチューブ抵抗を相殺する圧（PS 圧）は過剰サポートであり，SBT を過大評価に導き，抜管失敗につながっている可能性が示唆され始めた。

・呼吸仕事量を指標とした評価

Keidan ら[14]は，平均2歳の児に対して全身麻酔下のさまざまな状況で呼吸仕事量を測定した。PEEP を付加しない条件下で，気管チューブを通しての自発呼吸の呼吸仕事量 work of breathing（WOB）（23.8±1.76 g・cm/kg）は，エアウェイを使用したフェイスマスクでの自発呼吸下でのWOB（41.3±2.26 g・cm/kg）と比較して約半分であった（図2）。気管チューブを挿入すること自体が，自然気道と比較して呼吸仕事量を減少させる可能性を示唆した。

また，Takeuchi ら[15]は，乳児の内径3.5～4.5 mm の気管チューブにおいても，PS 圧の上昇に伴っ

図3 ◆ PS 圧と呼吸仕事量（WOB）

$*p<0.05$（vs. 16 cmH$_2$O），$†p<0.05$（vs. 12 cmH$_2$O），$‡p<0.05$（vs. 8 cmH$_2$O），$§p<0.05$（vs. 4 cmH$_2$O）。
(Takeuchi M, et al. Effect of patient-triggered ventilation on respiratory workload in infants after cardiac surgery. Anesthesiology 2000 ; 93 : 1238-44 <http://anesthesiology.pubs.asahq.org/journal.aspx> より許可を得て転載)

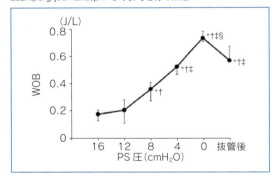

て WOB は減少し，4 cmH$_2$O 以上は抜管後よりも WOB を減少させていると指摘した（図3）。

・pressure rate product を指標とした評価

pressure rate product（PRP[*1]）を呼吸努力の指標として用いた Khemani ら[16]の報告によると，抜

[*1] 食道内圧[18]の変化[cmH$_2$O]×呼吸回数[回/min]により求める。測定方法の詳細は21ページ参照。

図4 ◆ 抜管前後での種々の条件下での呼吸努力(PRP)

抜管後の上気道狭窄がない内径 2.5～3.5 mm の気管チューブを使用した患者が対象。
PSV の条件は PS 圧 10 cmH$_2$O，PEFP 5 cmH$_2$O
(Translated by permission from Springer : Khemani RG, et al. Pediatric extubation readiness tests should not use pressure support. Intensive Care Med 2016 ; 42 : 1214-22 ⓒ 2018)

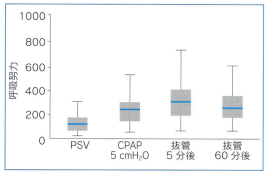

表3 ◆ 多変量解析での再挿管危険因子

危険因子	オッズ比(95%CI)	p 値
神経疾患での挿管	4.6(1.5～14.0)	0.07
aPiMax(per1)	0.94(0.90～0.98)	0.001
抜管後の上気道狭窄	2.47(1.09～5.59)	0.05
抜管時 PEEP (per1)	2.46(1.09～5.58)	0.03
抜管5分後の PRP(per1)	1.001(1.0006～1.002)	<0.0001
身長(per1 cm)	0.98(0.96～0.999)	0.045

aPiMax：気道を閉塞させた時の気道内最大吸気陰圧
(Khemani RG, et al. Risk Factor for Pediatric Extubation Failure : The Importance of Respiratory Muscle Strength. Crit Care Med 2017 ; 45 : e798-e805＜https://journals.lww.com/ccmjournal/pages/default.aspx＞より許可を得て転載)

管後の上気道狭窄がない症例において，抜管後の呼吸努力は PSV での 10 cmH$_2$O サポート時より高く，CPAP 時の呼吸努力と同程度であった。その傾向は，気管チューブの内径 2.5～3.5 mm(図4)でも同様であった。さらに，抜管後に上気道狭窄が存在する場合，PRP は 320 程度まで上昇し，10 cmH$_2$O サポート時の 135(四分位範囲 90～220)や CPAP 時の 270(四分位範囲 200～400)よりも高値となる。抜管後の上気道狭窄の予測は困難であることを考慮すると，やはり PS 圧 10 cmH$_2$O を用いた SBT は過剰なサポートとなり，抜管後の状態を過大評価していることになる。

成人と比較して乳児では，生成される吸気流量が少なく気管チューブも短いため，実際の抵抗はそこまで高くないことが指摘されている。また，同じ内径の気管チューブでも，種類によってチューブを通した圧損失の程度が異なる(図5)[17]。

このように，患者の吸気流量，気管チューブの種類，抜管後の上気道狭窄の有無など，変化し得る要因が多いなかで，至適 PS 圧を求めることは困難なことかもしれない。過去に提唱された PS 圧 10 cmH$_2$O が過剰であることに異論はないが，どの程度の PS 圧がよいかについては今後の課題である。

■ 呼吸機能に基づく抜管指標

近年，小児でも呼吸機能データに基づく指標が有用であることが報告され始めた。

Khemani ら[3] は，抜管後の呼吸努力増大と筋力低下が抜管失敗の危険因子であるとした(表3)。この研究でも，呼吸努力の程度を PRP で示し，気道を閉塞させたときの気道内最大吸気陰圧(aPiMax[19],[*2])の絶対値を筋力を示す値として用いている。再挿管率は，aPiMax≦30 cmH$_2$O の 14％ に対して，aPiMax＞30 cmH$_2$O では 5.5％ であり，aPiMax が低くなればなるほど再挿管率は上昇する(図6-A)。中川[20] は，aPiMax 35 cmH$_2$O を抜管の指標のカットオフとしており，小児においては，30～35 cmH$_2$O がある程度の目安になると考えられる。また，抜管5分後の PRP が 500 より大きいと 17.4％(PRP≦500 では 5.7％)の再挿管率であった。aPiMax と PRP を組み合わせると(図6-B)，呼吸努力が大きいほど再挿管率は高いが，同じ呼吸努力でも aPiMax が低いほうが再挿管率が高いことがわかる。

抜管後の上気道狭窄は，小児の WOB(PRP)増大をきたす主要な原因である。aPiMax が 30 cmH$_2$O 以下で抜管後に上気道狭窄をきたした場合，再挿管率は 47.4％ であり，上気道狭窄

---
*2 胸腔内圧と一致。

図5 ◆ 気管チューブ内径と気道抵抗
四角で囲んだ範囲は CPAP 5 cmH$_2$O 時の患者の吸気流量を示す。
(Khemani RG, et al. Pediatric extubation readiness tests should not use pressure support. Intensive Care Med 2016；42：1214-22 より許可を得て転載)

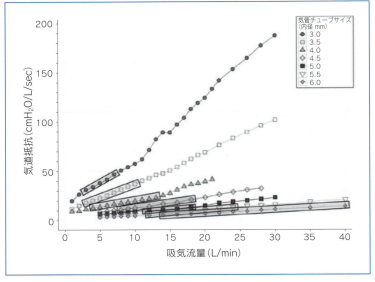

図6 ◆ 再挿管率と各因子
A：抜管前の筋力（aPiMax）と再挿管割合。
B：抜管後の PRP と再挿管割合。横線は全体の再挿管割合を示す。
C：抜管後の UAO（上気道狭窄）と再挿管割合。横線は全体の再挿管割合を示す。
subglottic UAO：声門下の上気道狭窄
(Khemani RG, et al. Risk Factor for Pediatric Extubation Failure：The Importance of Respiratory Muscle Strength. Crit Care Med 2017；45：e798-e805＜https://journals.lww.com/ccmjournal/pages/default.aspx＞ より許可を得て転載)

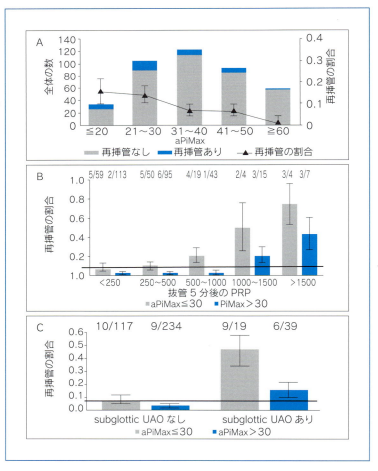

がない場合の 5.7 倍になる。上気道狭窄が存在する場合，aPiMax が 30 cmH$_2$O 以上であっても，再挿管リスクは 3 倍となる（図 6-C）。

この研究からわかるとおり，抜管においては筋力と仕事量のバランスを評価することが重要であり，筋力は strength（固有筋力の強さ）と endurance（持久力）で評価されるべきである。呼吸筋負荷に対してどこまで呼吸筋力を維持できるかには，endurance が深く関与しているといわれてきた。この研究では，endurance の指標である Pi[*3]/PiMax は，多変量解析では有意な因子とはならなかった。この指標は最大筋力（PiMax）に左右されるため，結果は非常に納得できる。特に新生児では，他の年齢と比較して aPiMax が低く〔新生児：32 cmH$_2$O（IQR 28～40）．vs. 18 か月～5 歳：45 cmH$_2$O（IQR 38～60）〕，早産児を含め生後 8 週までは成人と比較して横隔膜の type1 線維[*4] が少ない[21]と言われている。したがって年長児や成人と比較すると，新生児期は容易に呼吸筋疲労が生じやすい可能性があり，過去の報告での低年齢が抜管失敗因子であるという点とも合致する。逆に筋力が十分な小児では，抜管後の多少の負荷（high effort）は許容できると思われる。われわれが人工呼吸器管理中にできることは，後述するような筋力を低下させない，すなわち VIDD を起こさないような呼吸管理を意識することであろう。

■ 人工呼吸器誘発性横隔膜機能不全（VIDD）

Levine ら[22]によって，横隔膜の活動がない脳死患者に対する 18～69 時間の人工呼吸器管理でも横隔膜萎縮が生じていることが報告された。その後も，成人領域では VIDD に関する報告が多数みられる[23, 24]。

VIDD とは「人工呼吸器管理によって誘発される横隔膜機能不全」と定義され，敗血症や薬物，代謝異常などでは明確に説明できない原因によって生じる。低酸素環境下の不活発な骨格筋由来のミトコンドリアが産生した活性酸素種の増加による酸化ストレスが原因とされているが，否定的な

意見もある[25]。

敗血症などの要因を除いた脳死患者でも同様の VIDD が発生することから，人工呼吸が単独の発生因子であることが推察されている。人工呼吸器管理が行われた成人の 50 ％ 以上に発生するもので，調節換気を数時間行っただけでも発症し[8, 22]，調節換気下には 1 日当たり –6 ％ の横隔膜厚減少率であった[26]。VIDD は，呼吸器離脱困難，抜管困難の原因となり，成人においては死亡率を上昇させる[27]。

小児においては，1988 年に Knisely ら[28]が，剖検結果から長期人工呼吸器管理が横隔膜萎縮と関連し，人工呼吸器離脱を困難にする可能性を示唆したのが最初の報告である。

横隔膜厚評価

ベッドサイドで手軽に行える超音波を用いた横隔膜厚評価は，有用な検査として注目されている[29]。評価位置は，zone of apposition と呼ばれる横隔膜が胸郭と接する部分である。第 8～10 肋間の前腋窩線から中腋窩線上に胸郭に対して垂直にプローブを当てる。皮下組織の下に高輝度の線が 2 本見えるが，胸壁側から，肺側，腹側の横隔膜である。

超音波の M モードを用いた横隔膜厚の呼吸性変動 diaphragmatic thickening fraction（TF）[*5] は，成人領域では抜管成功の指標として報告があり[30]，横隔膜電位や横隔膜の筋力と相関するパラメータである[31]。しかし，再現性が保証されている値ではなく[30]，左右差（左側での測定信頼性は低い），性差（男性のほうが厚い[32]），個体内での差（肺容量が多く[33]，呼吸努力が大きいほど増大し，自然気道より人工呼吸器管理で減少する[30]）により変動し得るため，注意が必要である。

Lee ら[34]は，人工呼吸器管理を受けた小児 31 例を対象として，延べ 1389 回の横隔膜超音波検査を行った。全例で筋弛緩薬は使用していなかっ

---

*3 通常呼吸における吸気時の食道内圧変化。
*4 疲労に対しての抵抗力が強い。
*5 （吸気終末横隔膜厚 – 呼気終末横隔膜厚）/呼気終末横隔膜厚×100（%）

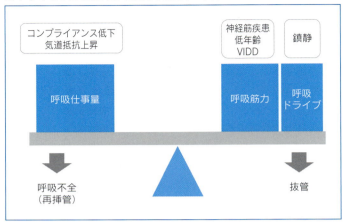

図7 ◆ 呼吸不全（再挿管）と抜管を規定する因子

たが，人工呼吸器管理開始後2日間で横隔膜厚に−8.8％の減少を認め，TFも人工呼吸期間とともに減少した。

Glauら[35]も，人工呼吸器管理を24時間以上受けた小児呼吸不全患者56例を検討した結果，人工呼吸器管理1日当たり横隔膜萎縮が−3.4％進行し，その速度は成人と同程度であると報告した。また SBF（spontaneous breathing fraction）[*6]を自発呼吸温存のパラメータとして用いて検討した結果，自発呼吸温存の割合が高いほど，TFが有意に高値であった。

成人での人工呼吸器によるサポートの程度と横隔膜厚の検討[32]でも，完全調節換気群で−7.5％/日，PS圧＞12 cmH$_2$O群で−5.6％/日，PS圧5〜12 cmH$_2$O群で−1.5％/日，CPAP群で＋2.3％/日の萎縮率（マイナスが萎縮）であり，PSVでもより PS 圧が低い呼吸管理のほうが萎縮の程度が軽度であることが報告されている。自発呼吸を温存し，一定の横隔膜活動を維持するほうが横隔膜萎縮を防止できる可能性がある。

…

したがって，急性期を脱したもののSBTに失敗，あるいはERTを開始できない状況の場合，自発呼吸を温存し，かつ呼吸筋が疲労しない程度に呼吸サポートをするのがよいと思われる。この期間に，横隔膜を使用しない呼吸管理（筋弛緩，過剰サポート，完全調節換気）を行うことは VIDD のリスクとなり，抜管失敗，呼吸器離脱困難につながる可能性がある。

■ **抜管成功への工夫**

抜管においても呼吸仕事量（需要）と呼吸筋力（供給）とのバランスが重要であり，供給が需要を上回る状態であることが，抜管の条件となる（図7）。近年は NIV や高流量鼻カニューレ酸素療法（HFNC）などのデバイスが登場し，抜管後にそれらを装着して供給を増加させたり需要を減少させたりすることで，再挿管を免れる症例も経験する。幼小児においては，抜管後の啼泣から上気道狭窄を悪化させ，呼吸仕事量が増大する[4]。

デクスメデトミジンは麻酔後の興奮を有意に抑制することが知られており[36]，啼泣させないようにコントロールされた抜管も，気道抵抗の低下から呼吸仕事量を減少させる。HFNCは死腔を減少させ，呼吸回数を減少させる。呼吸回数の減少は吸気流量を減少させ，相対的に気道抵抗を低下させることで，呼吸仕事量の減少へつながる。一方，鎮静薬投与自体が上気道狭窄のリスクであり[37]，呼吸ドライブを抑制するほどの鎮静は逆効果となり得る。Keidanらの研究（図2）[14]からも，鎮静状態は舌根沈下によりWOBを増加させる可

[*6] 人工呼吸器管理中に患者によって開始される呼吸の割合。

能性を含んでおり，注意深い観察が必要である。このように抜管前の評価だけでなく，抜管後の呼吸仕事量，特に上気道狭窄への対応を意識した抜管技術も抜管成功への鍵であり，小児の呼吸管理の面白さである。

■おわりに

過去の報告では，長期人工呼吸器管理，幼小児などが抜管失敗因子として挙げられてきた。最近の知見を加味すると，それらは幼小児の未熟性に伴う筋力不足に横隔膜の筋力低下因子が加わり，さらに元々細い気道がチューブ刺激を受けることで抜管後の上気道狭窄（臨床的に吸気性喘鳴がなくても，仕事量は増大している可能性がある）をきたして，筋力と呼吸仕事量のバランスが崩れた状態と解釈できる。

　小児の抜管で最も重要なことは「この児は抜管できるのか」を毎日考え評価し，過剰な呼吸器サポートを回避するよう努力することであろう。抜管が成功するか否かは，挿管直後の管理から始まっているのである。

文　献

1. Laham JL, Breheny PJ, Rush A. Do Clinical Parameters Predict First Planned Extubation Outcome in the Pediatric Intensive Care Unit? J Intensive Care Med 2015；30：89-96.　　　PMID：23813884
2. Kurachek SC, NewthCJ, Quasney MW, et al. Extubation failure in pediatric intensive care：a multiple-center study of risk factors and outcomes. Crit Care Med 2003；31：2657-64.　　PMID：14605539
3. Khemani RG, Sekayan T, Hotz J, et al. Risk Factor for Pediatric Extubation Failure：The Importance of Respiratory Muscle Strength. Crit Care Med 2017；45：e798-e805.　　　　　PMID：28437378
4. Gaies M, Tabbutt S, Schwartz SM, et al. Clinical Epidemiology of Extubation Failure in the Pediatric Cardiac ICU：A Report From the Pediatric Cardiac Critical Care Consortium. Pediatr Crit Care Med 2015；16：837-45.　　　　　　PMID：26218260
5. Harikumar G, Egberongbe Y, Nadel S, et al. Tension-time index as a predictor of extubation outcome in ventilated children. Am J Respir Crit Care Med 2009；180：982-8.　　　　PMID：19696443
6. Ferguson LP, Walsh BK, Munhall D, et al. A spontaneous breathing trial with pressure support overestimates readiness for extubation in children. Pediatr Crit Care Med 2011；12：e330-5.　PMID：21666529

7. Newth CJ, Venkataraman S, Willson DF, et al. Weaning and extubation readiness in pediatric patients. Pediatr Crit Care Med 2009；10：1-11.
　　　　　　　　　　　　　　PMID：19057432
8. Grant MJ, Scoppettuolo LA, Wypij D, et al. Prospective evaluation of sedation-related adverse events in pediatric patients ventilated for acute respiratory failure. Crit Care Med 2012；40：1317-23.
　　　　　　　　　　　　　　PMID：22425823
9. Randolph AG, Wypij D, Venkataraman ST, et al. Effect of mechanical ventilator weaning protocols on respiratory outcomes in infants and children：a randomized controlled trial. JAMA 2002；288；2561-8.　　　　　　　　　　PMID：12444863
10. Foronda FK, Troster EJ, Farias JA, et al. The impact of daily evaluation and spontaneous breathing test on the duration of pediatric mechanical ventilation：a randomized controlled trial. Crit Care Med 2011；39：2526-33.　　　　　　　PMID：21705894
11. Kneyber MCJ, de Luca D, Calderini E, et al. Recommendations for mechanical ventilation of critically ill children from the Paediatric Mechanical Ventilation Consensus Conference (PEMVECC). Intensive Care Med 2017；43：1764-80.　　PMID：28936698
12. Curley MA, Wypij D, Watson RS, et al. Protocolized sedation vs. usual care in pediatric patients mechanically ventilated for acute respiratory failure：a randomized clinical trial. JAMA 2015；313：379-89.
　　　　　　　　　　　　　　PMID：25602358
13. Mhanna MJ, Anderson IM, Iyer NP, et al. The use of extubation readiness parameters：a survey of pediatric critical care physicians. Respir Care 2014；59；334-9.　　　　　　　　　　PMID：23942754
14. Keidan I, Fine GF, Kagawa T, et al. Work of breathing during spontaneous ventilation in anesthetized children：a comparative study among the face mask, laryngeal mask airway and endotracheal tube. Anesth Analg 2000；91；1381-8.　　　　PMID：11093984
15. Takeuchi M, Imanaka H, Miyano H, et al. Effect of patient-triggered ventilation on respiratory workload in infants after cardiac surgery. Anesthesiology 2000；93；1238-44.　　　　　PMID：11046212
16. Khemani RG, Hotz J, Morzov R, et al. Pediatric extubation readiness tests should not use pressure support. Intensive Care Med 2016；42：1214-22.
　　　　　　　　　　　　　　PMID：27318942
17. Spaeth J, Steinmann D, Kaltofen H, et al. The pressure drop across the endotracheal tube in mechanically ventilated pediatric patients. Paediatr Anaesth 2015；25：413-20.　　　　　PMID：25491944
18. Baydur A, Behrakis PK, Zin WA, et al. A simple method for assessing the validity of the esophageal balloon technique. Am Rev Respir Dis 1982；126：788-91.　　　　　　　　　PMID：7149443
19. Akoumianaki E, Maggiore SM, Valenza F, et al. The application of esophageal pressure measurement in patients with respiratory failure. Am J Respir Crit

Care Med 2014 ; 189 : 520-31. PMID : 24467647

20. 中川 聡. 小児の人工呼吸からのウィーニング. ICU と CCU 2006 ; 30 : 11-5.

21. Keens TG, Bryan AC, Levison H, et al. Developmental pattern of muscle fiber types in human ventilatory muscles. J Appl Physiol Respir Environ Exerc Physiol 1978 ; 44 : 909-13. PMID : 149779

22. Levine S, Nguyen T, Taylor N, et al. Rapid disuse atrophy of diaphragm fibers in mechanically venti-lated humans. N Engl J Med 2008 ; 358 : 1327-35.
PMID : 18367735

23. Jaber S, Jung B, Matecki S, et al. Clinical review : ventilator-induced diaphragmatic dysfunction-human studies confirm animal model findings! Crit Care 2011 ; 15 : 206. PMID : 21457528

24. Petrof BJ, Hussain SN. Ventilator-induced diaphrag-matic dysfunction : what have we learned? Curr Opin Crit Care 2016 ; 22 : 67-72. PMID : 26627540

25. van den Berg M, Hooijman PE, Beishuizen A, et al. Diaphragm atrophy and weakness in the absence of mitochondrial dysfunction in the critically ill. Am J Respir Care Med 2017 ; 196 : 1544-58.
PMID : 28787181

26. Grosu HB, Lee YI, Lee J, et al. Diaphragm Muscle Thinning in Patients Who Are Mechanically Venti-lated. Chest 2012 ; 142 : 1455-60. PMID : 23364680

27. Demoule A, Jung B, Prodanovic H, et al. Diaphragm dysfunction on admission to the intensive care unit. Prevalence, risk factors, and prognostic impact-a pro-spective study. Am J Respir Crit Care Med 2013 ; 188 : 213-9. PMID : 23641946

28. Knisely AS, Leal SM, Singer DB. Abnormalities of dia-phragmatic muscle in neonates with ventilated lungs. J Pediatr 1988 ; 113 : 1074-7. PMID : 3142983

29. Umbrello M, Formenti P. Ultrasonographic Assess-ment of Diaphragm Function in Critically Ill Subjects.

Respir Care 2016 ; 61 : 542-55. PMID : 26814218

30. Farghaly S, Hasan AA. Diaphragm ultrasound as a new method to predict extubation outcome in mechanically ventilated patients. Aust Crit Care 2017 ; 30 : 37-43. PMID : 27112953

31. Goligher EC, Laghi F, Detsky ME, et al. Measuring diaphragm thickness with ultrasound in mechanically ventilated patients : feasibility, reproducibility and validity. Intensive Care Med 2015 ; 41 : 642-9.
PMID : 25693448

32. Zambon M, Beccaria P, Matsuno J, et al. Mechanical Ventilation and Diaphragmatic Atrophy in Critically Ill Patients : an ultrasound study. Crit Care Med 2016 ; 44 : 1347-52. PMID : 26992064

33. Cohn D, Benditt JO, Eveloff S, et al. Diaphragm thickening during inspiration. J Appl Physiol (1985) 1997 ; 83 : 291-6. PMID : 9216975

34. Lee EP, Hsia SH, Hsiao HF, et al. Evaluation of dia-phragmatic function in mechanically ventilated chil-dren : An ultrasound study. PLoS One 2017 ; 12 : e0183560. PMID : 28829819

35. Glau CL, Conlon TW, Himebauch AS, et al. Progres-sive Diaphragm Atrophy in Pediatric Acute Respira-tory Failure. Pediatr Crit Care Med 2018 ; 19 : 406-11. PMID : 29406380

36. Ni J, Wei J, Yao Y, et al. Effect of dexmedetomidine on preventing postoperative agitation in children : a meta-analysis. PLoS One 2015 ; 10 : e0128450.
PMID : 25997021

37. Green J, Walters HL 3rd, Delius RE, et al. Prevalence and risk factors for upper airway obstruction after pediatric cardiac surgery. J Pediatr 2015 ; 166 : 332-7. PMID : 25466680

（青木 一憲）

挿管呼吸管理

4

気管切開の適応・管理

要点

- 気管切開を必要とする小児患者は増加している。特に長期呼吸管理目的の気管切開患者は増加している。
- 気管切開の時期についての小児患者のエビデンスは少なく，早期に気管切開をするとICUからの退室が早くなる可能性があるが，疾患や病態に合わせて最良の時期を検討する必要がある。
- 気管切開の合併症として，気胸の頻度は低下しているが，閉塞や計画外抜去による気管切開に起因する死亡が報告されている。
- 気管腕頭動脈瘻出血は致死率が高いため，重症心身障害児などのリスクの高い患者においては，腕頭動脈にカニューレ先端やカフの部分が接していないかCTや内視鏡検査などで確認すること，綿密な気管切開管理を必要とする。
- 気管からの出血で気管腕頭動脈瘻が疑われた場合は，外科的に腕頭動脈結紮術を行う。

■ はじめに

近年の小児集中治療，呼吸管理の進歩とともに小児で気管切開を必要とする患者は増加している。特に長期呼吸管理目的の適応や切開時期を見定め，最良のタイミングで気管切開を行う必要がある。気管切開が危険な患者も見極めて適応を慎重に検討し，合併症を回避しなければならない。切開後の管理も十分な知識に基づいた対策を行わないと，気管切開に付随した低酸素性脳症や死亡といった患者の予後悪化につながる。気管切開の適応，合併症，管理について概説する。

■ 頻度

海外の報告[1]では，PICU入室患者全体での気管切開の頻度は，英国の29 PICUへの入室患者1613/78504例（2.1％）であり，米国の73 PICUに2009〜2011年に入院した115437例のうち，新たに気管切開を必要とした患者数は1583例（1.37％）で，168例（0.15％）は気管切開済みの患者であった[2]。星野ら[3]が2003年に行った日本の全国109施設の調査では，小児病院，大学病院で気管切開患者数が増加しており，わずか1998年から2002年の短期間で，2倍近くに増加していた。

■ 適応

小児患者の気管切開の適応の分類では，①長期呼吸管理が必要な患者，②上気道狭窄に対する気道確保，の2つに大別される。ニュージーランドStarship小児病院の1987〜2003年に気管切開を施行した122例の検討では年々増加傾向にあり，66％が1歳未満で，気管切開の適応は上気道閉塞が70％，長期呼吸管理が30％であった[4]。佐久間らの95例を対象とした検討では，66％が気道狭窄症例，32％が呼吸管理目的であった[5]。年齢別では，3歳以下で気道狭窄73％，呼吸管理目的27％，4歳以上で気道狭窄46％，呼吸管理目的54％と，低年齢に気道狭窄病変が多く，4歳以上は呼吸管理目的が多い傾向にあった[5]。2002〜2012年の国立成育医療研究センターの小児気管切開患者166例を対象とした検討[6]では，2002年以降年々増加傾向にあり，

気管切開の適応・管理　**81**

年齢は1歳未満が47.5％とほぼ半数で，適応疾患は蘇生後脳症や神経疾患が90/166例と半数以上を占めていた。年齢区分別の適応をみると，2歳以下は頭蓋顔面奇形，喉頭気管狭窄，気管軟化症，頭頸部先天性腫瘍による気道狭窄が約半数を占め，残りは肺低形成などの肺実質病変や中枢性の呼吸障害であった。3歳以上では上気道病変は20％で，残りの多くは基礎に神経疾患があって気道感染を契機に呼吸管理が必要となり，気管切開が必要となった患者や蘇生後脳症の患者であった[6]。

■ 気管切開による生理学的な変化

気管切開部より上部の気道をバイパスすることにより，死腔の減少や気道抵抗の低下がもたらされ，呼吸不全状態にある患者の呼吸仕事量の軽減に有用である。また，人工気道は通常の気管挿管に比べて短いため，気道分泌物の喀出や吸引が容易である。声門部をチューブが通過しないため，喉頭損傷を避けることができ，口や鼻からのチューブがなくなるため，審美的，心理的に受け入れやすいという利点がある。一方で，発声機能，鼻粘膜による除菌や気道加湿機能，臭覚が低下する。また，声門部をバイパスすることにより，声門の生理的PEEPがなくなり，機能的残気量が低下するため，呼吸不全の小児患者は影響を受ける。気管切開後に人工呼吸器管理を継続する場合は，経口および経鼻挿管のチューブよりも外径の太いチューブを選択し，チューブ周囲のリークを少なくする。陽圧換気が必要な呼吸不全患者では，リークを減らす目的でカフ付き気管切開チューブの使用を考慮する。

■ 気管切開の時期

ICUで呼吸管理をしている患者の気管切開の時期については，成人領域では多くの研究がなされている。早期に気管切開することにより，看護師のケアやリハビリテーションが行いやすい，患者が安楽，鎮静薬の減量が可能，患者とのコミュニケーションが行いやすいなどの利点がある。早期に気管切開することで患者の生命予後の改善や

ICU滞在期間，呼吸管理期間を短縮できるなど，早期気管切開を推奨する報告は多数ある。

その一方で，英国の成人ICUで行われた多施設共同試験[7]では，4日以内の早期気管切開と10日以降の晩期気管切開で30日，2年後の死亡率や，生存者のICU滞在日数に統計学的有意差はなかったと報告している。また，Mengら[8]は，気管切開の時期を気管挿管後10日で早期と晩期に分けて，9研究2040例でメタ解析を行い，鎮静期間は短縮するが，死亡率，人工呼吸期間，ICU滞在日数，人工呼吸器関連肺炎の頻度に有意差はなかったとしている。2015年に報告されたCochraneのシステマチックレビューでは，10日以内の早期と10日以降の晩期とを比較して早期の死亡率が低い，28日の時点での退院率が高いとし，早期気管切開を弱く推奨している[9]。

小児を対象とした研究

小児の気管切開時期に関して，Hollowayら[10]は単施設の後向き研究で14日以内の早期群と14日以降の晩期群とを比較し，早期群でICU滞在日数および在院日数がそれぞれ4日，4週間短くなり，早期群で死亡率を低下させる可能性があることを指摘している。最近のシステマチックレビューでは小児を比較した研究は少なく，Adlyら[7]は成人同様に7日以内の早期に気管切開することにより，ICUからの退室が早くなると結論づけている。

気管切開の「早期」の定義もさまざまで，Holscherら[11]は7日以内，Leeら[12]は14日以内としている。両研究ともに，早期群は人工呼吸日数やICU滞在日数を短縮できるが，院内肺炎の頻度は同等であると指摘している。

気管切開の時期については，基礎疾患に先天奇形，肺疾患，神経疾患，頭部外傷，顔面外傷など多様性があり，合併する慢性疾患や重症度，さらに，気管切開に至る経過もさまざまなため，個々の症例で最良と思われる時期を慎重に検討する必要がある。

■ 経皮的気管切開

経皮的気管切開は，成人では外科的気管切開にとって代わる手技として普及している。その理由として，安全で比較的容易にベッドサイドで施行可能，気管軟骨を損傷せず審美的にもよいことが挙げられる。しかし小児では，手技の安全性，技術的な問題，小児用器具がないなどの問題があり，ほとんど施行されていない。前述のとおり小児気管切開患者の半数が1歳未満であり[6]，解剖学的ランドマークの確認が困難，またガイドワイヤー，ダイレーター，気管切開カニューレの正確な挿入が困難である。さらに，気管が細く換気しながらの気管支ファイバースコープによる観察が困難，気管組織が柔軟でダイレーターでの拡張が困難であり，気管後壁のダメージのリスクが高いという報告がある[12]。

小児を対象とした研究

小児患者での報告としては，Golluら[13]は51例の小児患者で経皮気管切開を施行した。患者の平均年齢は38±54か月で，最低年齢は1か月であった。全例が全身麻酔下に手術室で施行され，最初の6例は気管切開用のダイレーターがなかったため，経皮的腎瘻造設用のダイレーターを使用して気管支ファイバースコープガイド下に施行している。そのうち1例で気管後壁と食道前壁を貫通する合併症を起こしたため，残りの45例では硬性気管支鏡観察下に施行し，後壁穿刺の合併症を予防している。

Toursarkissianら[14]は，10〜20歳の11例で安全に施行できたとしている。Woodら[1]はPICU患者29例中6例で経皮的気管切開を施行したが，安全に施行するには術者の経験が重要としている。

経皮的気管切開は気管軟骨を切開しないため，外科的切開と比較して気管切開カニューレ抜去後の狭窄などの合併症が少ないのが利点とされている。しかし，小児の長期経皮的気管切開後の利点に関するデータや安全に使用できる最低年齢のエビデンスは不足している。

■ 気管切開の合併症

気管切開の主たる合併症として気胸，皮下気腫および縦隔気腫，出血，カニューレの誤挿入・閉塞・脱落，気管内肉芽形成，気管腕頭動脈瘻からの出血が挙げられる。小児気管切開は，成人に比べ合併症や死亡の頻度が高いとの報告が複数あり，15〜19％が合併症を経験する[15, 16]。

合併症の頻度

・海外の報告

最近の小児気管切開の文献レビュー[17]では，1985〜1994年，1995〜2004年，2005〜2014年の年代別に検討し，全体の死亡率はそれぞれ13.8％，18.3％，10.6％と高かった。気管切開患者の死因は基礎疾患によるものが多いとされている。一方で，気管切開の合併症に起因する死亡率は0.8〜3.4％と施設により差があるが，年代別にみると2.1％，1.1％，0.9％と低下傾向にある。その理由として，小児の気管切開管理の外科手技の向上，適切な気管切開カニューレの使用，注意深い管理が挙げられている。死亡原因の多くはカニューレ閉塞もしくはカニューレの脱落である[14, 17]。

・日本における報告

前述の星野ら[3]の調査報告によると，入院から在宅まで含めた気管切開管理中の事故は5年間で77件あり，気管切開管理患者の1.2％に発生し，そのうち重篤な障害や死亡につながったものが16％であった。日本で気管切開術後早期の死亡例が複数発生しており，2018年6月に日本医療安全調査機構から再発防止の提言「気管切開術後早期の気管切開チューブ逸脱・迷入に係る死亡事例の分析」[18]が出されている。小児の気管切開の合併症は早期発症（手術中から術直後）と晩期発症に分けられる（表1）。

合併症を早期に発見して対応し，重篤な状況にしないことが重要である[15]。

表 1 ◆ 小児気管切開の合併症

早期合併症	晩期合併症
エアリーク	**カニューレ閉塞**
気胸	分泌物による閉塞
皮下気腫	計画外抜去
縦隔気腫	**切開孔トラブル**
出血	肉芽
甲状腺	気管皮膚瘻
異常血管	**気管**
腕頭動脈	肉芽：切開孔上/カニューレ先端
周囲組織の損傷	切開孔虚脱
輪状軟骨	声門下狭窄
食道	**出血**
反回神経	切開孔
肺水腫	気管粘膜
呼吸停止	気管腕頭動脈瘻
カニューレによる損傷	**気管食道瘻**
気管裂傷	**嚥下障害**
瘻孔	
気管支挿管	
カニューレ閉塞	
分泌物による閉塞	
計画外抜去	

(Watters KF. Tracheostomy in infants and children. Respir Care 2017 ; 62 : 799-825 より許可を得て転載)

気胸，皮下気腫および縦隔気腫

小児の気管切開の早期の合併症としての気胸，皮下気腫，縦隔気腫の頻度は3～9％で，外科手技が原因とされている[15]。

Dal'Astraら[17]のレビューによると，ここ10年間の報告では気胸，皮下気腫，縦隔気腫の頻度は1.2％，0.2％，0.6％と低下傾向にある。しかし，発見が遅れると低酸素血症，低血圧，心停止に至る可能性があり，絶えず念頭におく必要がある。

気胸は，肺尖部を外科的に傷つけることが原因で起こるとされているが，気管切開カニューレが気管ではなく前縦隔へ誤挿入されることにより，先端が胸膜を傷つけて起きた報告もある[19]。特に新生児は頸部が短いので，外科的気管切開アプローチで注意が必要である[20]。

さらに，気管切開時や直後に高い圧で陽圧換気を行うと，気管周囲から皮下に空気が漏れ，皮下気腫を起こすことがある。術中から術後にかけての陽圧換気では，高い圧は避けるよう注意を要する。皮下気腫が悪化する場合には皮膚の縫合を緩め，経過観察で軽快することが多い。

また，腫瘍や血液でカニューレが閉塞し，その後，強い自発呼吸により縦隔気腫が悪化し，気胸になったという報告もある[20]。

出血

頸部は血管が多く，術後1週間は出血の合併症が多い。原因の多くは毛細血管からの微量出血であるが，甲状腺や甲状腺峡部，下甲状腺静脈はしばしば気管の前面にあるので，術中に避けられなければ結紮，止血する。異常血管や走行異常は大量出血の原因となる。大動脈弓，腕頭動脈が高位にある患者がいるので留意する。特に新生児では，頸動脈を気管と誤認することがあるため，気管の同定に23G針を付けた空注射器を用いて空気が吸引されることで確認する。基礎疾患に慢性肺疾患があったり，敗血症後で凝固異常や血小板減少を伴う患者では，血小板や凝固因子を補充してから手技を行う。晩期合併症としても，出血の頻度は4.1％と報告されている[5]。

周辺組織損傷

輪状軟骨は気管切開手術時のランドマークとして重要で，手術時に輪状軟骨を切開すると声門下狭窄の原因となるので，傷つけないよう切開する。食道や反回神経にも注意する。食道内に経鼻胃管を留置していると気管と誤認することがあるので注意が必要である。

呼吸停止

気管切開前に CO_2 が著明に貯留し，炭酸水素イオンが上昇している患者に気管切開を施行し，急速に CO_2 が排出されると，不整脈，低血圧などの循環障害を起こし，呼吸のドライブが消失して無呼吸となる。

気管切開カニューレの誤挿入

誤挿入は，気管切開孔を閉塞するのみではなく，換気を続けると縦隔に空気を送りこみ，低酸素から心停止に至る重篤な合併症である。気管切開術後早期の合併症として，計画外抜去3例のうち1例が誤挿入から皮下気腫を起こし，ICUスタッフによる再挿入で救命されたという報告があ

る[4]。特に乳児は頸部が短く，挿入部の視野が悪くなるため，カニューレ挿入には細心の注意を要する。

気管切開カニューレの閉塞

吸入気の加湿が不十分だと喀痰が粘稠となり，チューブ先端を閉塞し，完全閉塞するとまったく換気ができなくなる。チェックバルブ現象が生じると，気胸や縦隔気腫の原因となる。気管切開直後は気管壁の血液が気道内に流れ込み，少量でも血性痰となって凝固から閉塞し，危険である。

カニューレ閉塞を未然に防ぐためには，吸入気の十分な加湿と適切な吸引が重要である。吸引カテーテルは気管切開カニューレ内のみを吸引するのではなく，先端から数 cm 先まで挿入して吸引しなければ，先端部が閉塞することがある。

・気管切開カニューレの交換

気管切開直後に閉塞を疑った場合に行う気管切開カニューレの交換は危険な処置である。細径の気管支ファイバースコープで内腔を確認し，閉塞の診断を確定してから気管壁にかけた吊り糸を引っ張り，慎重に気管切開チューブを交換する。チューブエクスチェンジャーを挿入し，先端を気管内まで進めてカニューレを交換するのも 1 つの方法である。

確実に交換できたかどうかは，身体所見による呼吸音聴取や胸郭の動きのみで確認するのではなく，カプノグラムで呼気中に CO_2 排出を検出するか，気管支ファイバースコープで気管内に留置されていることを確認するのが確実である。

同サイズの気管切開カニューレが挿入困難な場合は，挿入されているものよりも内腔が 1～2 サイズ，つまり 0.5～1 mm 細いものを挿入して気道確保する。また，カフなし気管挿管チューブを切開部から気管内に再挿入し，一時的に気道確保し救命する方法もある。この処置中にもう一名の介助者が患者の頭側に立って 100 ％酸素でマスク換気を行い，酸素化および換気を維持する手段をとりつつ，気管切開部へのアプローチを継続する方法があるが，気管が開窓されている状態で

は，有効な酸素化や換気はあまり期待できない。

計画外抜去

小児の気管切開カニューレは短いため，頸部の固定が緩いと頸部の位置や回路で引っ張られることにより，容易に計画外抜去される可能性がある。したがって，気管切開後のカニューレテープや専用ホルダーにより，頸部の固定が緩まないよう指 1 本が入る程度にきつく締めることが肝要である。固定が緩いと容易に計画外抜去してしまい，再挿入が困難な気管切開直後は重篤な有害事象につながる可能性が高い。気管切開手術後 1～2 週間以内は皮膚と気管との経路が完全にできていない。このため，計画外抜去した場合に再挿入がうまくいかないと空気が縦隔に入り，縦隔気腫や心停止により死亡することがある。

肉芽による気管内腔の閉塞

感染，カニューレ自身による機械的刺激，気管吸引チューブの慢性的な機械的刺激により気管粘膜が炎症を起こすと，肉芽形成が生じる。気管切開カニューレ先端に肉芽が生じると，機械的刺激が継続するため肉芽が増大し，それにより閉塞することがある。

肉芽形成後の対応として，気管切開チューブを長くして肉芽を乗り越える，あるいは短くして先端の刺激を少なくする方法がある。

気管切開カニューレを長くする場合，その先にさらに肉芽が生じる可能性がある。最大の欠点は，気管分岐部に近づくとそれ以上気管切開カニューレを長くできなくなることである。また，カニューレを長くする場合の合併症として，気管腕頭動脈瘻などのリスクが増すため，慎重に気管支ファイバースコープで，カニューレと接している部分や先端に血管性の拍動がないか，粘膜の炎症や潰瘍ができていないかを観察する必要がある。

カニューレを短くし圧迫を解除して対応する場合には，カニューレ先端にステロイドの軟膏を塗布したり，ステロイド吸入などの治療が行われている[6]。

その他の対処方法として，鉗子での切除や，高周波スネアや炭酸ガスレーザーによる肉芽の切除が行われることが多い。レーザー治療の麻酔管理上の注意点としては，高濃度酸素投与下にレーザーを使用することによる発火および気道熱傷のリスクである。酸素濃度をできるかぎり下げ，気管切開カニューレを使用している場合は耐レーザーチューブに変更して治療するなどの対応が必要である。

気管腕頭動脈瘻

　気管切開の合併症として，まれではあるが，発症すると大量出血のため死亡率が高く，治療に難渋する。気管腕頭動脈瘻の発生頻度は成人では 0.4〜0.7％ であるが，小児では 3％ 台と成人より高い。さらに，重症心身障害児においては 6％ という報告もある[22]。

・発症機序

　Jonesら[23]は，気管切開孔の前下方で気管切開カニューレ自体が腕頭動脈壁を圧迫して出血する場合と，気管切開カニューレ先端やカフにより気管が圧迫壊死に陥って腕頭動脈と瘻を形成して出血する場合とに分類し，後者が 80％ を占めると報告している。Hafezら[24]は，死亡率 75％ 以上と報告しているが，外科的処置で救命できたという報告も多い[25〜29]。大出血に先行する軽度の出血が前徴として多くの症例に認められ，気管腕頭動脈瘻の初期サインとして見逃さないことが重要である。

・危険因子

　脳性麻痺や交通外傷後などの寝たきり患者の気管切開後，痙攣ミオクローヌス発作，低位での気管切開，胸郭変形，低栄養，腕頭動脈走行異常，人工呼吸回路の重みなどが，瘻を発症する要因として重視されている[25]。発症リスクの高い患者に対する予防が重要であり，CT検査や気管支鏡検査を行い，出血を起こす前から可能性を疑いつつ気管切開の管理をすることが重要である。

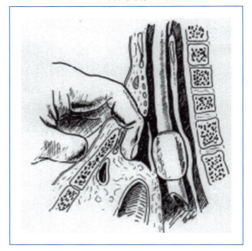

図1◆示指による腕頭動脈の圧迫止血法（Utley）
気管挿管チューブを経口挿管し，同時に気管切開チューブを抜去。気管切開孔から示指で気管前面を引き裂き，指を気管に沿って後下方（気管分岐部の方向）へ進め，腕頭動脈を胸骨柄の後面に押しつけ止血する。
(Utley JR, et al. Definitive management of innominate artery hemorrhage complicating tracheostomy. JAMA 1972；220：577-9より許可を得て転載)

・出血時の対応

　大出血した際は，まず緊急処置として Utleyら[30] の報告のように，気管切開孔から示指を挿入し，腕頭動脈と胸骨後面との間で圧迫止血する方法（図1）や，瘻孔の位置で気管切開カニューレのカフを過膨張させて圧迫止血する方法などがある。根本的には外科治療が必要であり，腕頭動脈結紮術が最も確実で成功率が高い[31]。

　術後の感染により再出血する可能性もあり，抗菌薬の投与と注意深い術後観察が必要である。

・出血の予防

　気管腕頭動脈瘻出血リスクの高い患者では，気管支鏡や造影CTなどの検査を行い，チューブの位置と腕頭動脈との位置に注意し，適切な長さの気管切開チューブを選択することなどによる予防が，気管切開術後管理として最も重要と考える。

気管食道瘻

　気管切開カニューレの先端による気管後壁の圧迫が気管後壁のびらん潰瘍を引き起こし，食道粘膜と交通して気管食道瘻を起こすことがある。ま

た，カフによる慢性的な粘膜圧迫も，同様にびらん潰瘍を引き起こすことがある。合併症の頻度としては低いが，免疫不全，側彎症，亀背などの変形患者ではリスクが高い。経鼻胃管チューブ長期留置患者もリスクとなると言われている。

嚥下障害

気管切開は舌骨上筋群を固定してしまうため，嚥下運動を困難にする。気管切開のカフは下咽頭や食道の圧を上昇させ，嚥下をしにくくする。また，気管切開の慢性患者では喉頭反射が抑制されているとも報告されている。気管切開前に経口摂取できていた患者は，術後に正確に嚥下機能を評価し，状態が安定したら経口摂取を安全に開始するよう努める。

■ 気管切開術直後の内視鏡，X線検査の必要性

気管切開術直後に気管切開カニューレ先端の位置確認のため，気管支ファイバースコープで先端の位置が気管内に確実にあることを確認するのは有用である。これによりカニューレ先端の位置と気管分岐部との距離も確認することができる。

一方，胸部X線での確認に関して，Gentherら[32]は，小児の気管切開後の縦隔気腫，気胸の合併症の頻度が0.71％と低く，臨床症状で疑われる症例のみでよいという報告をしている。しかし，気胸，縦隔気腫の診断に限らず，カニューレ先端の位置や側面像cross table lateralでカニューレの向きを確認することができるなどの利点がある。

■ 小児気管切開患者の予後

気管切開を必要とする小児患者のうち，複数の合併症をもつ例が増加している。2009年に米国で気管切開術を受けた患者のコホート研究[16]では，62％が別の慢性疾患をかかえ，43％は3種類以上の慢性疾患を合併し，経管栄養，脳室−腹腔シャントなどの治療を行っていた。これらの患者の気管切開管理は長期に渡り，在宅での重症児ケアの治療管理が必要となる。

小児気管切開の予後に関する研究では，乳児期に気管切開した患者の8％は死亡退院であり，気管切開後10年での死亡は9〜15％と高い。気管切開カニューレ抜去の成功率は極めて低く，28〜51％であった[18]。

日本では，Tsuboiら[33]がPICU退室時の神経学的な評価で神経障害のある群とない群とを比較し，カニューレ抜去率は神経障害のない群で高かったと報告している。しかし，生存率や人工呼吸器離脱に関しては，有意差がなかったとしている。守本[6]の報告では，長期予後として死亡例が27例（16％），カニューレを抜去できた患者は24例（14％）であった。佐久間ら[5]の検討では，抜去成功率は35％で，歩行不可の運動機能障害のある患者での抜去不成功率は82％と高率であった。

■ おわりに

長期予後を期待して気管切開を行うが神経障害や運動機能障害の合併例では65〜82％が気管切開カニューレを抜去できていない。また原疾患および合併症による死亡が9〜16％と報告されており，気管切開に伴う合併症を予防することが長期管理のうえで重要である。

文　献

1. Wood D, McShane P, Davis P. Tracheostomy in children admitted to paediatric intensive care. Arch Dis Child 2012；97：866-9.　　　　PMID：22814521
2. Edwards JD, Houtrow AJ, Lucas AR, et al. Children and Young Adults Who Received Tracheostomies or Were Initiated on Long-Term Ventilation in PICUs. Pediatr Crit Care Med 2016；17：e324-34.
　　　　　　　　　　　　　　　　PMID：27367044
3. 星野陸夫，後藤彰子，山田美智子．増加しつつある小児気管切開の状況．小児臨 2005；58：3037-45.
4. Mahadevan M, Barber C, Salkeld L, et al. Pediatric tracheotomy：17 year review. Int J of Pediatr Otorhinolaryngol 2007；71：1829-35.　　PMID：17953995
5. 佐久間直子，南部多加子，小河原昇ほか．小児に対する気管切開術の検討．小児耳鼻 2009；30：304-7.
6. 守本倫子．小児の気管切開　適応と留意点．日耳鼻会報 2012；115：939-43.
7. Young D, Harrison DA, Cuthbertson BH, et al. Effect of early vs late tracheostomy placement on survival in patients receiving mechanical ventilation：the TracMan randomized trial. JAMA 2013；309：2121-

9.   PMID：23695482

8. Meng L, Wang C, Li J, et al. Early vs late tracheos-tomy in critically ill patients : a systematic review and meta-analysis. Clin Respir J 2016 ; 10 : 684-92.
                                     PMID：25763477

9. Andriolo BN, Andriolo RB, Saconato H, et al. Early versus late taracheostomy for critical ill patients. Cochrane database Syst Rev 2015 ; 1 : CD007271.
                                     PMID：25581416

10. Holloway AJ, Spaeder MC, Basu S. Association of timing of tracheostomy on clinical outcomes in PICU patients. Pediatr Crit Care Med 2015 ; 16 : e52-8.
                                     PMID 25581633

11. Holscher CM, Stewart CL, Peltz ED, et al. Early tra-cheostomy improves outcomes in severely injured children and adolescents. J Pediatr Surg 2014 ; 49 : 590-2.   PMID：24726119

12. Lee JH, Koo CH, Lee SY, et al. Effect of early vs. late tracheostomy on clinical outcomes in critically ill pediatric patients. Acta Anaesthesiol Scand 2016 ; 60 : 1281-8.   PMID：27377041

13. Gollu G, Ates U, Can OS, et al. Percutaneous trache-ostomy by Griggs technique under rigid broncho-scopic guidance is safe and feasible in children. J Pediatr Surg 2016 ; 51 : 1635-9.   PMID：27297040

14. Toursarkissian B, Fowler CL, Zweng TN, et al. Percu-taneous dilational tracheostomy in children and teen-agers. J Pediatr Surg 1994 ; 29 : 1421-4.
                                     PMID：7844712

15. Watters KF. Tracheostomy in infants and children. Respir Care 2017 ; 62 : 799-825.   PMID：28546379

16. Watters K, O'Neill M, Zhu H, et al. Two-year mortal-ity, complication, and healthcare use in children with Medicaid following tracheostomy. Laryngoscope 2016 ; 126 : 2611-7.   PMID：27060012

17. Dal'Astra AP, Quirino AV, Caixêta JA, et al. Tracheos-tomy in childhood : review of the literature on com-plications and mortality over the last three decades. Braz J Otorhinolaryngol 2017 ; 83 : 207-14.
                                     PMID：27256033

18. 医療事故の再発防止に向けた提言第4号「気管切開術後早期の気管切開チューブ逸脱・迷入に係る死亡事例の分析」 <https://www.medsafe.or.jp/uploads/uploads/files/teigen-04.pdf> Acessed Oot. 27, 2018.

19. Kremer B, Botos-Kremer AI, Eckel HE, et al. Indica-tions, complications, and surgical techniques for pediatric tracheostomies–an update. J Pediatr Surg 2002 ; 37 : 1556-62.   PMID：12407539

20. Saadia A, Prasad GR. Neonatal taracheostomy-issues

and solutions. J Neonate Surg 2015 ; 4 : 13
                                     PMID：26034707

21. Kumar D, O'Hare B, Timon C, et al. Bilateral pneu-mothoraces and pulmonary oedema following trache-ostomy induced by acute tracheal obstruction. BMJ Case Rep 2012 ; bcr2012006557.   PMID：22879001

22. 富士川善直，佐藤典子，須貝研司ほか．True FISP 撮像法と呼吸同期撮像法併用による気管と腕頭動脈の位置関係の同定―重症心身障害児(者)における気管腕頭動脈瘻の予防対策として―．脳と発達 2008 ; 40 : 5-9.

23. Jones JW, Reynolds M, Hewitt RL, et al. Tracheo-in-nominate artery erosion : Successful surgical manage-ment of a devastating complication. Ann Surg 1976 ; 184 : 194-204.   PMID：782389

24. Hafez A, Couraud L, Velly JF, et al. Late cataclysmic hemorrhage from the innominate artery after trache-ostomy. Thorac Cardiovasc Surg 1984 ; 32 : 315-9.
                                     PMID：6083623

25. 松本睦子，川上幸雄，内藤博司ほか．気管腕頭動脈瘻より出血を来した小児の2症例．麻酔 1991 ; 40 : 807-11.

26. 北川敦士，三好新一郎，藤原慶一ほか．気管切開後の気管腕頭動脈瘻の一手術例．日呼外会誌 1995 ; 9 : 521-6.

27. 石倉久嗣，咸　行圭，近藤和也ほか．長期気管カニューレ装着患者に発生した気管腕頭動脈瘻の1例．気管支学 1998 ; 20 : 619-22.

28. 吉田　誉，江川善康，川人智久．気管切開後の気管腕頭動脈瘻の2救命例―予防，止血，術式についての検討―．日心臓血管外会誌 2007 ; 36 : 265-8.

29. 川島　隆，伊敷聖子，嘉手川康人ほか．長期気管カニューレ留置患者における気管腕頭動脈瘻の1救命例．ICU と CCU 2011 ; 35 : 419-22.

30. Utley JR, Singer MM, Roe BB, et al. Definitive man-agement of innominate artery hemorrhage complicat-ing tracheostomy. JAMA 1972 ; 220 : 577-9.
                                     PMID：4552932

31. Wood DE, Mathisen DJ. Late complications of trache-otomy. Clin Chest Med 1991 ; 12 : 597-609.
                                     PMID：1934960

32. Genther DJ, Thorne MC. Utility of routine postopera-tive chest radiography in pediatric tracheostomy. Int J Pediatr Otorhinolaryngol 2010 ; 74 : 1397-400.
                                     PMID：20951445

33. Tsuboi N, Ide K, Nishimura N, et al. Pediatric trache-ostomy : Survival and long-term outcomes. Int J Pedi-atr Otorhinolaryngol 2016 ; 89 : 81-5.
                                     PMID：27619034

（鈴木 康之）

pro-con

1 それでもやっぱり PCV！

要点
- 小児領域でのカフ付き気管チューブの普及により，チューブリークの克服という従来的な理由のために，小児にもっぱら PCV を適用する必要性は薄れてきている。
- 乳児を中心とする幼小児では，VCV の根幹をなす換気量の測定精度に関して，いまだ懸念が残る。
- 自発呼吸を温存して人工呼吸器管理を行う際の換気様式は，PCV に比べて VCV で吸気流量の非同調が起こりやすく，結果的に患者の呼吸仕事量の増大につながる。
- 肺保護の観点からは，1 回換気量の制限よりも換気駆動圧の制限のほうがより重要であると提唱されてきており，過大な自発呼吸努力がなければ PCV のほうが駆動圧を能動的に調整しやすい。
- 成人領域の実臨床では，VCV の使用頻度が低下し，PCV の適用が増加しつつある。

■ はじめに

人工呼吸器の歴史を紐解くと，従圧式換気 pressure control ventilation（PCV）と従量式換気 volume control ventilation（VCV）という 2 つの主なガス供給制御様式（以下「換気様式」と記載）の優劣は常に議論の的になってきたことに否応なく気づかされる。

ただし，今日に至るまで，いずれかの換気様式が決定的に臨床的予後（生死，呼吸機能，ICU 在室期間，人工呼吸器管理期間）を改善すると示されたためしはない[1, 2]。したがって，正論を述べるだけであれば，いずれの換気様式を選択しようとも，それは担当医師の好みにすぎない。

とはいえ，長きにわたって小児領域では PCV が標準的な換気様式として使用されてきた。その理由は，8 歳未満の小児では原則的にカフなし気管チューブが使用され，チューブ周囲からのリークが存在するという前提があり，確実な 1 回換気量 tidal volume（V_T）の維持という VCV の強みが活かせなかったからである。

そのため，定常流方式による time-cycled pressure-limited ventilation の時代からずっと，呼吸メカニクス（呼吸器系コンプライアンスと気道抵抗）の変化に伴う V_T の変動には目をつぶりつつ，"胸上がり"を確実に達成するために PCV が選択されてきたのである。

しかしながら，今や乳幼児に対してさえカフ付き気管チューブが頻用される時代となった[3]。米国の PICU における緊急気管挿管のレジストリ研究[4]では，実に 90％ もの事例でカフ付き気管チューブが使用されたことが報告され，最新の心肺蘇生のガイドライン[5]でも，小児において，カフ付き気管チューブを選択することが容認されている。カフ付き気管チューブによりチューブ周囲からのリークを抑えられるようになった結果として，V_T の小さい乳幼児ですら VCV が適用可能となった。

それでは，小児においても，呼吸メカニクスの変動に左右されることなく分時換気量 minute ventilation（MV）を維持できる VCV をより積極的に使用すべきなのだろうか？

それでもやっぱり PCV！　89

本章は、究極的には「どちらでもよい」はずのPCV vs. VCVという議論[2]に対する、古くて新しい「PCVのすすめ」である。筆者は小児、特に乳幼児にVCVを適用する際の問題点を再整理しながら、最近の呼吸生理・管理の知見もふまえ、「それでもやっぱりPCV！」という主張を展開したい。

■ VCVはそんなによいのか？

　VCVによる呼吸管理の最大の利点は、患者の時定数〔呼吸器系コンプライアンス(C)と気道抵抗(R)の積〕が変動しても一定したV_Tを確保でき、安定したMVが保証されることである。人工呼吸器管理を受ける患者において、$PaCO_2$は第一義的にMVにより決定されるので、理論的にはVCVにより$PaCO_2$値が安定し、$PaCO_2$に強く依存する肺血管抵抗や脳血流量も安定すると考えられる。

$PaCO_2$はそれほど安定するわけではない

　しかし、$PaCO_2$はMVによってのみ規定されるのではないことに改めて留意すべきである。換気のたびにV_Tには必ず死腔容量 dead space volume(V_D)が含まれており、実際に肺胞にまで到達してガス交換に関与するのは毎分の肺胞換気量 alveolar ventilation($\dot{V}_A$)である。すなわち、真に$PaCO_2$を規定するのは$\dot{V}_A$である。

$$MV = V_T \times f$$
　　f：換気回数

$$\dot{V}_A = MV \times \left(1 - \frac{V_D}{V_T}\right)$$

　さらにV_Dは、鼻腔・口腔から終末細気管支までの気道内腔の容量というほぼ固定された解剖学的死腔に加え、過膨張や肺動脈塞栓などにより血流が途絶した肺胞の容量である肺胞死腔、気管チューブや人工鼻などの器械的死腔から構成される(図1)。V_Dは変動し得るものであり、急性細気管支炎[6]や気管支喘息重積発作[7]といった閉塞性呼吸障害の病態では特に増大しやすい。

　時定数の変動により動的過膨張をきたして死腔化した肺胞の割合も変動し、死腔率(V_D/V_T)が絶

図1 ◆ 解剖学的死腔と肺胞死腔
気管・気管支・肺胞・肺毛細血管の関係を模式的に示す。
A：解剖学的死腔▨：鼻腔・口腔から終末細気管支までの気道内腔の容積であり、ほぼ一定である。
B：肺胞死腔▨：肺胞が血流の途絶によりガス交換の機能を失うことにより生じる死腔。
なお、両者を総合して「生理学的死腔」と呼び、機器により発生する器械的死腔と区別される。

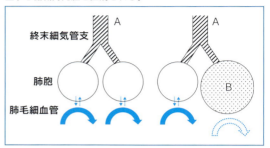

えず変化するため、たとえVCVを適用してMVを安定させても$PaCO_2$値は一定しない。もちろん、$PaCO_2$は生体内での産生量($\dot{V}_{CO_2}$)にも依存しており、$\dot{V}_{CO_2}$炎症や呼吸仕事量、患者の鎮静深度といった要因に左右されることは言うまでもない[8]。

　なお、$PaCO_2$、$\dot{V}_A$、$\dot{V}_{CO_2}$の関係は以下の肺胞換気式で表される。0.863は$\dot{V}_A$と$\dot{V}_{CO_2}$の気体の状態と単位を統一するための係数である。

$$PaCO_2 = 0.863 \times \frac{\dot{V}_{CO_2}}{\dot{V}_A}$$

　したがって、VCVによる呼吸管理は、時定数が変動しても「換気を継続できる」という点においてのみPCVより有利であるものの、$PaCO_2$についてはある程度安定するにすぎないと認識することが重要である。

人工呼吸器の計測精度の問題

　次なる問題として、人工呼吸器の計測精度について言及しなくてはならない。良質なVCV管理を行うためには、正確なV_Tの計測が工学的に欠かせない。

　人工呼吸器のモニターに表示されるV_Tは、呼吸器回路に設けられたフローセンサでガスの流量を計測し、その積分値として計算されている。特にV_Tの小さな乳児では、10 mL程度のわずかな

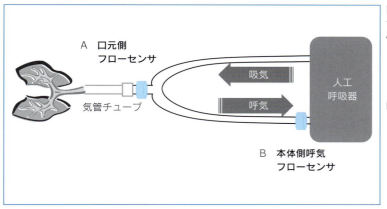

図2◆人工呼吸回路におけるフローセンサの位置の影響
A：Yピースと気管チューブの間に設置されているため，回路の圧縮容量の影響を受けず高い測定精度が期待されるが，一方で結露の影響を受けやすく，わずかとは言え死腔容量を増やすという問題点もある。
B：人工呼吸器回路の呼気弁の位置に設置されているため，結露の影響を受けにくく死腔容量も増やさないが，患者との間に回路が存在するため，その圧縮容量による測定精度への影響を避けられない。回路コンプライアンス補正を実施しても，その影響を完全に打ち消すことはできないとされる。

測定誤差であっても無視できないが，このレベルの誤差はフローセンサの測定精度の問題だけでなく，呼吸器回路の圧縮容量によっても容易に生じ得る。そのため，小児の人工呼吸器管理の際には，フローセンサが圧縮容量の影響を受けないよう，呼吸器回路のYピースと気管チューブの間に位置させることが長らく推奨されてきた[9, 10]。

一方，近年発売された新生児から成人にまで使用できる汎用型人工呼吸器では，呼気弁の位置に鋭敏なフローセンサを設けているものが多く，起動時に回路のコンプライアンス補正を行うことでV_Tの測定精度を高めている(図2)。しかしながら，回路のコンプライアンスや設定圧，環境温度にも左右されるため，補正を行っても依然として測定精度は担保できないとも指摘されており[11]，中には誤差が2 mL/kgを超えるとする報告[12]まである。

現在の研究

現在の人工呼吸器管理の研究では，急性呼吸窮迫症候群(ARDS)の患者で，V_Tを低く抑えた低容量換気による予後改善が確立されているだけでなく[13〜15]，非ARDS患者でもV_Tを10 mL/kg未満に抑えることにより呼吸器合併症が減少することが証明されてきている[16〜19]。

すなわち，2 mL/kgものV_Tの測定誤差が容易に生じ得るという前述の報告[12]を勘案すると，意図せず過大なV_Tを与えてしまう危険を回避するためには，病態にかかわらず6〜8 mL/kg程度の

図3◆VCVにおける2つのフローパターン
A：矩形波
B：漸減波
フローパターンの違いによって気道内圧の立ち上がりに変化が生じることに着目されたい。

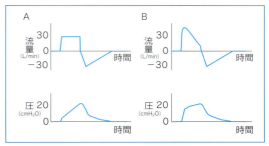

V_Tを標準設定とすることが求められる。

この設定は体重3〜6 kgの乳児期早期の患者ではV_T 20〜50 mLに相当するが，はたしてVCVにおいて，このレンジのV_Tの測定精度には本当に信頼がおけるだろうか？

VCVにおける吸気流量の非同調

もう1つの見過ごされがちな問題として，VCVにおける吸気流量の非同調の問題がある。古典的なVCVでは流量波形が一定である(矩形波，図3-A)。一方，呼吸窮迫・呼吸不全を呈する患者では，呼吸中枢のドライブが促進され，吸気時間が短くなるとともに吸気相初期(立ち上がり)の流量が速くなることが知られている。

人工呼吸器管理中の患者の自発呼吸を温存し，それに同調させる補助換気〔SIMV(synchronized intermittent mandatory ventilation)やA/C

図4◆VCV中に発生した吸気流量の非同調のグラフィックモニター波形

1番目の波形は自発吸気努力のない換気によるもの。2番目の波形では患者の自発吸気努力により発生した胸腔内の陰圧により気道内圧が減損し、気道内圧波形が下に凸の曲線となっている。3番目の波形では患者の強い自発吸気努力に対して人工呼吸器の流量が量的に見合っておらず、吸気相にもかかわらず気道内圧を陽圧に維持できなくなっている（flow starvation, air hunger）。
(Nilsestuen JO, Using ventilator graphics to identify patient-ventilator asynchrony. Respir Care 2005；50：202-34；discussion 232-4 より許可を得て引用)

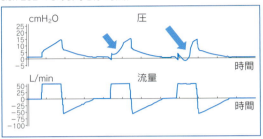

図5◆VCV中に発生したdouble triggeringのグラフィックモニター波形

2番目の換気時に送気されたV_Tが量的に不十分で、送気終了後も継続する患者の吸気努力に対して人工呼吸器が再度トリガーして送気を行っている。3番目の換気後の呼気相のピークフローと曲線下面積が非常に大きくなっていることに着目されたい。
(Nilsestuen JO, et al. Using ventilator graphics to identify patient-ventilator asynchrony. Respir Care 2005；50：202-34；discussion 232-4 より許可を得て引用)

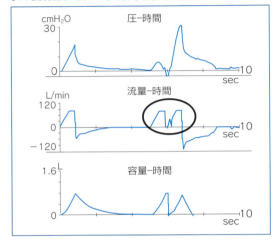

（assist/control）〕を実施する際には、VCVの流量が患者の吸気相初期の流量を下回ってしまうと、患者は「吸いたいのに十分吸えない」という非常に不快な状態に陥る。

この流量の非同調は"flow starvation"または"air hunger"などと呼ばれ、患者は人工呼吸器管理を受けていながら努力呼吸を呈するようになり、呼吸仕事量が増大する。また、人工呼吸器のグラフィックモニターでは、吸気相初期に圧-時間波形が下に凸となることで気づかれる（図4）[2, 20]。この流量の非同調は矩形波フローパターンのVCVで発生しやすいが、より最近の人工呼吸器に搭載されている漸減波の流量曲線のVCV（図3-B）でも発生し得る。

さらに悪いことに、強い自発呼吸を呈している患者にVCVを適用しV_Tの設定が低い場合、患者の呼吸中枢による吸気が続いている（すなわち、吸気筋群の収縮が続いている）にもかかわらず人工呼吸器からの送気が終わってしまうと、呼気相に転じないまま人工呼吸器が患者の吸気努力をトリガーして再度同量のV_Tを送気してしまう事象が発生し得る（double triggering）。

この状態では、人工呼吸器のモニター表示は設定どおりの吸気V_Tを示していながら、実際には意図した2倍のV_Tが患者に送られることになる

ため、非常に危険である（図5）[20]。

以上から、小児、特に乳幼児へのVCVの適用は得られる利益に比べて問題点が多く、現状では躊躇せざるを得ない。

■ それでもやっぱりPCV！

PCVにおけるPaCO₂値の変動およびV_T決定の不正確性

前述したVCVの問題点のうち、$PaCO_2$値の不安定性やV_T測定の不正確性については、PCVにもあてはまる。特に、患者の時定数の変化によりMVが変動するPCVにおいて、$PaCO_2$値の変動はVCVより大きいと認めざるを得ない。

しかしながら、安定した$PaCO_2$値の維持が不可欠な病態では、いずれの換気様式を採るにせよ、カプノグラフィのようなモニタリングを併用して変動を早期にとらえることが大切であろう。

PCVにおける吸気流量の非同調

また、吸気流量の非同調に関しては、元来、

PCVでは吸気相初期の流量がVCVに比べてかなり速いため，非同調が起こりにくい。また，吸気圧の立ち上がり時間(機種によりrise time，pressure slope，flow accelerationなどと呼ばれる)を速くするだけで容易に調整が可能である。

駆動圧と生命予後との関係

さらに，ARDS患者における人工呼吸器関連肺傷害ventilator-associated lung injury(VALI)に関して，近年注目すべき指摘がなされている。低容量換気を軸とした肺保護戦略の生みの親であるAamtoら[21]は，過去のARDS患者に対する無作為化比較試験(RCT)[13]を利用して事後解析を実施し，生命予後に最も関連の強い因子はVTではなく駆動圧driving pressure($\Delta P=V_T$/呼吸器系コンプライアンス)であることを示した。

少なくとも調節換気下においては，PCVでは最大吸気圧〔peak inspiratory pressure(PIP)，吸気時間が十分であればプラトー圧と一致する〕とPEEPを設定することにより能動的に$\Delta P=$PIP－PEEPとして調節できる。一方VCVでは，吸気ポーズをかけてプラトー圧を測定しないかぎりΔPを認識することはできず，ましてやその調節は煩雑である。

ただし，患者が自発呼吸を維持している状態，特に強い吸気努力が出現している状態では，肺胞を伸展させるΔPには人工呼吸器設定のPIP－PEEPに加え胸腔内圧変化が関与するため，PCVで管理してもΔPを調節することはできない。

近い将来，V_Tの絶対値そのものは従来ほど重視されなくなる可能性が高く，一方で能動的にΔPを調節できるPCVは肺保護戦略の観点から，より魅力を増すようになるのではないだろうか。

成人領域におけるPCV使用

従来VCVが主流とされてきた成人領域においても，過去10年あまりの間にVCVの適用が減少し，広義のPCV(厳密にはpressure-targeted ventilation)の使用が広がってきていることが，世界中のICUを対象とした多施設観察研究[22]で報告されている。理論的な優劣はともかくとし

て，実臨床においてPCVがより注目を集めつつあるという事実は，その将来性を雄弁に物語るものと言えよう。

■ おわりに

カフ付き気管チューブが普及した今こそ，長きにわたってPCVを主力として使用してきた小児集中治療医にとって，改めて換気様式を見つめ直すよい機会であろう。

「PCV vs. VCV」という換気様式の選択の問題は，単にガス交換の安定性という観点からのみ語られるべきものではない。同調性や肺保護といったより新しい人工呼吸器管理の評価基軸も加味すると，PCVは今後より一層広く適用されていくと期待される。

文　献

1. Chacko B, Peter JV, Tharyan P, et al. Pressure-controlled versus volume-controlled ventilation for acute respiratory failure due to acute lung injury (ALI) or acute respiratory distress syndrome (ARDS). Cochrane Database Syst Rev 2015；1：CD008807.
    PMID：25586462
2. Rittayamai N, Katsios CM, Beloncle F, et al. Pressure-controlled vs volume-controlled ventilation in acute respiratory failure：a physiology-based narrative and systematic review. Chest 2015；148：340-55.
    PMID：25927671
3. Tobias JD. Pediatric airway anatomy may not be what we thought：implications for clinical practice and the use of cuffed endotracheal tubes. Paediatr Anaesth 2015；25：9-19.
    PMID：25243638
4. Nishisaki A, Turner DA, Brown CA, et al. A national emergency airway registry for children：landscape of tracheal intubation in 15 PICUs. Crit Care Med 2013；41：874-85.
    PMID：23328260
5. 日本蘇生協議会．JRC蘇生ガイドライン2015．東京：医学書院；2015.
6. Almeida-Junior AA, da Silva MT, Almeida CC, et al. Relationship between physiologic deadspace/tidal volume ratio and gas exchange in infants with acute bronchiolitis on invasive mechanical ventilation. Pediatr Crit Care Med 2007；8：372-7.
    PMID：17545938
7. Leatherman J. Mechanical ventilation for severe asthma. Chest 2015；147：1671-80.
    PMID：26033128
8. 半井悦朗，釘宮豊城，稲田英一．呼吸管理に必要な呼吸生理．日集中医誌2008；15：49-56.
9. Cannon ML, Cornell J, Tripp-Hamel DS, et al. Tidal

volumes for ventilated infants should be determined with a pneumotachometer placed at the endotracheal tube. Am J Respir Crit Care Med 2000 ; 162 : 2109-12. PMID : 11112123

10. Castle RA, Dunne CJ, Mok Q, et al. Accuracy of displayed values of tidal volume in the pediatric intensive care unit. Crit Care Med 2002 ; 30 : 2566-74. PMID : 12441771

11. Heulitt MJ, Thurman TL, Holt SJ, et al. Reliability of displayed tidal volume in infants and children during dual-controlled ventilation. Pediatr Crit Care Med 2009 ; 10 : 661-7. PMID : 19851123

12. Kim P, Salazar A, Ross PA, et al. Comparison of tidal volumes at the endotracheal tube and at the ventilator. Pediatr Crit Care Med 2015 ; 16 : e324-31. PMID : 26226341

13. Amato MB, Barbas CS, Medeiros DM, et al. Effect of a protective-ventilation strategy on mortality in the acute respiratory distress syndrome. N Engl J Med 1998 ; 338 : 347-54. PMID : 9449727

14. Acute Respiratory Distress Syndrome Network. Ventilation with lower tidal volumes as compared with traditional tidal volumes for acute lung injury and the acute respiratory distress syndrome. N Engl J Med 2000 ; 342 : 1301-8. PMID : 10793162

15. Petrucci N, De Feo C. Lung protective ventilation strategy for the acute respiratory distress syndrome. Cochrane Database Syst Rev 2013 ; 2 : CD003844. PMID : 23450544

16. Serpa Neto A, Cardoso SO, Manetta JA, et al. Association between use of lung-protective ventilation with lower tidal volumes and clinical outcomes among patients without acute respiratory distress syn-drome : a meta-analysis. JAMA 2012 ; 308 : 1651-9. PMID : 23093163

17. Futier E, Constantin JM, Paugam-Burtz C, et al. A trial of intraoperative low-tidal-volume ventilation in abdominal surgery. N Engl J Med 2013 ; 369 : 428-37. PMID : 23902482

18. Gu WJ, Wang F, Liu JC. Effect of lung-protective ventilation with lower tidal volumes on clinical outcomes among patients undergoing surgery : a meta-analysis of randomized controlled trials. CMAJ 2015 ; 187 : e101-9. PMID : 25512653

19. Guay J, Ochroch EA. Intraoperative use of low volume ventilation to decrease postoperative mortality, mechanical ventilation, lengths of stay and lung injury in patients without acute lung injury. Cochrane Database Syst Rev 2015 ; 12 : CD011151. PMID : 26641378

20. Nilsestuen JO, Hargett KD. Using ventilator graphics to identify patient-ventilator asynchrony. Respir Care 2005 ; 50 : 202-34 ; discussion 232-4. PMID : 15691392

21. Amato MBP, Meade MO, Slutsky AS, et al. Driving pressure and survival in the acute respiratory distress syndrome. N Engl J Med 2015 ; 372 : 747-55. PMID : 25693014

22. Esteban A, Frutos-Vivar F, Muriel A, et al. Evolution of mortality over time in patients receiving mechanical ventilation. Am J Respir Crit Care Med 2013 ; 188 : 220-30. PMID : 23631814

(川崎 達也)

pro-con

2
VCVはPCVより優れている

要点
- VCVは一定の換気量を保証するが，気道内圧に関しては肺の状況次第である。一方，PCVは一定の気道内圧を保証するが，換気量に関しては肺の状況次第である。
- VCVではPCVの長所を取り入れたDCV（VTV）が主流になりつつある。
- 新生児領域ではVTVの優位が明らかになりつつあるが，小児，成人領域では十分なエビデンスはない。
- 小児領域では先天性心疾患が大きな割合を占め，VCVのほうが有利な疾患・病態が存在するため，VCVを使いこなす必要がある。

■ 基本的事項の確認

従量式換気 volume control ventilation（VCV）とは，1回換気量を定めて吸気を行う換気モードである[1]。現在の人工呼吸器では，図1のように設定した換気量に到達するまで一定の流量を保ち，設定値に到達後はしばらくその換気量を維持して（プラトー），呼気相に移行させることが一般的である。基本的に分時換気量を一定に保つことができるため，換気自体を主目的とした人工呼吸器管理（中枢性の呼吸障害や肺合併症のない術後管理など）に適している。カフ付き気管チューブによる管理（チューブリークのない管理）が一般的な成人ICUや成人の手術では，VCVが広く用いられてきた。

これに対して従圧式換気 pressure control ventilation（PCV）とは，設定した気道内圧で吸気を行う換気モードである（図2）。最高気道内圧を規定するため，それ以上の圧は肺胞にかからず圧傷害が生じにくくなる。その反面，肺および気道の状態によって換気量が変化するため，分時換気量を一定に保つことが難しく，低換気，過換気のどちらも生じ得る。

小児領域においては，カフなし気管チューブを用いてリークをあえて許容したPCVで人工呼吸器管理を行うことが標準とされてきた。これは小児の解剖学的特徴である（と思われてきた），声帯ではなく声門下が最も狭いという特徴と，気道浮腫が生じたときの狭窄の可能性を極力低くするためであるが，そのほかにも呼吸回路自体の伸縮性（コンプライアンス），空気の圧縮容量 compression volume，測定精度の問題などもあり[2]，1

図1◆VCVの圧，流量，換気量曲線
設定するのは1回換気量。吸気流量は一定であり，圧は肺の状態と気道抵抗によって決まる。

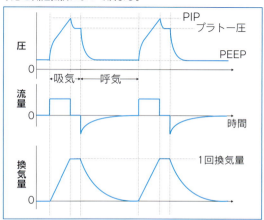

図2◆PCVの圧，流量，換気量曲線
設定するのはPIPと吸気時間。吸気流量は初期に多く以後漸減，1回換気量は肺の状態と気道抵抗によって決まる。

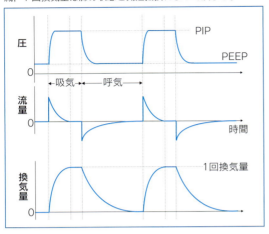

図3◆VCV（定常流）における圧，気道抵抗，コンプライアンスの関係

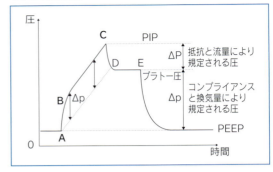

回換気量の測定と，その測定値の信頼性が必須条件となるVCVは小児領域ではあまり普及してこなかった。

■ VCVの特徴

VCVの最大の利点は換気量が規定できることだが，そのためにはリークがないことが必要条件となる。小児では前述のようにカフなし気管チューブを用いてのリークを許容した管理が一般的であったが，近年では高プロファイルのカフ付き気管チューブが出回り，これを用いたリークのない管理が可能となっている[3]。また，回路補正や分時換気量の測定についても以前ほどの誤差はなくなっている。新生児サイズ（体重1.8〜2.5 kg）のブタを用いた実験では，回路補正を用いたServo-i（Maquet社）のモニタリングと標準的な呼吸流量計で測定した1回換気量の相関係数は，0.97と非常に高いものであった[4]。このように軽い児であっても，かなりの信頼性をもって設定およびモニタリングができるようになってきた。

モニター数値が信頼できれば，肺のメカニクスも定量的に測定できる。VCVの圧-時間曲線（定常流）を詳しく見てみよう（図3）。詳細は他章に譲るが，気道内圧はコンプライアンス成分によって生じる圧と抵抗成分によって生じる圧を合わせたものである。吸気時初期の急峻な圧の上昇（A→B）は気道にフローが流れることで作り出されるため，気道抵抗と流量の積となる（Δp）。その後，ピークとなるCの地点まで直線的に上昇し，流量が0になるとプラトー圧まで低下する（C→D）。このプラトー圧とPEEPの差（ΔP）は，1回換気量/コンプライアンスで表される。つまり定常流で最大吸気圧 peak inspiratory pressure（PIP），プラトー圧，PEEPがわかれば，気道抵抗と呼吸器系コンプライアンスが計算できることになる[5]。

もちろんPCVであっても，肺の状態に応じて換気量が変化するため，大まかな評価は可能であるが，VCVであれば気道抵抗もコンプライアンスもそれぞれ定量的に求めることができ，肺メカニクスの変化を客観的にフォローしやすい，という利点は特記しておくべきだろう。

換気量を保証する負の側面として，肺のコンプライアンスが低下した患者では，過剰な圧がかかったり一部の肺胞が過伸展して肺傷害を生じることが挙げられる。特に肺のダメージが一様でない場合には，損傷を受けていない領域に換気が集中し，その領域が過伸展して人工呼吸器関連肺傷害 ventilator-associated lung injury（VALI）を生じやすくなる（後述）。

■ 両者の生理学的比較

図4に示したような，健常肺胞と膨らみにくい虚脱した肺胞（時定数τの大きな肺胞）が混在する場合を考えてみよう。肺傷害時には時定数のさまざ

図4 ◆ VCV,PCV の肺胞拡張に与える影響
VCV：吸気初期には虚脱肺は膨らまず健常肺は過膨張となる。プラトー期では,換気再分布が生じ虚脱肺がやや拡張する。
PCV：健常肺は正常に拡張し,虚脱肺も流量が多いため VCV よりも拡張しやすい。結果的に肺内換気不均衡が減少する。

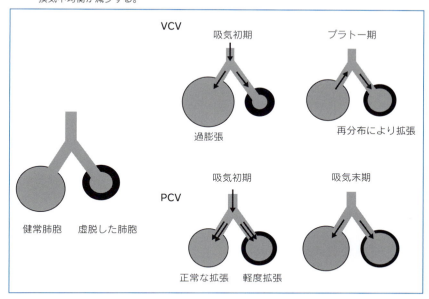

まな肺胞が混在する。このような肺に VCV で換気を行うと,肺全体での換気量は一定であるが,吸気時初期には時定数の大きな肺胞は拡張に時間がかかるため十分に拡張せず,その分の換気量が健常肺胞を膨らませてしまう(図4：VCV 吸気初期)。そのため,健常肺胞が過膨張となる。

これを改善するために設定されているのがプラトー期である。プラトー期の間は吸気流量が0であり,一定のプラトー圧が維持された状態となるため,その間に時定数の異なる肺胞間でガスの再分布が生じ,換気不均衡がある程度是正されるようになっている(図4：VCV プラトー期)。

一方,このような肺に対して PCV で換気を行った場合,時定数の大きな肺胞では換気量が減少し,肺全体での換気量は低下する。だが正常な肺胞にかかる圧は変わらないので,その領域が過膨張となることはなく,肺保護的な換気が行われる(図4：PCV 吸気初期)。しかし経過中にコンプライアンスが改善したり,分泌物による気道狭窄が急に解除されたりすると,換気量が想定以上に増加する危険性があることは意識しておかなければならない。

また,流量波形から考えてみると,VCV では吸気速度が一定であるため,健常肺胞では過膨張になりやすく,時定数の大きな肺胞はガス流入が遅れるために低換気となって,換気不均衡を生じやすくなる(図4：VCV 吸気初期)。ところが PCV では吸気時初期に多くの流量が流れる(漸減波となる)ため,時定数の大きな肺胞も吸気早期から広がり(図4：PCV 吸気初期),肺内の換気不均衡が是正されやすくなる。これらの結果として,VCV と比較して PCV では,より低い気道内圧で同等の換気量が得られる(図5)。

加えて,患者の自発呼吸が存在する場合,PCV では吸気時初期に流量が多いので人工呼吸器と同調しやすいという利点もある。逆に VCV では患者の自発呼吸が存在する場合,適切に設定しないとファイティングを起こしやすくなる。

■ dual control ventilation

これまで見てきたように,VCV,PCV にはそれぞれ利点と欠点がある。この2つのモードを組

み合わせてどちらの欠点もできるかぎりカバーするように開発された換気モードが，dual control ventilation(DCV)である[6]。

いくつか種類があるが，ここでは Servo の PRVC(pressure regulated volume control)を例として取り上げる。このモードでは基本的に1回換気量を設定するため，VCV の範疇に含まれることが多いが，流量は PCV のような漸減波で換気が行われる(図6)。先行する呼吸の換気量と吸気圧をもとに，人工呼吸器がコンプライアンスを計算するが，吸気圧は設定した1回換気量が得られるように1呼吸ごとに自動的に調整される。流量波形は漸減波となるので PCV と同様に換気不均衡が小さくなり，より低い吸気圧で同じだけの換気量が保証される。前述した吸気時間や呼吸回数を規定するため，主に強制換気時に使用されることが多い。

実臨床では単なる VCV ではなく，PRVC が用いられる機会が増えてきている。ただし定常流ではなくなるため，前述の呼吸メカニクスの測定は困難となる。また自発呼吸が大きくなると換気圧が低下し，呼吸筋仕事量が増加してしまう可能性には留意しておくべきだろう。

■ 結局どちらがよい？現時点でのエビデンス

ここで，現時点でのエビデンスを簡単にレビューしてみたい。

新生児領域では 2017 年に Klingenberg ら[7]が，volume-targeted ventilaion(VTV)と pres-

図5◆同一患者で VCV から PCV に変更した場合の人工呼吸器のグラフィックモニター
A：VCV，1回換気量 75 mL，呼吸回数 30回/min，PEEP 8 cmH₂O で人工換気中。PIP は 26 cmH₂O となっている。
B：PCV，A と同じ PIP (26 cmH₂O) に設定し，他のパラメータもそのままである。1回換気量は 75 mL から 85 mL に上昇した。
C：1回換気量 75 mL を目標に圧を再設定すると PIP 22 cmH₂O で 73 mL の1回換気量が得られた。一連の変化から，同一の換気量であれば PCV のほうがより低い最高気道内(または PIP)で換気可能であることがわかる。

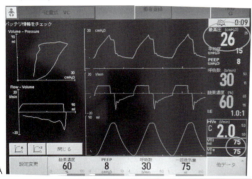

A

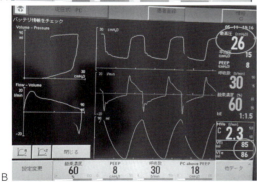

B

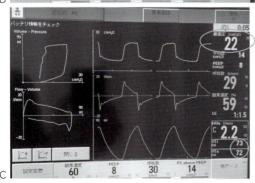

C

図6◆PRVC の圧，流量，換気量曲線
VCV と同様に1回換気量を設定するが，先行換気からコンプライアンスを計算して吸気圧が自動設定されるため，1呼吸ごとに変わり得る。吸気流量は漸減波であり，PCV の利点を活かしつつ，1回換気量が保証される。

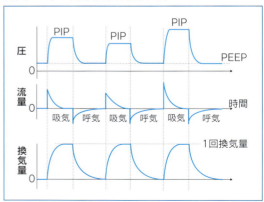

sure-limited ventilation を比較したメタ解析を行っている。16 の parallel 試験(977 例)と 4 つのクロスオーバー試験(88 例)について解析しているが，院内死亡率については両モード間で有意差はなかったものの〔相対リスク(RR)0.75，95%信頼区間(CI)0.53〜1.07〕，36 週時点での死亡率および気管支肺異形成 bronchopulmonary dysplasia(BPD)発症率は VTV において有意に低く(RR 0.73，95%CI 0.59〜0.89)，気胸発症率(RR 0.52，95%CI 0.31〜0.87)，人工呼吸器使用期間(平均差 −1.35 日，95%CI −1.83〜−0.86)，低二酸化炭素血症の頻度(RR 0.49，95%CI 0.33〜0.72)，グレード 3〜4 の脳室内出血発症率(RR 0.53，95%CI 0.37〜0.77)，脳室周囲白質軟化症の発症率(RR 0.47，95%CI 0.27〜0.80)も，それぞれ有意に低かった。また VTV の使用による有害事象の増加も認めなかった。

Klingenberg らは，これらの点で VTV は PCV よりも優れており，今後は神経学的予後を改善するか否か，また VTV をどのように使用するのが望ましいのかについて検討する必要がある，と結論づけている。この結果から，新生児・未熟児領域では VTV の優位性がはっきりしはじめている，と言ってよいのではないだろうか。

成人領域では Chacko ら[8]によって急性呼吸窮迫症候群/急性肺傷害(ARDS/ALI)を対象としたメタ解析が行われている。3 つの無作為化比較試験(RCT)について検討しており，PCV は VCV と比較して病院死亡率がやや低く(RR 0.83，95%CI 0.67〜1.02)，ICU 死亡率もやや低い(RR 0.84，95%CI 0.71〜0.99)。ただし，1 つの研究のみでは明らかな優劣はつけられないため，Chacko らも優劣を決定づけるにはデータが不十分であり，症例の集積が必要である，と示唆している。

小児領域では，2017 年に欧州小児新生児集中治療学会が，小児人工呼吸コンセンサス会議 Paediatric Mechanical Ventilation Consensus Conference(PEMVECC)での重症患者に関する報告を示している[9]。その報告では，肺病変や心病変の有無にかかわらず，特定の換気モードの推奨はできない(strong agreement)，としている。

だが，これもエキスパートオピニオンレベルであり，小児では現時点では，新生児や成人のような対照試験はほとんど存在しない。小児領域で常に指摘される，症例の少なさ，疾患の多様性などもその原因と考えられる。根本的には，単純比較試験そのものにあまり意味がないことを皆が理解しているため，あえて誰もやろうとしないのではないだろうか。

■ 小児特有の問題

小児と成人の差異を強調するのは望ましくないが，このトピックでは触れておかなければならない大きなポイントである。小児集中治療においては，肺循環，体循環，およびその相互作用を考えなければならない場面が非常に多い。その影響が最も大きく現れるのが先天性心疾患の患児においてである[10]。

静岡県立こども病院(以下当院)では循環器疾患患児を主に扱っているが，原則としてカフ付き気管チューブを用い，調節換気の間は VCV(PRVC)による管理を行っており，このテーマを筆者が担当する意義があると思われる。前述した PEM-VECC による報告[9]でも，換気モードは病態生理を理論的に考えて決定すべきであると述べられており，以下に心疾患患児の呼吸・循環相互作用について換気を中心に考えてみたい。

肺血管抵抗(PVR)，体血管抵抗(SVR)は PaO_2 や $PaCO_2$，pH，胸腔内圧などに大きく影響される。特に術前の PVR が高い患者として，例えば房室中隔欠損や総動脈幹症などの根治術後では，わずかな CO_2 の貯留，アシドーシスの進行により PVR が上昇し心拍出量が低下，ひいては肺高血圧発作(pulmonary hypertensive crisis)を誘発する。このため，$PaCO_2$ を上昇させることなく，換気量を多めに設定したアルカローシス寄りの管理が必要となる[11]。

二心室根治術後であれば，アシドーシスを予防する程度の管理で一般的には対応可能であるが，単心室疾患のシャント術後などのいわゆる並列循環では，SVR と PVR の厳密なコントロールが必

要となる。

PaCO$_2$のPVRに与える影響のみが注目されがちであるが、実際にはSVRに与える影響が非常に大きい。Liら[12]は、Norwood術後の患児でPaCO$_2$を段階的に変化させたところ、SVRが低下し体血流と酸素運搬能は増加したが、PVRおよび肺血流そのものに有意な変化はなかった。同時にNIRS(near-infrared spectroscopy)で測定したところ、脳血流は増加していたが腸管血流は低下していた。これらの結果から、Liらは、PaCO$_2$上昇による体血流の増加はPVRの上昇ではなくSVR、特に脳血管抵抗の低下によりもたらされていると結論づけている。調節換気下でCO$_2$を貯留させると血圧が低下し末梢循環が改善することをしばしば経験するが、これはその理論的な裏づけである。

またGlenn術後の患児においても、PaCO$_2$の変化がPVRよりも脳血管抵抗に大きな影響を与えることがHoskoteら[13]によって示されている。PaCO$_2$の血管抵抗および体循環に与える影響は強調してもしすぎることはないと言えよう。

もちろん、アラーム設定をしっかりと行い、過換気気味に管理すれば肺高血圧の管理はPCVでも可能であろう。しかし換気アラームはあくまで低換気が実際に起こった場合の「警報」であり、低換気を予防するものではない。また並列循環においては、換気量の変化、PaCO$_2$の変化により大きく血行動態が変動するため、Norwood術直後のような緊急性の高い状況ではPaCO$_2$を厳密に管理することのメリットは大きく、リークのないVCVが有利なのは明らかであろう。

■ おわりに

小児領域ではリークを許容したPCVが一般的であり、それが大きな問題となることは少なかった。また小児に携わる医療従事者にとっても、PCVのほうが馴染み深く、VCVを好んで用いることは少なかったと思われる。しかし本章でみてきたように、PCVよりもVCVを選択したほうが、より適切な管理ができる血行動態や疾患群が確実に存在することも事実である。PICU入室患

者のうち、循環器疾患が一定の比率を占めることを考えると、小児集中治療医としては、VCVにも精通しておかなければならないであろう。

…

「どちらにも長所、短所があり、それらを理解したうえで使い分けるべきである」と教科書的に終わるのも面白くないので、最後に読者諸兄を挑発して結びとしたい。

「PCVは使えて当たり前、VCVを自在に使いこなしてこそ、真のpediatric intensivistである」

文　献

1. Heulitt M, Wolf G, Arnold J. Mechanical ventilation. In：Shaffner DH, Nichols DG, ed. Rogers' Textbook of Pediatric Intensive Care. 4th ed. Philadelphia：Lippincott Williams & Wilkins, 2008：508-31.
2. Main E, Castle R, Stocks J, et al. The influence of endotracheal tube leak on the assessment of respiratory function in ventilated children. Intensive Care Med 2001；27：1788-97.　　　PMID：11810124
3. Weiss M, Dullenkopf A, Fischer JE, et al. Prospective randomized controlled multi-centre trial of cuffed or uncuffed endotracheal tubes in small children. Br J Anaesth 2009；103：867-73.　　　PMID：19887533
4. Heulitt MJ, Holt SJ, Thurman TL, et al. Reliability of measured tidal volume in mechanically ventilated young pigs with normal lungs. Intensive Care Med 2005；31：1255-61.　　　PMID：16028073
5. Lucangelo U, Bernabé F, Blanch L. Respiratory mechanics derived from signals in the ventilator circuit. Respir Care 2005；50：55-65. PMID：15636645
6. Branson RD, Johannigman JA. The role of ventilator graphics when setting dual-control modes. Respir Care 2005；50：187-201.　　　PMID：15691391
7. Klingenberg C, Wheeler KI, McCallion N, et al. Volume-targeted versus pressure-limited ventilation in neonates. Cochrane Database Syst Rev 2017；10：CD003666.　　　PMID：29039883
8. Chacko B, Peter JV, Tharyan P, et al. Pressure-controlled versus volume-controlled ventilation for acute respiratory failure due to acute lung injury (ALI) or acute respiratory distress syndrome (ARDS). Cochrane Database Syst Rev 2015；1：CD008807.
　　　PMID：25586462
9. Kneyber MCJ, de Luca D, Calderini E, et al. Recommendations for mechanical ventilation of critically ill children from the Paediatric Mechanical Ventilation Consensus Conference (PEMVECC). Intensive Care Med 2017；43：1764-80.　　　PMID：28936698
10. Shekerdemian L. Cardiorespiratory interactions in children with heart disease. In：Shaffner DH, Nichols

DG, ed. Rogers' textbook of pediatric intensive care. 4th ed. Philadelphia : Lippincott Williams&Wilkins, 2008 : 1028-38.

11. Chang AC, Zucker HA, Hickey PR, et al. Pulmonary vascular resistance in infants after cardiac surgery : role of carbon dioxide and hydrogen ion. Crit Care Med 1995 ; 23 : 568-74.　　　　PMID : 7874911

12. Li J, Zhang G, Holtby H, et al. Carbon dioxide--a complex gas in a complex circulation : its effects on systemic hemodynamics and oxygen transport, cere-bral, and splanchnic circulation in neonates after the Norwood procedure. J Thorac Cardiovasc Surg 2008 ; 136 : 1207-14.　　　　PMID : 19026805

13. Hoskote A, Li J, Hickey C, et al. The effects of carbon dioxide on oxygenation and systemic, cerebral and pulmonary vascular hemodynamics after the bidirec-tional superior cavopulmonary anastomosis. J Am Coll Cardiol 2004 ; 44 : 1501-9.　　　　PMID : 15464335

（大崎 真樹）

非挿管呼吸管理

非挿管呼吸管理

1

high-flow nasal cannula

要点

- ・高流量鼻カニューレ酸素療法 high-flow nasal cannula(HFNC)は，加湿された規定酸素濃度のガスを，患者吸気流量を超える高流量で経鼻デバイスを用いて供給するシステムである。
- ・酸素療法の１つであるが，呼吸補助効果も有する。
- ・プロトコルに従った適応を行い，陽圧人工呼吸への移行を遅らせないようにする。
- ・ウイルス性細気管支炎は小児 HFNC の主要な適応である。
- ・抜管後呼吸不全や気管挿管時の低酸素の予防的適応については，今後の検討を要する。

■ はじめに

小児の低酸素性呼吸不全に対する治療介入として，古典的には酸素療法が用いられてきた。酸素供給デバイスには，経鼻カニューレ，酸素テントあるいはヘッドボックスがある。経鼻カニューレは最も一般的な手法で，PICU での使用頻度も高い。しかし，この方式で供給される酸素ガスは，低温かつ低湿度であるために，粘膜への刺激や傷害性が強く，特に２L/min を超える高流量では患者忍容性が低かった。

高流量鼻カニューレ酸素療法 high-flow nasal cannula(HFNC)は，加湿された規定酸素濃度のガスを，患者吸気流量を超える高流量で経鼻デバイスを用いて供給するシステムであり，新しい酸素療法の１つとして注目されている[1]。HFNC の

直訳語はデバイスを指すが，治療手段を表すものとしても使用されている。日本での診療報酬上の用語としては，ハイフローセラピーhigh flow therapy(HFT)が用いられる。

HFNC は，加湿高流量ガスを供給することにより，酸素濃度を比較的正確に提供し得るのみならず，加温加湿による粘膜保護/患者快適性向上，気道内への陽圧付加効果や CO_2 の洗い出し効果による換気補助効果が期待される。非侵襲的に気道陽圧を付加するデバイス(非侵襲的換気法)には，乳児における経鼻プロングを用いた nasal CPAP(nCPAP)あるいは，小児におけるマスクを用いた NPPV(non-invasive positive pressure ventilation)が存在する。酸素療法あるいは nCPAP/NPPV と比較した場合の HFNC の特徴を表1に示した。

近年，HFNC の効果を検討する臨床研究の集積が進んできた。しかし，その多くは，未熟新生

表 1 ◆ 各種呼吸補助装置の特徴

	酸素療法	HFNC	nCPAP	NPPV
対象	全年齢	全年齢	未熟児～乳児	小児～成人
規定の酸素濃度ガスの投与	×	○	×	○
気道加湿	×	○	×	×
気道陽圧付加	×	△	○	○
忍容性	○	○	△	×
回路/インターフェイス等のコスト	○	×	×	×

児あるいは成人を対象としたもので，乳児期から小児期の患者を対象とした質の高い研究はさほど多くない。HFNCを他のモダリティと比較し患者の主要転帰を検討している無作為化比較試験(RCT)は，いずれも2013年以降に発表されている。主として研究されている領域は，以下のとおりである。

①乳児を含めたおおむね2歳未満の小児細気管支炎に対する治療効果
②心臓手術後患者を含めた抜管後の予防的適用による呼吸不全回避効果

これら主要なクリニカルエビデンスを中心に，観察的研究あるいは実験的研究により得られた適応，使用上のポイントや，臨床使用プロトコルについても紹介する。

■ 原理と効果

これまでに報告された臨床研究におけるHFNCの臨床効果の多くは，その呼吸補助効果による"呼吸状態の改善"や"気管挿管の回避"を主要転帰としている。呼吸状態の改善には，種々の複合的呼吸状態客観的スコアが含まれるが，多くは呼吸回数，心拍数，SpO_2あるいはPaO_2，$PaCO_2$などの生理学的指標を含んでいる。

ガス供給

HFNCによる呼吸補助効果は，表2の機序により得られると考えられている。流量が増加するほど，PEEP効果が得られる。過去の報告では，流量設定を2 L/kg/minとする報告が多い[2]。分時換気量の8～10倍の流量(乳児では8～10 L/min，小児では20～30 L/min)により[3]，おおむね4 cmH_2OのPEEP付加効果があるとされる。ただし，この効果は開口により減少し，閉口により増加する。理論的にはPEEPは流量増加に伴い

表2◆HFNCによる呼吸補助効果

- ・鼻咽腔の死腔の洗い出し
- ・鼻咽腔の吸気抵抗の軽減
- ・加温加湿ガスの吸入による肺コンプライアンスの軽減
- ・加温加湿ガスの吸入による代謝の軽減
- ・加圧による肺胞拡張

高くなり得るが，同時に呑気の危険性や患者不快感増大の懸念もあり，最大安全流量については確立していない。

加温加湿

気道繊毛上皮は，分泌物を口側に移動し除去する機能をもつ。乾燥したガスの吸入により繊毛上皮機能が低下し，無気肺形成や呼吸器感染の危険性が高まる。また，鼻粘膜の乾燥は，患者不快感の増大につながる。HFNCのシステムは高性能の加温加湿器と回路で構成され，鼻腔内でほぼ37℃，相対湿度100％のガスを供給できるため，合併症の軽減と介入受容が容易となり，呼吸状態の改善に寄与するとされている。なお，近年発売されたAIRVO₂(Fisher & Pykel Healthcare社)の小児モードでは，ガス温度は34℃に固定されている。Vapotherm(日本メディカルネクスト)ではガス温度は33～43℃で調節可能である。

いずれにせよ，患者快適性や侵襲性を鑑みた至適温度の評価は容易ではなく，真の至適温度は確立していないと思われる。

■ 機種，インターフェイス

本章執筆時点で，日本で利用可能なHFNCシステムはFisher&Pykel Healthcare社，日本メディカルネクスト，パシフィックメディコより販売されている。機種間の性能や臨床効果を直接比較した検討はない。システムは，ガス供給/加温加湿部分と，経鼻インターフェイスに区分される(図1)。

Optiflowシリーズ(Fisher&Pykel Healthcare社)は，未熟児から成人までの多彩なインターフェイスを提供している。小児用各インターフェイスごとに推奨される対象患者サイズと流量を表3，4に示す。患者鼻腔径の1/2のサイズのカニューレを選択する。

■ 適応の実際

初期設定は，流量2 L/min/kgとして，$SpO_2≧$92％を達成する最低限の酸素濃度とする。初期設定の段階で50％を超える酸素濃度を要する場

図1◆HFNC システム

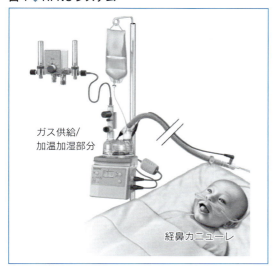

ガス供給/加温加湿部分
経鼻カニューレ

表3◆プロング別適応年齢と体重（Fisher & Pykel Healthcare 社）

プロングサイズ	年齢（在胎週数修正）	体重（kg）
XS	28〜33.5 週	1.0〜2.0
S	28〜40 週	1.0〜3.5
M	31 週〜6.6 か月	1.5〜8.0
L	40 週〜4.9 歳	3.5〜18
XL	4.7 か月〜7.6 歳	7.0〜25

表4◆体重別の初期流量設定

体重（kg）	流量
<10	2 L/kg/min
10〜20	25 L/min
20〜30	30 L/min
30〜40	35 L/min
40〜50	40 L/min
50〜60	45 L/min
≧60	50 L/min（最大値）

合は，HFNC の適応ではなく，挿管人工呼吸の適応である。

　導入後 30 分〜1 時間は特に厳密に患者状態を観察する。導入 1 時間前後で呼吸回数，心拍数，努力呼吸パターン，あるいは酸素需要が軽減しなければ，治療効果がないものと判断し，すみやかに気管挿管（あるいは NPPV）に移行する。

　管理中は，高流量のガスを負荷することによる腹部膨満，気胸，気縦隔などの合併症の報告がある。使用中に経口摂取を行うことは可能である。

管理の目標値

本システムでは理論上は上限 100％の酸素を投与することが可能である。しかし一方で，高濃度酸素投与による弊害が近年指摘されており，FiO_2 を高くしすぎないように運用する。前述のとおり，FiO_2 の上限は 0.5 付近とする。過剰な酸素投与は，結果として陽圧人工呼吸の適応を遅らせ，患者予後を悪化させる危険性がある。成人を対象とした観察研究では，HFNC 後に挿管人工呼吸を必要とした患者において，その移行時期が HFNC 開始 48 時間以降であった場合，48 時間未満の群に比べて有意に死亡率が上昇した（69％ vs. 40％）[4]。

離脱

離脱には明らかな基準は存在しない。流量を下げるのか，酸素濃度を下げるのかに関しても定説はなく，使用の目的（安定した酸素化，CO_2 排泄，あるいは加温加湿）により異なるであろう。一般的には，呼吸状態の安定後可及的すみやかに $SpO_2≧92％$ を維持できる範囲で FiO_2 を 0.4 まで（可能であれば 0.21 まで）減じて，その後に安定期使用流量の 50％ まで流量を減じる方法が採られる。最低流量を，新生児〜6 か月未満では 3〜4 L/min，6 か月〜2 歳程度まででは 5 L/min（つまり，おおむね 1 L/kg/min）とする施設もある。なお，FiO_2 が 0.21 まで減じられているようなら，離脱後の酸素投与は不要である。それ以外では，体重に合わせて経鼻酸素投与を考慮するが，過剰な酸素投与にならぬよう注意したい。

　上記の設定あるいは評価法を参考に，各施設における適応から導入，離脱までを含有したプロトコルを作成する。図2および表4に，大規模臨床研究に用いられたプロトコルを示す[5]。

図2 ◆ HFNC のプロトコル

(Ramnarayan P, et al. FIRST-line support for Assistance in Breathing in Children (FIRST-ABC): protocol for a multicentre randomised feasibility trial of non-invasive respiratory support in critically ill children. BMJ Open 2017; 7: e016181 より許可を得て転載)

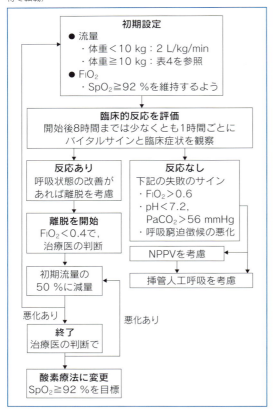

■ 臨床効果

細気管支炎

細気管支炎は，1歳未満の乳児に発生する急性呼吸不全の主要な原因である。その主たる原因はRS(respiratory syncytial)ウイルスに代表される気道感染である。多くは市中で発生し，入院，ことに ICU 入室および挿管人工呼吸の適応となる場合も多く，HFNC による挿管回避あるいは ICU 入室回避効果は大きな意義をもつ。

2010年以降に報告された複数の観察研究は，乳児細気管支炎患者に対する HFNC 導入による nCPAP あるいは気管挿管の回避および ICU 入室の回避の可能性を示した[6,7]。しかし，2012年に報告された小規模パイロット RCT では，19例の乳児細気管支炎患者がヘッドボックス酸素療法群と HFNC 群に分けられたが，酸素療法の期間，在院日数ともに同等であった[8]。

近年，3つの大規模 RCT が報告された。

① TRAMONTANE 研究(2017年)[9]

フランスの5つの PICU で行われた RCT である。急性ウイルス性細気管支炎と診断された6か月以下の乳児142例(日齢中央値40日)を，従来の標準的治療法である nCPAP(PEEP 7 cmH$_2$O)と，HFNC(2 L/kg/min)に割り付けた。重症度は修正 Wood's 臨床喘息スコア[*1]により評価され，>3以上のいわゆる重症から中等症の患者が選択された。主要エンドポイントである24時間以内の治療失敗率は，nCPAP 群31％に対し HFNC 群51％であり，nCPAP 群で有意に低かった。同様に修正 Wood's 臨床喘息スコアの上昇も nCPAP 群で低かった(14％ vs. 30％)。死亡例はなく，挿管率(4％ vs. 6％)や合併症の発生率(9％ vs. 3％)も群間差はなかった。

② HFWHO RCT 研究(2017年)[10]

オーストラリアの関連のある2施設の救急初療室と病棟で，中等度の急性ウイルス性細気管支炎と診断された24か月未満の乳児および小児202例(月齢中央値5～6か月)を対象とした RCT である(重症度分類は表5)。患者を HFNC〔論文中には HFWHO(high-flow warm humidified oxygen)と記載，最大流量 1 L/kg/min(最大 20 L/min)および最大 FiO$_2$ 0.6〕群と，標準的治療群＝経鼻酸素療法，最大 2 L/min とで比較した。主要転帰である酸素療法終了までの時間は，HFNC 群で20時間，酸素療法群で24時間であった。治療失敗率は HFNC 群で14％と，酸素療法群の33％に比べて有意に低かった。ICU 入室率に差はなかった(14％ vs. 12％)。ただし，酸素療法施行中に状態が悪化し，HFNC をレスキュー使用した患者の2/3で ICU 入室が回避された。

[*1] 詳細は117ページ**表5**参照。

表5◆細気管支炎の重症度分類

	軽症	中等症	重症で致死的
見た目	良い	少し悪い	悪い
呼吸回数	軽度の頻呼吸	中等度の頻呼吸	無呼吸
			重度の多呼吸＞70回/min
			徐呼吸＜30回/min
呼吸仕事量	正常	軽度〜中等度	中等度から重度の呻吟
チアノーゼ	なし	なし	チアノーゼあるいは蒼白
SpO_2	＞95％ （空気呼吸下）	90〜95％ （空気呼吸下）	＜90％（空気呼吸下）
			＜92％（酸素投与下）
心拍数	正常	軽度の頻脈	頻脈＞180/min
経口摂取	正常あるいは やや減少	摂取困難だが半分 以上は摂取できる	摂取困難で正常時の 50％未満

(NSW Health. PD2012_004. Infants and children—acute management of bronchiolitis. North Ryde : NSW Ministry of Health, 2012＜© State of New South Wales Department of Premier and Cabinet. For current information go to www.nsw.gov.au.＞より許可を得て転載)

③ Franklin らによる研究（2018 年）[11]

オーストラリアの多施設共同 RCT。ICU 外で管理された酸素療法を必要とした急性細気管支炎の12 か月未満の乳児 1472 例を対象として，HFNC と酸素療法の効果を比較した。酸素療法の必要閾値は $SpO_2 \geqq 92\%$ とした。HFNC 群における治療失敗に伴うエスカレーション率（12％）は酸素療法群（23％）に比べて有意に低かった。ただし，在院日数や酸素療法期間に差はなかった。本研究の治療失敗は以下の 4 項目のうち 3項目を満たす場合と定義された。①心拍数が減少しないあるいは増加，②呼吸回数が減少しないあるいは増加，③酸素需要の増大（$SpO_2 \geqq 92\%$ を達成するために HFNC 群で $FiO_2 \geqq 0.4$ が必要あるいは酸素療法群で追加の酸素投与が必要），④カルテレビューにて院内独自の早期警告ツール（複数の生理学的あるいは臨床所見を用いてスコアリングする）の基準を満たしたもの。

抜管後呼吸不全

2014 年に Testa ら[12]は，18 か月未満の小児心臓手術後患者 89 例（年齢中央値 3 か月）に対して，抜管後の HFNC の予防的適用が酸素療法に比べ有効か否かを検討した。主要転帰である CO_2 排泄効果に群間有意差は認めなかったものの，HFNC 群で有意に非侵襲的人工換気の適用率が低かった（0％ vs. 15％）。

種々の呼吸不全病態：FIRST-ABC 研究 [5]＊2

英国の 3 つの PICU に入室した 16 歳未満かつ修正在胎週数 36 週を超える患者で，急性病態に伴い非侵襲的呼吸補助を要する患者を対象に，HFNC と CPAP を比較した。本研究では 2 つの対照群が組み込まれた。A 群は，低酸素症（SpO_2 ＜92％），呼吸性アシドーシス（$PaCO_2$ ＞56 mmHg かつ pH＜7.3）あるいは中等度の呼吸窮迫（呼吸補助筋の使用，陥没呼吸，多呼吸，呻吟）を呈するもの，B 群は抜管後の使用〔直後からの予防的使用，あるいは抜管 72 時間以内の呼吸状態悪化（低酸素症，呼吸性アシドーシス，呼吸窮迫徴候）に対する治療的使用〕，である。HFNC群では，体重 10 kg 未満の小児では 2 L/min/kgで，それ以上は表4 に準じて開始され，$SpO_2 \geqq$ 92％を目標に FiO_2 が調節された。CPAP 群はPEEP 6〜8 cmH$_2$O で $SpO_2 \geqq 92\%$ を目標に調節された。主要転帰は実現可能性：①各群における組み入れ患者数，②無作為化可能患者数，③治療

＊2　2017 年にプロトコル発表，現在研究遂行中。

プロトコルの達成率である。死亡率やICU滞在日数などの患者転帰も評価される予定である。

本章最終校正中に，First-ABC研究の結果が報告された[13]。254例の適格者のうち約半数の121例が組み入れられた。治療的使用(step-up)あるいは予防的使用(step-down)に分けて評価され，各群の患者同意取得率は88％と71％で，大規模前向き試験に進むことが可能であることが確認された。小規模パイロット研究のため，統計学的な有意差を求めることは難しいが，HFNC群ではCPAPへの移行率，挿管率が高く，非人工呼吸器生存日数が少ない傾向を認めた。

■ 今後の方向性
主として成人を対象としたRCTにおいて，HFNCの有用性が示唆されている病態は，小児においても同様に有効性が期待でき，今後の臨床検討の対象となり得る。

急性低酸素性呼吸不全
成人におけるランドマーク的大規模RCTとして，FLORALI研究がある[14]。この研究は，急性低酸素性呼吸不全患者〔PaO_2/FIO_2(P/F)比≦300，$PaCO_2$<45 mmHg，呼吸回数>25回/min〕を対象に，HFNC，酸素療法，NPPVの治療効果を比較している。対象となった310例のうち80％が肺炎患者で，多くは急性呼吸窮迫症候群(ARDS)の基準を満たした。結果としてHFNC群で治療早期の呼吸状態の改善率が高く，特に重篤な低酸素症例(P/F比≦200)で気管挿管への移行率が低かった(HFNC群35％ vs. 酸素療法群53％ vs. NPPV群58％)。さらに重要なことに，ICU死亡率がHFNC群で有意に低かった。酸素療法の無益性と，NPPVの侵襲性が，効果の差違となって表れた可能性がある。小児の低酸素性呼吸不全あるいはARDS〔pediatric ARDS(PARDS)〕における同様の比較検討が行われる価値を示唆する。

抜管後の予防的適応
Hernándezらは，内科，外科，外傷患者を含む

ICU患者を対象とした多施設RCTを行い，抜管後呼吸不全に対するHFNCの予防的効果を評価した。まず，抜管後呼吸不全の危険性が低い患者群を対象にした検討[15]で，抜管後24時間のHFNCの適用により，再挿管率(4.9％ vs. 12.2％)あるいは抜管後呼吸不全の発生率(8.3％ vs. 14.4％)は有意に低下した。続いて，高リスク群を対象に，HFNCとNPPVについて同様の検討を行い[16]，72時間までの再挿管率は不変であったが(22.8％ vs. 19.1％)，抜管後呼吸不全の発生率はHFNC群で低かった(26.9％ vs. 39.8％)。NPPVにおける忍容率の低さや有害事象による中断率の高さが転帰に影響したと考えられた。

…

なお，いずれの研究においても死亡率に差はなかった。これらの研究は，すべての成人抜管後患者に対するHFNCの有用性を支持する。上述した小児心臓手術後患者に対する小規模報告[12]があることから，小児における抜管後呼吸不全患者の有用性をより大規模な研究により評価することが今後の課題である。

挿管時の低酸素血症予防
ICUにおける緊急挿管時の合併症はまれではなく，低酸素血症は代表的かつ頻度の高い合併症である。成人急性呼吸不全患者の気管挿管前に，HFNCによる前酸素化を行うことで，マスクによる酸素療法に比べて無呼吸時の低酸素血症の発生を回避できる可能性が小規模研究で示唆されている[17]。小児患者における低酸素血症の発生率は成人よりも高いことが予測され，その有用性を検討する価値がある。

■ おわりに
小児患者におけるHFNCの有用性に関しては，乳児の細気管支炎においてよく検討されている。中等度以上の細気管支炎での酸素療法に対する優位性はほぼ確立している。

PICUで管理される急性呼吸不全患者に対する治療的適応や，抜管後の予防的使用については，

今後の大規模試験の結果が待たれる。

文 献

1. Nishimura M. High-flow nasal cannula oxygen therapy in adults. J Intensive Care 2015；3：15.
   PMID：25866645
2. Milési C, Baleine J, Matecki S, et al. Is treatment with a high flow nasal cannula effective in acute viral bronchiolitis? A physiologic study. Intensive Care Med 2013；39：1088-94. PMID：23494016
3. Spentzas T, Minarik M, Patters AB, et al. Children with respiratory distress treated with high-flow nasal cannula. J Intensive Care Med 2009；24：323-8.
   PMID：19703816
4. Kang BJ, Koh Y, Lim CM, et al. Failure of high-flow nasal cannula therapy may delay intubation and increase mortality. Intensive Care Med 2015；41：623-32. PMID：25691263
5. Ramnarayan P, Lister P, Dominguez T, et al. FIRST-line support for Assistance in Breathing in Children (FIRST-ABC)：protocol for a multicentre randomised feasibility trial of non-invasive respiratory support in critically ill children. BMJ Open 2017；7：e016181.
   PMID：28606907
6. McKiernan C, Chua LC, Visintainer PF, et al. High flow nasal cannulae therapy in infants with bronchiolitis. J Pediatr 2010；156：634-8. PMID：20036376
7. Schibler A, Pham TM, Dunster KR, et al. Reduced intubation rates for infants after introduction of high-flow nasal prong oxygen delivery. Intensive Care Med 2011；37：847-52. PMID：21369809
8. Hilliard TN, Archer N, Laura H, et al. Pilot study of vapotherm oxygen delivery in moderately severe bronchiolitis. Arch Dis Child 2012；97：182-3.
   PMID：22100741
9. Milési C, Essouri S, Pouyau R, et al. High flow nasal cannula (HFNC) versus nasal continuous airway pressure (nCPAP) for the initial respiratory management of acute viral bronchiolitis in young infants：a multicenter randomized controlled trial (TRAMONTANE study). Intensive Care Med 2017；43：209-16. PMID：28124736
10. Kepreotes E, Whitehead B, Attia J, et al. High-flow warm humidified oxygen versus standard low-flow nasal cannula oxygen for moderate bronchiolitis (HFWHO RCT)：an open, phase 4, randomised controlled trial. Lancet 2017；389：930-9.
    PMID：28161016
11. Franklin D, Babl FE, Schlapbach LJ, et al. A randomized trial of high-flow oxygen therapy in infants with bronchiolitis. N Engl J Med 2018；378：1121-31.
    PMID：29562151
12. Testa G, Iodice F, Ricci Z, et al. Comparative evaluation of high-flow nasal cannula and conventional oxygen therapy in paediatric cardiac surgical patients：a randomized controlled trial. Interact Cardiovasc Thorac Surg 2014；19：456-61.
    PMID：24912486
13. Ramnarayan P, Lister P, Dominguez T, et al. FIRST-line support for Assistance in Breathing in Children (FIRST-ABC)：a multicentre pilot randomised controlled trial of high-flow nasal cannula therapy versus continuous positive airway pressure in paediatric critical care. Crit Care 2018；22：144.
    PMID：29866165
14. Frat JP, Thille AW, Mercat A, et al. High-flow oxygen through nasal cannula in acute hypoxemic respiratory failure. N Engl J Med 2015；372：2185-96.
    PMID：25981908
15. Hernández G, Vaquero C, González P, et al. Effect of postextubation high-flow nasal cannula vs conventional oxygen therapy on reintubation in low-risk patients：a randomized clinical trial. JAMA 2016；315：1354-61. PMID：26975498
16. Hernández G, Vaquero C, Colinas L, et al. Effect of postextubation high-flow nasal cannula vs noninvasive ventilation on reintubation and postextubation respiratory failure in high-risk patients：a randomized clinical trial. JAMA 2016；316：1565-74.
    PMID：27706464
17. Simon M, Wachs C, Braune S, et al. High-flow nasal cannula versus bag-valve-mask for preoxygenation before intubation in subjects with hypoxemic respiratory failure. Respir Care 2016；61：1160-7.
    PMID：27274092

（志馬 伸朗）

非挿管呼吸管理

2

NPPV

要点

- 小児 NPPV は，より早期に，より軽症例への適応がよいとされる。
- 厳密なモニタリングを可能とする経験あるチーム・部署で実施し，開始後早期の評価が重要である。
- HFNC の普及により NPPV との使い分けは曖昧になるも，臨床スコアなどを用いた重症度判断と施設の経験値とのバランスが重要である。

■ はじめに

欧州小児新生児集中治療医学会が策定した PEM-VECC[1] による重症小児における人工呼吸器管理の推奨[*1] によると，非侵襲的(呼吸)補助 non-invasive support は，①高流量鼻カニューレ酸素療法 high-flow nasal cannula(HFNC)，CPAP(continuous positive airway pressure)と，②NIV(非侵襲的人工換気 non-invasive ventilation)の2つに大別される。しかしながら，これまで多くの研究において，いわゆる CPAP は NPPV(非侵襲的陽圧換気 non-invasive positive pressure ventilation)として組み入れられてきた。本章ではこうした歴史的見地より，CPAP および NIV(陰圧換気を除く)を「NPPV」として概説する(**表1**下線)。また昨今，その応用範囲を広げている HFNC と NPPV の使い分けについても私見を交えて述べる。

[*1] Recommendation for mechanical ventilation of critically ill children from Paediatric Mechanical Ventilation Consensus Conference

■ 小児における適応

1980年代後半に初めて臨床応用された NPPV は，1990年代に入り，成人領域を中心に重要な研究報告が多くなされるようになった[2]。それらの無作為比較試験(RCT)やメタ解析の結果は，慢性閉塞性肺疾患(COPD)患者の急性増悪やウィーニング・抜管促進，心原性肺水腫，免疫不全宿主の急性呼吸不全に対し豊富なエビデンス(ないしは有効性)を報告する[3]一方で，小児におけるエビデンスは著しく欠如する状況にある[4]。

2006年に比較的大きな後向き観察研究が Essouri ら[5] によりなされた。本研究は，114例の小児呼吸不全患者〔抜管後，市中肺炎，急性呼吸窮迫症候群(ARDS)，免疫不全宿主，腹部コンパートメント症候群〕に対して，NPPV〔PICU 滞在日数 18±26日，全死亡率11例(7%)〕を使用したところ，83例(77%)の挿管回避を得たとするものであった。小児 NPPV の黎明期において，非成功例の予測因子(後述)，装着後2時間という早期での評価の重要性を示し，小児 NPPV における重要な論文となった。

以降，小児おいても nasal CPAP(nCPAP)，

表1◆PEMVECC による非侵襲的呼吸補助の分類

non-invasive support
　①high-flow nasal cannula(HFNC)，
　　continuous positive airway pressure(CPAP)
　②non-invasive ventilation(NIV)

〔Kneyber MCJ, et al. Recommendations for mechanical ventilation of critically ill children from the Paediatric Mechanical Ventilation Consensus Conference(PEMVECC). Intensive Care Med 2017；43：1764-80 より許可を得て転載〕

表2 ◆ PEMVECC の推奨（non-invasive support）

HFNC	推奨なし
CPAP	混合性肺疾患に考慮する 軽症〜中等症の呼吸循環不全に考慮する 最適なインターフェイスに関する推奨はない
NIV	軽症〜中等症の疾患に考慮する，ただし重症ではない 軽症〜中等症の呼吸循環不全に考慮する 気管挿管を遅らせてはならない 最適なインターフェイスに関する推奨はない

〔Kneyber MCJ, et al. Recommendations for mechanical ventilation of critically ill children from the Paediatric Mechanical Ventilation Consensus Conference (PEMVECC). Intensive Care Med 2017 ; 43 : 1764-80 より許可を得て転載〕

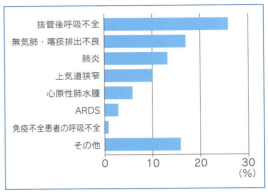

図1 ◆ 全国施設アンケート調査
〔志馬伸朗ほか．我が国の小児呼吸不全急性期に対する非侵襲的陽圧換気（NPPV）の現状—全国施設調査の結果—．人工呼吸 2010；27：283-6 より許可を得て転載〕

NIV が，臨床症状スコアリングシステムのみならず食道内圧の振れ幅の軽減などを用いて，その呼吸仕事量軽減効果を例証してきた[6, 7]。それらのデータによれば，吸気努力を半減させるパワーを有するが，いずれも症例数は 12 例と極めて少なく，臨床的転帰にまで記述は至らない。

以下に病態・疾患別適応について述べる。

PEMVECC による推奨[1]

前述の PEMVECC による non-invasive support の推奨を表2に示す。同推奨では，CPAP は呼吸仕事量を軽減する可能性を示しつつも，閉塞性気道疾患や拘束性肺疾患への推奨に値する十分なデータはないとした。また，禁忌がなければ混合性肺疾患および軽症〜中等症の呼吸循環不全への使用を考慮してもよいとしている。

他方，NIV に関しては，閉塞性，拘束性，軽症〜中等症の PARDS（pediatric ARDS）や呼吸循環不全に考慮してもよいとしている。一方で，そのインターフェイスに関しては，施設の経験や医療資源に依存し，適切なものとして個別の推奨はなされていない。

重症度・多臓器不全

前述の Essouri ら[5]による報告では，PRISM II[*2]や PELOD[*3]が重度である症例は不成功となる場合が多いとされる。単臓器不全でない症例，重症例は避けるべきであろう。

■ 疾患別の適応
抜管後呼吸不全

日本では，志馬ら[8]が示した全国施設アンケート調査が疫学研究として唯一意義深いが（図1），そのなかで最も適応頻度の高い病態は，抜管後呼吸不全に対してであった。

海外より報告された研究の 1 つである Mayordomo-Colunga ら[9]による報告では，あらかじめ抜管後呼吸不全高リスク症例を選択的 NIV 群，抜管後 48 時間以内に発症した呼吸不全症例を救命的 NIV 群として，両群の再挿管回避率を比較した〔選択的 NIV 群 21 例（平均月齢 15.8 か月），救命的 NIV 群 20 例（平均月齢 44.5 か月），$p=0.160$，背景疾患：術後，細気管支炎，肺炎など〕。結果，選択的 NIV 群のほうが再挿管回避率は高く（81 % vs. 50 %，$p=0.037$），呼吸不全発症前，すなわち抜管直後に「選択的に」NIV を装着したほうが有用である可能性を示した。

一方で，2015 年に Fioretto ら[10]は，NIV と標準的酸素療法とを再挿管回避率で比較した。その結果は前述と異なり，パイロット研究ながら回避率，PICU 滞在日数，在院日数に統計学的有意差を認めず，NIV の有効性は示せなかった。

予防的（選択的）使用と治療的（救命的）使用を明

---
*2 PRISM II : Pediatric Risk of Mortality score II
*3 PELOD : Pediatric Logistic Organ Dysfunction score

表3◆細気管支炎の呼吸補助に関するガイドラインによる推奨

	酸素投与		非侵襲的呼吸補助	
	SpO₂モニター装着	酸素投与の目安	CPAP	NHFC
NICE（英国）, 2015	間欠的測定すべき 持続測定への言及なし	<92％	危険因子 あれば	十分なエビデンスなし
AAP（米国）, 2014	測定推奨しない（酸素必要なし，ないしはSpO₂＞90％の場合）	＞90％かつアシドーシスがなければ推奨しない		
CPS（カナダ）, 2014	急性期高リスク症例でなければ測定を推奨しない 間欠測定でよい	<90％		
SIGN（スコットランド）, 2006	入院症例は間欠測定すべき	≦92％，または重度な呼吸窮迫症状がある場合		
イタリア, 2014		<90〜92％		十分なエビデンスなし
スペイン, 2010	間欠測定 持続測定への明確な推奨なし	<92％，または重度な呼吸窮迫症状がある場合	危険因子，高二酸化炭素血症，無呼吸あれば	十分なエビデンスなし
オーストラリア, 2008		<月齢3か月， WOB増加 哺乳中<90〜92％の場合に考慮する		
フランス, 2013		<92％ないしは <95％の場合でも重度な呼吸窮迫があれば		
フィンランド, 2016				十分なエビデンスなし

NICE : National Institute for Health and Care Excellence, AAP : American Academy of Pediatrics, CPS : Canadian Pediatric Society, SIGN : Scottish Intercollegiate Guidelines Network

確にしないまま臨床で用いることはしばしばあり得るが，両者を勘案した解釈を深めるためにも，さらなる研究が待たれる状況である。

細気管支炎

細気管支炎は，乳児に人工呼吸器管理が必要となる主因となるが[11]，nCPAPによる呼吸仕事量の軽減を示すデータがある[7]一方，最近になりHFNCが登場し，その比較研究が散見されるようになった[*4]。しかし，転帰への影響までを探究した研究はいまだ十分でない。各国のガイドラインも酸素投与や持続酸素飽和度モニターの必要性について言及はあるものの，CPAPやHFNCの適応を言明するほどのエビデンスを示す状況では

ない[12〜14]（**表3**）。

心臓外科手術周術期

小児心臓外科手術周術期におけるNPPVは，使用頻度を増しながらも，効果は限定的である。日本からもいち早く短報が発表されているが，効果についての評価は十分とはいえない[15]。

Fernández Lafeverら[16]は，200例の心臓外科手術後の小児に対して，中央値3日間のNIV使用の効果を検討した。結果は，死亡率3.9％で，2001〜2006年までの使用率13.2％が次の6年間で29.2％まで著しく上昇した。また，失敗率こそ15％程度であったが，PICU滞在期間はむしろ延長する結果となった。その考察で，心臓外科手術の複雑性を表現するRACHSスコアや，心移植症例，NIV使用率の上昇をPICU滞在期間延長の理由に挙げているが，正確な原因は定かと

---

*4 TRAMONTANE研究についてはHFNCとの使い分けの項で詳述。

NPPV **115**

はいえない。

成人ほど適応基準や転帰に直結する生理学的効能が明確でないため，それを中止する基準も不明確であることが容易に推し量られる。小児におけるNPPVの使用率や使用期間の議論を行うにも，開始適応が明確でなければ終了（中止）適応の議論はできないであろう。

PARDS

PALICC[*5]は，2015年にPARDSに対するnon-invasive supportに関するいくつかの推奨事項を述べた[17]。その主な内容を以下に抜粋する[*6]。

① (重症ではない)軽症PARDSでは，NPPVがガス交換能を改善し，挿管・人工呼吸器管理を予防する場合がある(weak agreement)
② 実施には経験を積んだ医療チームが，厳密なモニタリング下で呼吸不全の進行や挿管の必要性を迅速に認識し得る場所で行うべきである(strong agreement)
③ NPPVの成功には人工呼吸器との同調性が重要で，口鼻マスクがより優れた補助を可能とする(weak agreement)

本推奨におけるPARDS重症度の定義には，AECC[*7]基準が用いられている研究が採用されている。しかし，免疫不全宿主をselected populationとして推奨するなかで，挿管を回避し得る免疫不全宿主の急性肺傷害(ALI≠ARDS)が実際の臨床現場にどの程度存在するかは疑問である。言い換えれば，細気管支炎程度で酸素化能の低下をもってALIに含め，びまん性肺胞損傷を伴う症例を重症ARDSと考えた場合，免疫不全宿主がALI(軽症)で済むことはまれで，後者に至ることは明確である。結果，NPPVの適応機会も多くないであろう。

またその実施に厳密なモニタリングが可能な場

[*5] PALICC：Pediatric Acute Lung Injury Consensus Conference Group
[*6] 推奨はいずれも十分なエビデンスがあるわけではなく専門家による話し合いによるものである，カッコ内はその合意割合。
[*7] AECC：American-European Consensus Conference

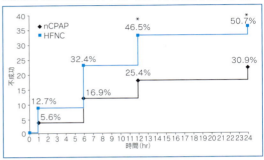

図2◆HFNCとnCPAPの比較
おおよそ半数以上が開始後6時間以内と，早期に不成功となっている点も重要である。
＊：有意差あり（12時間時点：$p=0.04$，24時間時点：$p=0.05$）
〔Milési C, et al. High flow nasal cannula (HFNC) versus nasal continuous positive airway pressure(nCPAP)for the initial respiratory management of acute viral bronchiolitis in young infants：a multicenter randomized controlled trial(TRAMONTANE study). Intensive Care Med 2017；43：209-16より許可を得て転載〕

所と，経験ある医療チームの必要性を述べるのは，NPPVの効果を見極めることも，失敗例の多くが発生することも，短時間で結論が出る傾向にある（後述，図2）ことを勘案すれば当然の帰結であり，PICU黎明期にある日本においても，必須の概念である。殊に，HFNCが一般病床で広く使用されはじめている現状においては，なおさらであろう。

HFNCとの使い分け

フランスの5つのPICUで，月齢6か月以内の中等症以上の細気管支炎142例(88％がRSウイルス陽性)を対象に，TRAMONTANE studyと称されるRCTが行われた[18]（表4）。本研究では，SpO_2 94〜97％を目標にFiO_2を調整したうえで，7 cmH_2OのnCPAPと2 L/min/kgのHFNCで，24時間後の治療不成功率を比較している。重症度スコアとして修正Wood's臨床喘息スコア(mWCAS)（表5）が利用されており，同スコア1点以上の悪化や呼吸回数10回/min以上の増悪（ないし＞60回/min）などをもって不成功と定義された。結果，nCPAPとHFNCのいずれにおいても，安全性や挿管回避率などで有効性を示す一方で，不成功率の低さによりnCPAPの優位性が示唆された(図2)。

表4◆細気管支炎患者の臨床パラメータの基礎値
平均（標準偏差）ないしは実数（%）

	総数（$n=142$）	nCPAP（$n=71$）	HFNC（$n=71$）	p 値
体重（g）	4126.7（1207）	4134（1097）	4119（1302）	0.81
日齢	40（35）	38（32）	42（39）	0.82
早産児（%）	26（18.3）	11（15.5）	15（21.4）	0.22
在胎不当過小（%）	10（7.0）	4（5.6）	6（8.6）	0.71
気管支肺異形成症（%）	2（1.4）	1（1.4）	1（1.4）	1
呼吸回数（回/min）	53（18）	54（18）	52（18）	0.43
心拍数（回/min）	166（19）	165（19）	166（20）	0.75
平均動脈圧（mmHg）	69（13）	70（13）	69（13）	0.48
SpO_2	95（5）	95（4）	95（5）	0.49
FiO_2	30（12）	30（12）	31（13）	0.73
mWACS	4（1）	4（1）	4（1）	0.67
pH	7.28（0.1）	7.27（0.1）	7.29（0.1）	0.08
PCO_2	60（14）	61（15）	58（12）	0.20

〔Milési C, et al. High flow nasal cannula（HFNC）versus nasal continuous positive airway pressure（nCPAP）for the initial respiratory management of acute viral bronchiolitis in young infants : a multicenter randomized controlled trial（TRAMONTANE study）. Intensive Care Med 2017；43：209-16 より作成〕

表5◆修正 Wood's 臨床喘息スコア（mWCAS）

スコア	0	0.5	1	2
チアノーゼ	なし		$SpO_2<94\%$（室内気）	$SpO_2<94\%$（FiO_2 0.4）
吸気音	なし		均等でない	低下，消失
呼吸補助筋の使用	なし	軽度	中等度	最大
呼気性喘鳴	なし	軽度	中等度	顕著
中枢神経機能	なし		抑うつ・不穏	昏睡

(Hollman G, et al. Helium-oxygen improves clinical asthma scores in children with acute bronchiolitis. Crit Care Med 1998；26：1731-6 より作成)

表6◆mWCAS による nCPAP および HFNC の使い分け

著者（発表年代）	介入	mWCAS	効能
Martinón-Torres ら（2006）[19]	nCPAP + heliox	≧5	mWCAS↓
Cambonie ら（2008）[6]	nCPAP	>5	WOB↓
Milési ら（2013）[20]	HFNC	<4	WOB↓
Milési ら（2013）[21]	nCPAP	>4	mWCAS↓
Milési ら（2017）[18]	HFNC vs. nCPAP	>3	nCPAP > HFNC

heliox：ヘリウムと酸素の混合ガス．WOB：仕事量

同様に細気管支炎の研究において，nCPAP や HFNC の有効性を mWCAS を登録基準に用いた研究が多くなされている（表6）[6, 18〜21]。これらによると mWCAS<4 は HFNC，4〜5 以上では nCPAP が有効そうである。当然こうした使い分けには病勢の判断ばかりではなく，施設の経験も加味されるべきであろう（図3）。一方で，多々ある呼吸窮迫症状の一つ一つを厳密に表現することは，臨床の現場では省略されがちであり，呼吸窮迫症状から呼吸不全への悪化を適確に評価することは困難である。紹介したような臨床スコアを用

いることは，客観的評価としても不明確な適応基準を選別するためにも，重要と考えられる。

同調性と NAVA

NIV モードが使用できる人工呼吸器は多く見受けられるが，一般に NIV 専用器のほうが同調性に優れていることが，モデル肺を用いたベンチマーク研究で報告されている[22]。その理由は，リーク補正をいかに行うかにかかっていると推測

NPPV　**117**

図3 ◆ NPPVとHFNCの使い分け

非侵襲的呼吸補助は，インターフェイスへの練度が重要となるが，その度合いは施設ごとに異なる。一方で，病態としてのHFNCとNPPVの区分けは，重症度でなされる。そうした病勢判断と施設経験の両者を加味して，デバイスの適応は検討されるべきであろう。
CMV : conventional mechanicla ventilation

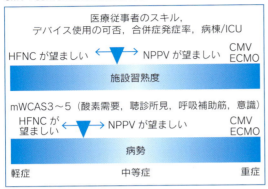

図4 ◆ NIV-NAVAにおける同調性の検討

従来型NIV30分後（initial），60分NIV-NAVA，30分従来型（final）をクロスオーバーで行い，各フェーズ最後の10分で非同調（遅延）を測定。＊$p≦0.05$，† $p<0.01$
〔Ducharme-Crevier L, et al. Neurally adjusted ventilatory assist (NAVA) allows patient-ventilator synchrony during pediatric noninvasive ventilation : a crossover physiological study. Crit Care 2015 ; 19 : 44 より許可を得て転載〕

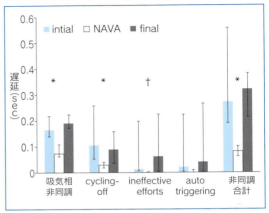

される[23]。そもそもNIVのリークは，専用器の場合は唯一の呼吸器回路ないしはマスクに備わった呼気ポートより生じ，最新機種ではそれを組み入れた呼吸ケアアルゴリズムを採用している。一方，汎用器の場合は，吸気/呼気に分かれた2本の呼吸器回路に呼気ポートはなく（あってはならず），呼気弁よりなされる。そのため，大量に発生する意図する，ないしは意図しないリークへの対応は一般には難しい。結果，NIV専用器は，他の汎用器に比してトリガー遅延，auto triggering発生率，結果として非同調性割合，いずれにおいても優位性を示す報告がある[22]。

また近年では，NAVA（neurally adjusted ventilatory assist）が利用可能となり，吸気トリガー遅延を短縮し，有用であるとされる[24]。リークの影響を受けない横隔膜活動電位によるトリガーにより得られる非同調の改善は，胃泡の増悪を防ぎ，患者の快適性を増すであろう。これらの結果から，小児へのNIV応用の際，インターフェイスへの耐性能の増加，鎮静薬必要総量の減量など，呼吸器以外への好影響も示唆される。またDucharme-Crevierら[25]は，NIV-NAVAで同様の結果を報告しているが（図4），さらに考察内で，NAVAによる喉頭部筋肉の収縮についても触れている。それによるとNAVAを使用しない

従来換気では，吸気補助時に反射的に喉頭筋肉の収縮を生じて気道を狭めるが，同調性のよいNAVAは，より生理学的に正常な気道呼吸筋パターンを生み，不要な収縮を抑制することが期待されるとした。いずれにしても，小児NIVへのNAVAを応用したさらなる研究が待たれる。

文献

1. Kneyber MCJ, de Luca D, Calderini E, et al. Recommendations for mechanical ventilation of critically ill children from the Paediatric Mechanical Ventilation Consensus Conference (PEMVECC). Intensive Care Med 2017 ; 43 : 1764-80.　　PMID : 28936698
2. Cortegiani A, Russotto V, Antonelli M, et al. Ten important articles on noninvasive ventilation in critically ill patients and insights for the future : A report of expert opinions. BMC Anesthesiol 2017 ; 17 : 122.
　　PMID : 28870157
3. Nava S, Hill N. Non-invasive ventilation in acute respiratory failure. Lancet 2009 ; 374 : 250-9.
　　PMID : 19616722
4. Rimensberger PC, Cheifetz IM, Kneyber MCJ. The top ten unknowns in paediatric mechanical ventilation. Intensive Care Med 2018 ; 44 : 366-70.
　　PMID : 28555411
5. Essouri S, Chevret L, Durand P, et al. Noninvasive positive pressure ventilation : five years of experience in a pediatric intensive care unit. Pediatr Crit Care Med 2006 ; 7 : 329-34.　　PMID : 16738493
6. Cambonie G, Milési C, Jaber S, et al. Nasal continu-

ous positive airway pressure decreases respiratory muscles overload in young infants with severe acute viral bronchiolitis. Intensive Care Med 2008；34：1865-72. PMID：18607564

7. Essouri S, Durand P, Chevret L, et al. Physiological effects of noninvasive positive ventilation during acute moderate hypercapnic respiratory insufficiency in children. Intensive Care Med 2008；34：2248-55. PMID：18712350

8. 志馬伸朗, 鈴木正之, 丸川征四郎. 我が国の小児呼吸不全急性期に対する非侵襲的陽圧換気(NPPV)の現状—全国施設調査の結果—. 人工呼吸 2010；27：283-6.

9. Mayordomo-Colunga J, Medina A, Rey C, et al. Non invasive ventilation after extubation in paediatric patients：a preliminary study. BMC Pediatr 2010；10：29. PMID：20444256

10. Fioretto JR, Ribeiro CF, Carpi MF, et al. Comparison between noninvasive mechanical ventilation and standard oxygen therapy in children up to 3 years old with respiratory failure after extubation：a pilot prospective randomized clinical study. Pediatr Crit Care Med 2015；16：124-30. PMID：25560423

11. Randolph AG, Meert KL, O'Neil ME et al. The feasibility of conducting clinical trials in infants and children with acute respiratory failure. Am J Respir Crit Care Med 2003；167：1334-40. PMID：12615617

12. Florin TA, Plint AC, Zorc JJ. Viral bronchiolitis. Lancet 2017；389：211-24. PMID：27549684

13. Schuh S, Babl FE, Dalziel SR, et al. Practice variation in acute bronchiolitis：A Pediatric Emergency Research Networks Study. Pediatrics 2017；140：e20170842. PMID：29184035

14. Caballero MT, Polack FP, Stein RT. Viral bronchiolitis in young infants：new perspectives for management and treatment. J Pediatr (Rio J) 2017；93 Suppl 1：75-83. PMID：28859915

15. Chin K, Takahashi K, Ohmori K, et al. Noninvasive ventilation for pediatric patients under 1 year of age after cardiac surgery. J Thorac Cardiovasc Surg 2007；134：260-1. PMID：17599530

16. Fernández Lafever S, Toledo B, Leiva M, et al. Non-invasive mechanical ventilation after heart surgery in children. BMC Pulm Med 2016；16：167. PMID：27899105

17. Essouri S, Carroll C, Pediatric Acute Lung Injury Consensus Conference Group. Noninvasive support and ventilation for pediatric acute respiratory distress syndrome：proceedings from the Pediatric Acute Lung Injury Consensus Conference. Pediatr Crit Care Med 2015；16(5 Suppl 1)：S102-10. PMID：26035360

18. Milési C, Essouri S, Pouyau R, et al. High flow nasal cannula (HFNC) versus nasal continuous positive airway pressure (nCPAP) for the initial respiratory management of acute viral bronchiolitis in young infants：a multicenter randomized controlled trial (TRAMONTANE study). Intensive Care Med 2017；43：209-16. PMID：28124736

19. Martinón-Torres F, Rodríguez-Núñez A, Martinón-Sánchez JM. Nasal continuous positive airway pressure with heliox in infants with acute bronchiolitis. Respir Med 2006；100：1458-62. PMID：16406757

20. Milési C, Baleine J, Matecki S, et al. Is treatment with a high flow nasal cannula effective in acute viral bronchiolitis? A physiologic study. Intensive Care Med 2013；39：1088-94. PMID：23494016

21. Milési C, Matecki S, Jaber S, et al. 6 cmH$_2$O continuous positive airway pressure versus conventional oxygen therapy in severe viral bronchiolitis：a randomized trial. Pediatr Pulmonol 2013；48：45-51. PMID：22431446

22. Carteaux G, Lyazidi A, Cordoba-Izquierdo A, et al. Patient-ventilator asynchrony during noninvasive ventilation：a bench and clinical study. Chest 2012；142：367-76. PMID：22406958

23. Hess DR, Branson RD. Know your ventilator to beat the leak. Chest 2012；142：274-5. PMID：22871746

24. Cammarota G, Olivieri C, Costa R. et al. Noninvasive ventilation through a helmet in postextubation hypoxemic patients：physiologic comparison between neurally adjusted ventilatory assist and pressure support ventilation. Intensive Care Med 2011；37：1943-50. PMID：22005826

25. Ducharme-Crevier L, Beck J, Essouri S, et al. Neurally adjusted ventilatory assist (NAVA) allows patient-ventilator synchrony during pediatric noninvasive ventilation：a crossover physiological study. Crit Care 2015；19：44. PMID：25886793

（齊藤 修）

小児の ARDS

小児の ARDS

1

小児の急性呼吸窮迫症候群の特徴

要点

- ・小児に特化した診断基準である PALICC 定義は，Berlin 定義よりも軽症患者から広く拾い上げる可能性もある。しかし，小児に個別の定義が必要であるかについてはエビデンスが十分はなく，今後の議論が必要である。
- ・ARDS の疾患概念については成人と小児で差はないが，基礎疾患，原因となる感染症，発症機序が異なる可能性がある。
- ・ARDS が小児の成長に与える影響は不明であること，かつては救命し得なかった重症例が生存できるようになったことを鑑みると，運動機能も含めた長期的な呼吸機能のフォローアップが不可欠である。

■ はじめに

本章では，小児と成人の急性呼吸不全には，どのような違いがあるのか，共通する部分はあるのかについて，定義と疫学の観点から解説する。

■ 定義

急性呼吸窮迫症候群 acute respiratory distress syndrome(ARDS)は，急性に発症する非心原性肺水腫である。成人では 2012 年に発表された Berlin 定義[1]が使用されており，小児でも使用可能であるが，小児用として Pediatric Acute Lung Injury Consensus Conference(PALICC) 定義[2]も提唱されている。

Berlin 定義[1]

ベルリン定義は，下記のとおりである。

- ・急性発症：1 週間以内
- ・胸部 X 線写真：両側の浸潤陰影(胸水や無気肺は除外)
- ・肺水腫の原因：心不全や輸液過多ではない呼吸不全
- ・酸素化の程度：軽症，中等症，重症の 3 段階に分ける
  - ・軽症：PaO_2/FIO_2(P/F 比)が 201〜300(PEEP または CPAP で 5 cmH_2O 以上を用いて)
  - ・中等症：P/F 比が 101〜200(PEEP を 5 cmH_2O 以上用いて)
  - ・重症：P/F 比が 100 以下(PEEP を 5 cmH_2O 以上用いて)

PALICC 定義[2]

小児では，2015 年に発表された PALICC 定義も用いられる。

- ・年齢：周生期に起因する肺疾患患者を除く
- ・急性発症：臨床的な肺の損傷から 1 週間以内
- ・肺水腫の原因：心不全や輸液過多ではない呼吸不全
- ・胸部 X 線写真：急性の肺実質病変に矛盾しない新たな浸潤陰影(両側でなくてもよい)
- ・酸素化の程度
  - ・非侵襲的人工呼吸：重症度分類をしないフルフェイスマスクでの二相性人工呼吸または CPAP ≧ 5 cmH_2O で P/F 比 ≦ 300 または，SpO_2/FIO_2(S/F 比)が 264 以下
  - ・侵襲的(気管挿管)人工呼吸
    - ・軽症：4 ≦ oxygenation index(OI)[*1] < 8,

小児の急性呼吸窮迫症候群の特徴　**123**

または，$5 \leq$ oxygen saturation index (OSI)[*2] < 7.5
- 中等症：$8 \leq OI < 16$，または，$7.5 \leq OSI < 12.3$
- 重症：$OI \geq 16$，または，$OSI \geq 12.3$
- 特定の疾患に対しての考慮：下記であれば，pediatric ARDS（PARDS）の診断が可能
  - 先天性心疾患：基礎疾患としての心疾患で説明ができない急性の酸素化の悪化
  - 慢性肺疾患：急性の浸潤陰影の出現と酸素化の悪化
  - 左室の機能不全：左心の機能不全に起因しない急性の肺の浸潤陰影の出現と酸素化

・PALICC 定義の特徴[3]

①肺野の浸潤陰影を両側としていない。

②P/F比ではなくOIによって，重症度を評価する。

　OIは，P/F比の逆数に平均気道内圧を掛け合わせたものである。P/F比が人工呼吸器設定の条件を含まないのに対し，OIは人工呼吸器条件を含む。OIは，新生児領域ではかなり古くから使用されており，小児医療でも急性呼吸不全の重症度判定に使用し得るという研究は古くからある[4]。しかし，同じP/F比でも，PEEPの反応性が悪い（recruitabilityに乏しい）症例では，平均気道内圧が上昇してもPaO$_2$は上昇しない。このため，OIを用いると過剰なPEEPを設定することにつながり，患者の重症度を過大評価する可能性がある。もちろん逆に，十分なPEEPを設定せずにPaO$_2$が低下した場合にはP/F比は悪化し，重症度を過大評価する可能性がある。

③動脈血液ガス分析をしなくても，パルスオキシメトリによるSpO$_2$からのARDSの診断を可能とした。また，侵襲的人工呼吸器管理下では，SpO$_2$を用いて重症度分類が可能となった。ただし，ときにSpO$_2$はSaO$_2$と誤差が大きいことは認識しておくべきである。

④小児では，先天性心疾患や慢性肺疾患を基礎疾患にもつ患者が急性呼吸不全になることもあり，これらの患者でもARDSの診断が可能と

した。

Berlin 定義 vs. PALICC 定義

そもそも，小児用にARDSの定義が別個に必要か，という疑問がある。

　小児ARDS患者で，Berlin定義とPALICC定義との関係を検討した研究[5]がある。この研究では，61例がBerlin定義またはPALICC定義のいずれかを満たしたが，そのうち60例がPALICC定義を満たし，26例がBerlin定義を満たした。このことから，Berlin定義よりもPALICC定義のほうが，より多くの患者を拾い上げられる可能性がある。この61例を，Berlin定義を満たした26例とBerlin定義を満たさなかった35例で比較すると，後者で肺炎が原因の患者が多く，両側浸潤陰影を示したのは23%にすぎなかった（前者では当然のことながら100%）。重症度別では，後者で軽症患者が多く（50%），PALICC定義ではより軽症患者を拾い上げられる可能性が指摘された。

　小児患者で，Berlin定義（P/F比）とPALICC定義（OI）での酸素化の評価と死亡率，あるいはventilator free days（VFD）に関して検討した研究[6]では，死亡率においてARDS発症時のAUROC[*3]はP/F比での診断では0.55，OIでの診断では0.57であった。ARDS発症6時間後のAUROCは，P/F比では0.58，OIでは0.61となった。人工呼吸開始から6時間以上経過すると，P/F比でもOIでもより正確な予後予測ができることが示された。この研究では，OIのほうがP/F比よりも優れているとしているが，AUROCの差は0.02〜0.03程度にすぎない。VFD $\leq$ 14日の予測においても，P/F比とOIは同様の結果を示した。

・・・

　これらの結果を参考にすれば，現時点では，小児ARDSの定義が別個に必要である，という十分な

---

*1　$OI = F_IO_2(\%) \times$ 平均気道内圧$/PaO_2$
*2　$OSI = FIO_2(\%) \times$ 平均気道内圧$/SpO_2$
*3　AUROC：area under the curve receiver operating characteristic

エビデンスはないと言える。

日本国内では PALICC 定義はあまり浸透しているとは言えず，Berlin 定義で診断することが多いと考えられる。今後，国際的かつ大規模な研究において，Berlin 定義と PALICC 定義の比較が行われ，それぞれの特徴を検討したうえで，よりよい診断につながることを期待したい。

■ 疫学

ARDS の疫学は，どの地域でどのような患者を対象とするか，またはどの定義を使用するかによって異なることに留意が必要である。

欧州の疫学

欧州からは，オランダの単一施設からの報告がある[7]。PICU での人工呼吸患者 553 例中，1994 年 の American-European consensus conference(AECC)定義に合致する ARDS 患者(Berlin 定義の中等症と重症に相当する)は 41 例(人工呼吸患者の 7.7%)であった。内訳は，肺原性が 30 例，肺外原性が 11 例であった。年間小児人口 10 万人当たり 2.2 例の ARDS 患者の発生と推定された。

アジアの疫学

アジアからの大規模研究は，中国の Collaborative Study Group of Pediatric Respiratory Failure からの報告[8]と，Pediatric Acute & Critical Care Medicine Asian Network(PACCMAN)による報告[9]がある。

中国からの報告は，2004 年から 12 か月間に中国の 25 の PICU で行われた前向き調査である。7269 例の入院患者うちの 105 例(1.44%)が AECC 定義での ARDS であった。内訳は，肺原性 59%，肺外原性 41% であり，死亡率は 61% である。

PACCMAN 研究では，シンガポール，ベトナム，マレーシア，中国，タイから，373 例の患者をリクルートした。肺炎が全体の 83% を占めていた。全体の PICU 死亡率は 30%，100 日死亡率は 40% であった。PALICC 定義の重症度分類

では，軽症 24%，中等症 40%，重症 36% であり，それぞれの 100 日死亡率は，19%，39%，54% であった。

■ 成人 ARDS と小児 ARDS の違い

基本的な概念は，成人と小児では差がないが，基礎疾患，原因となる感染症などに関して異なる可能性がある。

基礎疾患

ARDS は，肺原性(pulmonary origin または direct injury)と肺外原性(extrapulmonary origin または indirect injury)に分類できる。肺原性の代表は，感染性肺炎や誤嚥性肺炎で，肺外原性の代表は，敗血症や外傷などがある。

小児 ARDS と多臓器不全に関する報告では，もともと ARDS の患者を対象とした研究ではないが，Randomized Evaluation of Sedation Titration for Respiratory Failure(RESTORE)がある[10]。この研究は，PALICC 定義での軽症 533 例，中等症 696 例，重症 843 例を含んでいる。ARDS 発症時に何らかの臓器障害を有していた患者は，軽症で 56%，中等症で 60%，重症で 77% であり，重症患者では発症時に多臓器不全となっていた患者がより多かった。また，ARDS の経過中に新たに多臓器不全になった患者の割合は，軽症で 10%，中等症で 10%，重症で 9% と，重症度による差はなかった。肺外原性の代表である敗血症を基礎疾患とする ARDS 患者では，93% で発症時に多臓器不全であった。一方，肺炎や誤嚥などの肺原性 ARDS 患者では，発症時の多臓器不全は 56% であった。また，ARDS 発症時の多臓器不全の存在は，死亡率の上昇(呼吸不全や敗血症の重症度を加味したオッズ比が 3〜6 倍)に寄与していることがわかった。

原因となる感染症

感染性肺炎の原因微生物には，細菌性に加えウイルス感染症が少なからず存在する。かつては，ウイルスの同定が困難であったが，近年では気管支肺胞洗浄液などを検体とした PCR 検査で同定が

可能である[11, 12]。

起因ウイルスは，地域によって異なる。Randolphら[11]の米国での研究では，インフルエンザウイルス，ライノウイルス，RSウイルス，ヒトメタニューモウイルス，アデノウイルス，コロナウイルスの順に多かった。Phungら[12]によるベトナムでの肺原性の小児重症ARDS患者を対象とした研究では，アデノウイルス，麻疹ウイルス，サイトメガロウイルス，ボカウイルス，ライノウイルス，パラインフルエンザウイルスの順に多かった。

発症機序

ARDSの発症機序として，肺原性は肺胞上皮に最初の損傷が及ぶと考えられ，一方，肺外原性の場合は，全身の炎症に伴う血管内皮に最初の損傷が生じ，肺胞の損傷は二次的であると想像される。ARDSの炎症や損傷の機序に注目して，バイオマーカーで早期にARDSの診断，肺原性か否か，あるいは重症度判定が行えないかという試みがある。

肺胞上皮の損傷の指標としては，soluble receptor for advanced glycation end products (sRAGE)が[13]，血管内皮の損傷の指標としてはアンジオポエチン-2[13]，トロンボモジュリン[14]，von Willbrand因子[15]などがある。全身性の炎症とそれに対する免疫反応という点に注目した指標は，インターフェロン-γ[12]やインターロイキン-10(IL-10)[12]がある。

こういったバイオマーカーの研究は，ARDSの病態解明や，病型分類にもつながる。さらには，酸素化の指標(P/F比でもOIでも)によって，軽症，中等症，重症に分類できるが，これらにバイオマーカーを組み合わせることにより，発症早期に重症度をさらに層別化できる可能性も期待されている。より詳細な層別化が可能となれば，重症患者に対しては，早期から異なる管理法が検討されるようになるかもしれない。

■ ARDSが肺の発達・呼吸機能に及ぼす影響

小児ARDS患者の，その後の呼吸機能などに及ぼす影響に関しては，20年以上前の古い研究(しかも対象患者数が少ない)が散見されるだけで，最近の報告は少ない。

Weissら[16]は，1986～1993年に人工呼吸を行ったacute hypoxemic respiratory failure (AHRF)の患者14例(罹患時の平均年齢6.8歳)を対象に平均23か月後に呼吸機能検査を行った。そのうち11例でスパイロメトリを行い，7例では拘束性もしくは閉塞性の所見を呈した。10例で肺容量の測定を行ったが，5例で正常，2例で正常値よりも増加(過伸展)，3例で正常値よりも過小であった。拡散能に関しては，測定できた7例中4例で低下していた。

Golderら[17]は，1998年に5例のAHRF患者(罹患時5～14歳)に対して経時的な(11～53か月)フォローアップを行った。呼吸機能は，AHRF罹患後12か月までは改善傾向を示したが，その後は改善が認められなかった。最終的に，5例中4例で肺活量と1秒量(FEV$_1$)の両方の低下がみられた。これらの患者は，人工呼吸中の最高吸気圧が35～45 cmH$_2$Oと高く，人工呼吸期間が5～25日と長かったため，肺機能の継続的悪化に寄与した可能性がある。

Abrahamら[18]は，2002年に7例のARDS患者(罹患時の平均年齢7.3歳)の呼吸機能を平均で5.6年後に測定した。その結果，1例では拡散能の低下が認められたが，残りの6例では正常範囲内であった。

米国からの報告[19]は，2000～2005年にARDSを発症した24例(罹患時の中央値64か月)を対象とし，発症後12か月後に評価を行った。呼吸機能検査では，1/3が軽症から中等症の異常を認め，その内訳は4例が閉塞性の呼吸障害，2例が拡散能の低下であった。

インドからの報告[20]では，2012年からの1年間にAHRFにより人工呼吸を行った29例(罹患時年齢5～12歳，平均8.4歳)を対象とした。スパイロメトリでは，1回目(平均3.5か月後)は29例中24例(83%)で異常を認めたが，2回目(平均10.6か月後)で異常を認めた患者は19%に減少した。その多くが拘束性の障害を示した。

最近の肺保護換気の浸透により，重症度が同程度なら後遺症を呈する患者は減少しつつあるかもしれない。その一方で，かつて生存できなかったような重症患者が生存できるようになり，そのような患者では，重度の拘束性あるいは閉塞性の障害，拡散能の障害が問題になるかもしれない。さらには，長期臥床による筋力低下も，長期的に問題にとなる可能性もある。われわれは，まだ十分なデータを持ち合わせておらず，小児 ARDS 患者では，運動機能なども含めた長期的な呼吸機能のフォローアップが不可欠であると考える。

文 献

1. ARDS Definition Task Force, Ranieri VM, Rubenfeld GD, et al. Acute respiratory distress syndrome, the Berlin Definition. JAMA 2012；307：2526-33.
   PMID：22797452
2. Khemani RG, Smith LS, Zimmerman JJ, et al. Pediatric acute respiratory distress syndrome：definition, incidence, and epidemiology：proceedings from the Pediatric Acute Lung Injury Consensus Conference. Pediatr Crit Care Med 2015；16：S23-40.
   PMID：26035358
3. Khemani RG, Wilson DF, Esteban A, et al. Evaluating the Berlin Definition in pediatric ARDS. Intensive Care Med 2013；39：2213-6. PMID：24100944
4. Trachsel D, McCrindle BW, Nakagawa S, et al. Oxygenation index predicts outcome in children with acute hypoxemic respiratory failure. Am J Respir Crit Care Med 2005；172：206-11. PMID：15817802
5. Gupta S, Sankar J, Lodha R, et al. Comparison of prevalence and outcomes of pediatric acute respiratory distress syndrome using Pediatric Acute Lung Injury Consensus Conference Criteria and Berlin Definition. Front Pediatr 2018；6：93.
   PMID：29686979
6. Yehya N, Thomas NJ, Khemani RG. Risk stratification using oxygenation in the first 24 hours of pediatric acute respiratory distress syndrome. Crit Care Med 2018；46：619-24. PMID：29293150
7. Kneyber MCJ, Brouwers AGA, Caris JA, et al. Acute respiratory distress syndrome, is it underrecognized in the pediatric intensive care unit? Intensive Care Med 2008；34：751-4. PMID：18288473
8. Yu WL, Lu ZJ, Wang Y, et al. The epidemiology of acute respiratory distress syndrome in pediatric intensive care units in China. Intensive Care Med 2009；35：136-43. PMID：18825369
9. Wong JJ, Phan HP, Phumeetham S, et al. Risk stratification in pediatric acute respiratory distress syndrome, a multicenter observational study. Crit Care Med 2017；45：1820-8. PMID：28749854
10. Weiss S, Asaro LA, Flori HR, et al. Multiple organ dysfunction in children mechanical ventilated for acute respiratory failure. Pediatr Crit Care Med 2017；18：319-29. PMID：28212163
11. Randolph AG, Agan AA, Flanagan RF, et al. Optimizing virus identification in critically ill children suspected of having an acute severe viral infection. Pediatr Crit Care Med 2016；17：279-86.
    PMID：26895562
12. Phung TTB, Suzuki T, Phan PH, et al. Pathogen screening and prognostic factors in children with severe ARDS of pulmonary origin. Pediatr Pulmonol 2017；52：1469-77. PMID：28703486
13. Yehya N, Thomas NJ, Meyer NJ, et al. Circulating markers of endothelial and alveolar epithelial disfunction are associated with mortality in pediatric acute respiratory distress syndrome. Intensive Care Med 2016；42：1137-45. PMID：27101828
14. Orwoll BE, Spicer AC, Zinter MS, et al. Elevated soluble thrombomodulin is associated with organ failure and mortality in children with acute respiratory distress syndrome (ARDS), a prospective observational cohort study. Crit Care 2015；19：435.
    PMID：26652251
15. Flori HR, Ware LB, Milet M, et al. Early elevation of plasma von Willbrand factor antigen in pediatric acute lung injury is associated with an increase risk of death and prolonged mechanical ventilation. Pediatr Crit Care Med 2007；8：96-101.
    PMID：17273112
16. Weiss I, Ushay HM, DeBruin W, et al. Respiratory and cardiac function in children after acute hypoxemic respiratory failure. Crit Care Med 1996；24：148-54. PMID：8565520
17. Golder NDB, Lane R, Tasker RC. Timing of recovery of lung function after severe hypoxemic respiratory failure in children. Intensive Care Med 1998；24：530-3. PMID：9660272
18. Abraham RB, Weinbroum AA, Roizin H, et al. Long-term assessment of pulmonary function tests in pediatric survivors of acute respiratory distress syndrome. Med Sci Monit 2002；3：CR153-7.
    PMID：11887027
19. Ward SL, Turpin A, Spicer AC, et al. Long-term pulmonary function and quality of life in children after acute respiratory distress syndrome, a feasibility investigation. Pediatr Crit Care Med 2017；18：e48-55. PMID：28060170
20. Chakdour S, Vaidya PC, Angurana SK, et al. Pulmonary functions in children ventilated for acute hypoxemic respiratory failure. Pediatr Crit Care Med 2018；19：e464-71. PMID：29923937

（中川 聡）

小児の ARDS

2

小児の VALI と ARDS の呼吸管理

要点
- ARDS に対する人工呼吸器管理は生命維持に必須であるが，VALI を意識した管理が必要となる。
- ARDS における人工呼吸器管理は短期的な酸素化のみを目標にしてはならない。循環への影響なども考慮する必要がある。
- 小児における ARDS の管理に関する RCT は十分とはいえない。現時点では，成人の研究を参考に管理することは妥当であるが，小児ならではの疾患も存在するので，個別に病態評価をすることも重要である。

■ はじめに

1980 年代より，人工呼吸器管理により肺傷害を引き起こされることが示され[1]，人工呼吸器誘発性肺傷害 ventilator-induced lung injury（VILI）と呼ばれるようになった。厳密にはヒトでは，肺傷害の原因が人工呼吸によるものだけとは証明されておらず，最近では人工呼吸器関連肺傷害 ventilator-associated lung injury（VALI）とも呼ばれる。

VALI の原因はいくつか報告されているが，人工呼吸器管理に関係があるものについて述べる。急性呼吸窮迫症候群（ARDS）では正常肺の容量が減少しているため，正常時には問題とならない1回換気量でも，肺胞が過伸展し肺損傷が引き起こされる（strain）。また，高い経肺圧により肺胞が損傷する（stress）。肺胞が虚脱と再開放を繰り返す（tidal recruitment）と，ずり応力 sheer stress

のため肺損傷が生じる（atelectrauma）。

これら人工呼吸器管理中の肺損傷を最小限にすることを目的とした管理を，肺保護換気と呼ぶ。小児に限定した肺保護戦略に関しては，大規模無作為化比較試験（RCT）がないのが現状であり，成人の研究を確認しながら小児に関する知見についても述べる。

■ 肺保護換気

2000 年に ARDSnetwork により，低1回換気量（6 mL/kg 予測体重以下）とプラトー圧の制限（30 cmH_2O 以下）が高1回換気量（12 mL/kg 予測体重）に比べて成人 ARDS 患者の生命予後を改善する[2]という報告（ARMA study）がされた。特に，呼吸器系コンプライアンスが 0.6 mL/cmH_2O/kg 予測体重以下の患者で効果は明らかであった[3]。これは1回換気量を制限することで残された正常肺の strain，または stress を低減することによると考えられる。しかし，6 mL/kg であればどの症例でも肺保護的であるわけではなく，機能的残気量（FRC）が極めて少ない症例であれば，6 mL/kg 以下の1回換気量でも肺損傷を生じる可能性はある。本研究では 12 mL/kg との比較が行われているが，低容量換気のほうが酸素化は不良であるものの，死亡率が低い結果となっている。短期的な酸素化の改善のために少ない正常肺に大きな換気量，圧を与えることには注意をすべきである。また，低容量換気のために高二酸化炭素血症（pH 7.20 程度まで）をある程度許容することも考慮する（permissive hypercapnia）。

小児の VALI と ARDS の呼吸管理　**129**

表 1 ◆ 主要な研究の介入群における PEEP 設定

FiO$_2$	0.3	0.4	0.5	0.6	0.7	0.8	0.9	1.0	PEEP (cmH$_2$O) (Day 1*)
ARDS Network[2]**	5	5~8	8~10	10	10~14	14	14~18	18~24	9.4
ALVEOLI[14]***	12~14	14~16	16~20	20	20	20~22	22	22~24	14.7
LOV[15]***	5~10	10~18	18~20	20	20	20~22	22	22~24	15.6
Express[16]	V$_T$ 6 mL/kg, Pplat 28~30 cmH$_2$O となるように PEEP を設定								14.6
Kacmarekら[18] (PEEP 漸減法)	1. RM として PCV で PIP 50~60 cmH$_2$O, PEEP 35~45 cmH$_2$O（自発呼吸が強い場合は筋弛緩使用） 2. volume A/C, V$_T$ 4~6 mL/kg, PEEP 25 cmH$_2$O とし 3 分間安定させたあと, 動的コンプライアンス****を測定 3. PEEP を 2 cmH$_2$O ずつ漸減, 最もコンプライアンスの良かった PEEP ＋ 3 cmH$_2$O を至適 PEEP と設定								15.8

*各研究で実際に使用された PEEP の初期設定値の平均（文献 14, 15, 16 では高 PEEP 群での結果を記載）
**ALVEOLI, LOV の対照群となる PEEP 設定
***文献 14, 15 では両群とも V$_T$ を 6 mL/kg に, 高 PEEP 群ではリクルートメント手技を行っている. 文献 14 では Pplat を 30 cmH$_2$O, 文献 15 では 40 cmH$_2$O 以下としている
****動的コンプライアンス＝V$_T$/(PIP － PEEP)
V$_T$：1 回換気量, Pplat：プラトー圧, RM：リクルートメント手技, PCV：従圧式換気, A/C：assist/control（補助/調節）換気

Amato ら[4]は, 過去に行われた 9 つの RCT, 3562 例のデータをもとに, 媒介分析という手法を用い, 複数の呼吸器系パラメータが ARDS の予後に与えた影響を解析した. 結果としては, 駆動圧（ΔP＝1 回換気量/呼吸器系コンプライアンス）が死亡率に最も関連しており, 1 回換気量やプラトー圧制限下でも駆動圧の上昇が死亡率の上昇に相関していた. 現段階では駆動圧は患者のリスク評価には有用と考えられるが, 意図的に駆動圧を低く保つ管理が直接予後を改善できるとは言い切れず, 今後の大規模 RCT が待たれる.

小児における知見

小児の ARDS において, 低 1 回換気量に関する RCT はないが, 死亡率に影響しなかったという前向き多施設観察研究が報告されている[5]. 一方で, 小児の ARDS に対する低 1 回換気量により死亡率が低下するという観察研究[6, 7]もある. これらの研究を含む小児の換気量と肺傷害に関する研究を統合したメタ解析では, 換気量は死亡率に影響しない結果となった. また, 急性肺傷害（ALI）, ARDS に関するサブグループ解析でも死亡率に統計学的有意差を認めなかった[8].

高 1 回換気量による VALI の発生に関して, 小児と成人の間で予後が相違する要因はいくつか考えられる. 成人では予測体重と全肺気量が関連するため, ARMA study 以後の多くの研究では 1 回換気量を予測体重当たりで設定するプロトコルが採用されている. 一方, 小児では全肺気量は身長と関連する[9, 10]という報告もあり, 1 回換気量を体重から決定することに問題があるかもしれない. さらに小児では, 成人と比較して人工呼吸に伴って生じる免疫反応が低いため, VALI の発生が少ないことが示唆されている[11~13].

■ open lung approach

open lung approach は 1980 年代後半に提唱された. 肺傷害によって虚脱した肺胞を再開放させることと, 新たな虚脱を防ぐことが基本的な概念である.

PEEP

PEEP を用いて肺胞の虚脱を防ぎ正常肺の割合を増加させることと, 虚脱-再開放のサイクルを防ぐことを目的とする. 高い PEEP の有用性を検討した初期の研究では, 対照群に低 1 回換気量のプロトコルが取られていないため, 高い PEEP の有効性を評価できないと考えられる. その後の成人で行われた代表的な RCT を紹介する（表 1）.

・ALVEOLI trial

ALVEOLI trial[14]では，PaO_2/FiO_2（P/F 比）≦ 300 の患者を対象とした。高 PEEP 群でリクルートメント手技を使用し，両群ともに低 1 回換気量，プラトー圧の制限（30 cmH$_2$O）を行っている。院内死亡率は有意差を認めず，リクルートメント手技の効果も一過性との判断で，研究自体も早期中止となっている。

・LOV study

LOV study[15]は，P/F 比≦ 250 の患者を対象とし，同様に低 1 回換気量，プラトー圧制限，リクルートメント手技（sustained iflation 法）を用いている。院内死亡率は，両群で統計学的に有意差はなかった（高 PEEP 群 36.4 % vs. 低 PEEP 群 40.4 %）。人工呼吸期間は高 PEEP 群で短い結果となった。

・EXPRESS study

EXPRESS study[16]では，P/F 比≦300 の患者を対象としている。本研究では，両群ともに 1 回換気量を 6 mL/kg 予測体重に制限し，高 PEEP 群ではプラトー圧を 28〜30 cmH$_2$O となるように PEEP を設定，低 PEEP 群では PEEP を 5〜9 cmH$_2$O に設定した。28 日死亡率は両群で有意差を認めず，低 PEEP 群では低酸素血症に対するレスキュー治療の頻度が高かった。

…

これら 3 つの研究のメタ解析[17]では，両群の院内死亡率に有意差を認めなかった。しかし，低 PEEP 群（約 9 cmH$_2$O）と比較して高 PEEP 群（約 15 cmH$_2$O）で低酸素血症に対するレスキュー治療の頻度が低かった。また，P/F 比≦ 200 を対象としたサブグループ解析では，高 PEEP 群で院内死亡率を低下させた。

・PEEP の設定

PEEP の設定方法としては，PEEP 漸減法（decremental PEEP titration）がある。その手法を用いた研究として Kacmarek ら[18]の研究を紹介する。

本研究では，対照群は ARDS Network による PEEP 設定プロトコルを使用している。一方，open lung approach（OLA）群はリクルートメント手技を行ったあと，1 回換気量を 4〜6 mL/kg 予測体重，PEEP 25 cmH$_2$O とし，安定化後に動的コンプライアンスを測定する。その後，2 cmH$_2$O ずつ PEEP を漸減し，最もコンプライアンスの高かった PEEP＋3 cmH$_2$O を至適 PEEP と設定した。結果としては，OLA 群で早期の酸素化改善と駆動圧低下を認めたものの，60 日死亡率，ICU 死亡率，人工呼吸離脱期間に有意差を認めなかった。なお，気胸などの有害事象にも差を認めなかった。

…

ARDS の重症度が一定でないという問題点はあるが，前述した研究[14〜16, 18]を含む 6 つの研究を対象とした 2017 年に報告されたメタ解析では，死亡率の低下，気胸の減少，臓器不全の減少，人工呼吸期間短縮の観点においても，高い PEEP に臨床的予後を改善する効果がなかったと結論づけている[19]。

・小児における知見

小児の ARDS では，**表 1** で示した ARDS Network による PEEP 設定プロトコルよりも低い PEEP 設定，高い FiO$_2$ で管理される傾向にあり，特に重症の ARDS で顕著であると報告されている[20]。この研究は以前に発表された小児の ARDS に関する研究の 4 つのデータ（後向きに収集されたデータを含む）から重複症例を除外して解析している[21〜25]。PEEP 設定プロトコルよりも低い PEEP で管理した群は，プロトコルを遵守している群に比べて死亡率が高い結果となった。今後，小児の ARDS における適正な PEEP 設定に関する RCT が望まれる。

肺リクルートメント手技

リクルートメント手技は短時間に高い気道内圧をかけ，すでに虚脱した肺胞を積極的に開放させることをはかる方法である。成人ではリクルートメント手技にはさまざまな方法が提唱されており，Sigh 法，40/40 法，maximum recruitment

表2◆代表的なリクルートメント手技とその方法

リクルートメント手技	方法
Sigh法[a]	PCVで，1分間に3回連続高いプラトー圧（45 cmH$_2$O）の換気を行う方法
40/40法[b]	CPAPで，40 cmH$_2$Oを40秒間維持する方法
maximum recruitment strategy[c]	1. PCV（呼吸回数10〜15回/min，I：E比＝1：1） 2. 駆動圧を15 cmH$_2$Oに固定，10 cmH$_2$OのPEEPで開始 3. 2分ごとにPEEPを5 cmH$_2$Oずつ漸増し，PEEPが45 cmH$_2$Oになるまで行う

PCV：従圧式換気
a) Pelosi P, et al. Am J Respir Crit Care Med 1999；159：872-80.
b) Grasso S, et al. Anesthesiology 2002；96：795-802.
c) Cavalcanti AB, et al. JAMA 2017；318：1335-45.

strategyなどがある（**表2**）。リクルートメント手技後のPEEP設定の方法にも違いがあるため，手技単独の効果を評価することは難しい。

2016年に報告されたメタ解析ではICU死亡率は低下させるが，28日死亡，院内死亡率，気胸の発生率に有意差はないという結果となった[26]。P/F比＜150のARDSを対象とした大規模多施設共同RCTも報告されている。両群とも1回換気量5〜6 mL/kgで管理され，対照群はARDS Networkの低PEEPプロトコルがとられている。介入群は駆動圧を15 cmH$_2$Oに固定し，PEEP 25 cmH$_2$Oで1分，30 cmH$_2$Oで1分，35 cmH$_2$Oで2分維持しリクルートメントを行ったあと，A/C（VC）モードでPEEPを23 cmH$_2$Oに設定，3分おきに静的コンプアイアンスを測定しながら3 cmH$_2$OずつPEEPを下げていく。最終的に最もコンプライアンスの高かったPEEP＋2 cmH$_2$Oを至適PEEPとして管理した（設定前に35 cmH$_2$OのPEEPでリクルートメント）。結果として，介入群で短期的な酸素化の改善を認めたものの，6か月死亡率が高く，非人工呼吸器装着期間が短く，気胸，圧損傷が有意に高い結果となった[27]。

小児における知見

小児でも，前述した成人のプロトコルと同様の管

理を行い一時的な酸素化，換気の改善を認めている[28, 29]が，リクルートメントの予後改善効果を検討した十分なRCTはない。リクルートメント手技はあくまでレスキュー治療として考慮すべきである。呼吸器系コンプライアンスが改善しない症例では，肺の器質化や過膨張している病態も考慮し行うべきでないだろう。また，輸液や循環作動薬に反応不良な循環不全を伴う場合にも避けるべきである。

■ 腹臥位療法

腹臥位療法により得られる生理学的な利点をいくつか挙げる。

横隔膜の運動制限の緩和，換気の改善

立位から仰臥位になると腹部臓器の重量の影響を横隔膜が受けるため，FRCが減少する。仰臥位かつ自発吸気時には，横隔膜の運動は腹側に比して背側で大きい。深鎮静や筋弛緩薬使用下の調節換気時にはこの動きが制限され，また腹腔内臓器が重力により背側に集まり，さらに背側の横隔膜の動きが制限される。これにより仰臥位では，背側の無気肺が形成されやすくなる。

一方，横隔膜は，腹側から背側の尾側へ向かって広がっているため，腹臥位では腹腔内臓器の重量の影響を横隔膜が受けにくくなり，自発呼吸，調節呼吸ともに背側の横隔膜の動きが改善され，FRCが増加する。

換気血流比の改善

肺血流に関しては，重力の影響は少ないと考えられている。つまり，仰臥位から腹臥位への体位変換で肺血流の分布はそれほど変わらない[30]。一方で，腹臥位により特に背側の換気が改善するため，結果として換気血流比が改善し，酸素化の改善につながる。

体位によるドレナージ効果

腹臥位により口腔内や気道分泌物のドレナージ効果が得られ，人工呼吸器関連肺炎（VAP）発生の減少が期待される。

成人における知見

成人 ARDS に対する腹臥位療法の大規模研究としては，2013 年の PROSEVA study がある[31]。この研究では PEEP 5 cmH$_2$O 以上で P/F 比＜150 の ARDS 患者を対象とし，腹臥位療法群で死亡率が低下する結果となった。最新のメタ解析でも P/F 比＜200 の ARDS 患者では，連日 12 時間以上腹臥位療法を行った場合に死亡率低下を認める結果となっている[32]。

Berlin 定義[33]で，中等症〜重症の ARDS 患者では腹臥位療法は選択肢となると考えられる。しかし，50 か国 459 の ICU を対象とした調査では，腹臥位療法を行っている割合は 16.3 ％と低かった[34]。

小児における知見

小児に関しても多施設共同 RCT が報告されている[35]。対象は受胎後 42 週〜18 歳の小児で，P/F 比＜300 の ALI 患者である。無作為化後 4 時間以内に腹臥位とし，1 日 20 時間，7 日間管理を行った。最終的に無作為化された患者(それぞれ 51 例)の年齢の中央値は約 2 歳，ベースラインの P/F 比は約 150 で，PEEP は仰臥位群が 8.4±3.4 cmH$_2$O，腹臥位群が 9.5±3.2 cmH$_2$O であった。主要評価項目である無作為化後 28 日以内の人工呼吸離脱期間日数には有意差を認めなかった(仰臥位群 15.8±8.5 日 vs. 腹臥位群 15.6±8.6 日)。年齢，PRISM-III[*1]，直接型・間接型の肺傷害，人工呼吸モードを含めて重回帰分析を行っても，人工呼吸離脱期間に有意差を認めなかった。この研究の死亡率は両群ともに 8 ％と低かった。今のところ小児患者で腹臥位療法を標準的に行う強い根拠はないが，小児は成人と比べ腹臥位管理のためのマンパワーは少なく済むため，施行しやすいと考えられる。

合併症

腹臥位療法中の合併症としては，気管チューブの閉塞，計画外抜管，中心静脈カテーテルの計画外抜去などが報告されている。その他，頭蓋内圧亢進がある場合，褥瘡の発生や血行動態への影響にも配慮するべきである。

■ HFOV

高頻度振動換気法(HFOV)は，解剖学的死腔以下(2〜3 mL/kg 理想体重)の低い 1 回換気量を用い，10 Hz(成人)〜15 Hz(新生児)程度の高頻度で換気する人工呼吸法である。以前は成人において，ARDS における肺保護戦略として有用性が示されていた[36]。HFOV の振幅は伝播するに従い徐々に減衰し，肺胞内に到達する頃には非常に小さくなっている。HFOV の特徴は肺胞での圧変化が小さく，圧を維持しつつ肺胞の虚脱–再開放を最小限に抑えながらの換気が可能で，理論上は肺保護的と考えられている。また換気(振幅)と酸素化(平均気道圧，F$_I$O$_2$)をそれぞれ別々に設定しやすいという利点もある。

HFOV は 1970 年代に開発されて以来，特に新生児領域で使用されるようになり，現在小児領域では複数の機種が使用できる。成人で使用可能なダイアフラムを用いた人工呼吸器は R100(Metran 社，日本)と 3100B(CareFusion 社，米国)である。

成人における知見

成人 ARDS に対する HFOV の有用性を検討した大規模 RCT として OSCAR[37]と OSCILLATE[38]がある。

OSCAR では，PEEP 5 cmH$_2$O 以上で P/F 比≦200 の患者を対象に R100 が使用されている。結果として 30 日死亡率は，対照群と比較して統計学的に有意差を認めなかった。

OSCILLATE では，PEEP 10 cmH$_2$O 以上で P/F 比≦200 の患者が対象となっており，OSCAR より患者の重症度が高く，機器は 3100B が使用されている。結果としては，HFOV 群で死亡率が高く，中間解析の時点で研究は中止されている。

これらの研究が含まれた最近のメタ解析でも，院内死亡率，30 日死亡率，6 か月死亡率，人工

---

*1　PRISM-III : Pediatric risk score for mortality

呼吸期間のいずれも HFOV の有用性を認めない結果となっている[39]。

小児における知見

小児 ARDS における RCT は存在しないが，小児急性呼吸不全における鎮静に関する多施設共同RCT[40]のデータをもとに，プロペンシティスコアマッチングを用いて二次解析した研究が報告されている[41]。この研究では，気管挿管後 24～48時間以内に HFOV を開始したものを早期 HFOVと定義し，従来の人工呼吸法 convenitional mechanical ventilation（CMV）のみ，もしくは気管挿管後 48 時間以後に HFOV を行ったものを CMV/late HOFV 群として比較した。早期HFOV により人工呼吸日数は延長するが，死亡率は低下しないという結果となった。人工呼吸日数が延長する要因としては，無気肺の形成を懸念するあまり HFOV 管理では積極的なウィーニングを行わず，気管吸引を躊躇する傾向があることも影響していることも考えられる。重症度，対象，原疾患が異なり，使用する時期が違えば結果が異なる可能性は否定できないが，現在のところARDS に対する HFOV はレスキュー使用に限定される。

■ APRV

当初の APRV（airway pressure release ventitation）の定義は，CPAP（continuous positive airway pressure）に CO_2 の排出を目的とした圧開放を定期的に行うといった単純な換気法であった。現在では高い圧（P_{high}）を用いた長い CPAP 相（高圧相：T_{high}）に非常に短い圧開放相（低圧相：T_{low}）を時間サイクルで組み込んだ換気モードとなっており，高圧相と圧開放相の比率や高圧相に移行するタイミングによりさまざまな設定が報告されている。従来の換気モードでは PEEP に駆動圧を上乗せし換気を行うが，APRV では高圧相から圧を開放することにより換気を行う。高 PEEPを使用することができるためリクルートメント効果が期待でき，また換気ごとに繰り返される虚脱–再開放が予防できると考えられている。酸素化

表 3 ◆ Habashi による APRV の初期設定

	成人	小児	新生児
P_{high}	20～35 cmH2O	20～30 cmH2O	10～25 cmH2O
P_{low}	0 cmH2O	0 cmH2O	0 cmH2O
T_{high}	4～6 秒	3～5 秒	2～3 秒
T_{low}	拘束性肺障害：0.2～0.8 秒 閉塞性肺障害：0.8～1.5 秒	0.2～0.8 秒	0.2～0.4 秒
高圧相への移行	最大呼気流量の 50～75 % で高圧相へ		

胸郭コンプライアンスが低下している場合などにはこれ以上の圧を要する場合がある。
(Habashi NM. Other approaches to open-lung ventilation : airway pressure release ventilation. Crit Care Med 2005 ; 33 : S228-40 より許可を得て転載)

は P_{high} によるリクルートメント効果と FiO_2 によって決まり，換気は圧開放相へ移行する頻度と高圧相中の自発呼吸の頻度に依存する。

Habashi の方法

APRV の設定の一例として Habashi の方法を挙げる[42]（表 3）。通常の人工呼吸器管理から移行する場合は VCV であればプラトー圧を，PCV であれば最大吸気圧 peak inspiratory pressure（PIP）を P_{high} として設定する。呼気流量波形をモニタリングし，最大呼気流量の 50～75 % で高圧相へ移行する。これは完全に肺胞が虚脱する前に高圧相へ移行することを企図している。酸素化が改善していけば P_{high} を下げ，T_{high} を延長し，CPAP へ移行を試みる方法が提唱されている。

管理上の注意点

APRV の管理で注意すべき点を 2 点挙げる。

1 点目は，高い平均気道内圧による循環への影響である。理論的には高い圧がかかれば静脈還流が減少し，心拍出量は減少する。しかし，APRV中には少量の鎮静薬で管理でき，自発呼吸を温存する場合には静脈還流の維持が可能で，循環抑制がない場合もあることが報告されている[43]。

もう 1 点は，高圧相で自発吸気努力がある場

合には高い経肺圧がかかり，VALI の発生リスクが上昇する可能性があることである[44]。

小児における知見

成人では 2017 年に APRV を ARDS（Berlin 定義で中等症 ARDS を多く含む）初期から用いることで人工呼吸期間が短縮し，ICU 死亡率が低下する傾向を示した単施設 RCT が報告されている[45]。

小児では 2018 年に，ARDS における APRV の単施設 RCT が報告された[46]。この研究は 1 か月〜12 歳の小児を対象としている。APRV 群では低 1 回換気量の CMV 群と比較して早期の酸素化の改善を認めていた。しかし，APRV 群で平均気道内圧が高く，自発吸気努力が強く，死亡率が高い結果となり，予定症例数の 50 % の登録時点で研究は中止となっている。単施設研究であり，APRV の設定法，適正な鎮静度など検討の余地はあると考えられるが，患者の循環血液量，心機能，ARDS の重症度，吸気努力などを個別に評価し自発呼吸の温存の是非，圧設定を検討すべきである。

■ 経肺圧

近年，食道内圧を利用した人工呼吸器管理が注目されている。人工呼吸器が作りだした圧（気道内圧）は肺を広げること（経肺圧＝肺内外圧較差）と，肺の周囲の胸壁を広げること（胸膜圧）に使われる（気道内圧＝経肺圧＋胸膜圧）。つまり，人工呼吸器の設定圧がそのまま患者の肺胞に負荷されているわけではないのである。肥満，腹水貯留などの腹腔内圧が上昇する病態や，胸水貯留，大量輸液による体幹浮腫を伴う患者などでは，高い胸膜圧が必要となる可能性がある。また，自発吸気努力が強すぎる場合，気道内圧以上の圧が肺にかかり肺傷害が生じる可能性もある。

食道内圧を用いる方法

胸膜圧を直接測定することは侵襲的であるため，臨床的に経肺圧を評価するには食道内圧を用いる方法がある。食道下部 1/3 で測定された食道内圧は胸膜圧をよく反映するため，臨床的には食道

内圧を胸膜圧の代替として利用することが可能である[47]。その他，食道内圧測定は，患者-人工呼吸器非同調の評価や呼吸仕事量の評価に関しても有用である。

絶対値を用いて設定する方法

Talmor ら[48]は，胸腔内圧よりも PEEP が高ければ肺胞の虚脱を防ぐことができるという考えから，食道内圧の実測値を利用して PEEP を設定した。彼らは American-European Consensus Conference（AECC）の基準[49]で ALI もしくは ARDS の患者を対象とし，呼気終末の食道内圧に基づいた PEEP 設定を行った。介入群では必要な FiO_2 に応じて，呼気終末閉塞時の経肺圧（PL_{exp}）が 0〜10 cmH_2O に維持されるように PEEP 設定した。対照群は ARDS Network による PEEP 設定プロトコルを用い，吸気終末閉塞時の気道内圧が 30 cmH_2O 未満に留まるように管理した。両群ともに目標 PaO_2 を 55〜120 mmHg もしくは SpO_2 88〜98 % に，$PaCO_2$ を 40〜60 mmHg とした。結果としては 72 時間の観察期間において，P/F 比，呼吸器系コンプライアンスが有意に上昇した。

変化値を用いて設定する方法

Grasso らの方法は，自発呼吸がないとき胸郭エラスタンスと肺エラスタンスは常に一定で，気道開放した場合の経肺圧が 0 であると仮定している。$\Delta P_L = \Delta P - \Delta Pes$，プラトー経肺圧＝プラトー圧 $\times \Delta P_L / \Delta P$ の式で算出する[50, 51]。2 つの式で算出された経肺圧は異なる値をとることが知られていた。Yoshida ら[52]は，生きたブタとヒトの献体を用いて胸膜センサーを外科的に留置し，実際の胸膜圧を測定した。この研究において，Talmor らの方法は無気肺の多い背側領域の経肺圧を反映し，Grasso らの方法は過膨張しやすい腹側領域の経肺圧を反映することがわかった。この結果から，至適 PEEP の設定に関しては Talmor らの方法，吸気圧上限の設定に関しては Grasso らの方法が有用であることが示唆された。

食道内圧の実測値は，食道，胸郭，肺のエラス

タンスなど，さまざまな因子に影響を受ける。Mojoliら[53]は，成人を対象として適正な食道バルーンの充填量を求めるため，食道バルーンの圧-容量曲線を計測した。使用するバルーンによってその量に違いはあるだろうが，バルーンの充填量が少なすぎると食道内圧と呼吸による揺れの両方を拾いきれずに食道内圧を過小評価し，充填量が多すぎると食道の蠕動を誘発したり食道壁圧が上昇することにより過大評価する。したがって，食道内圧の変化値が最も大きくなったバルーンの充填量を適正量とすることを提案している。小児で使用するバルーンは成人用より容量が小さいため，適正量の設定が難しく測定誤差が大きくなる可能性があるが，小児でも食道内圧の変化値が最大になる充填量とする方法が妥当であろう[54]。Talmorら[48]の研究の第II相試験として，ARDS患者における食道バルーンガイドの管理に関する多施設共同RCT[55]が北米で進行中であり，その結果が待たれる。

■ 筋弛緩薬

自発呼吸を温存した人工呼吸器管理の利点としては，陽圧換気に伴う胸腔内圧上昇の軽減，呼吸筋や横隔膜の動きによる胸膜圧の低下，背側領域の肺リクルートメント効果，鎮静薬の減量・早期の理学療法が可能，などが挙げられる。一方で，過剰な呼吸仕事量の増大は呼吸筋への血流増加を伴い血行動態へ影響する可能性があり，過剰な呼吸努力は経肺圧の上昇，虚脱-再開放によるVALIを助長する。人工呼吸器の性能向上に伴い近年では患者-人工呼吸器非同調に対してのみ投与することは少ないが，これらを軽減する目的で筋弛緩薬が使用されてきた。

Papazianら[56]は，PEEP ≥ 5 cmH$_2$O で P/F 比 <150 の ARDS 患者を対象に筋弛緩薬（シスアトラクリウム）を発症早期から48時間にわたって使用し調整換気を行うことで，90日死亡率の低下を得たと報告している。この研究では，両群のPEEPがおよそ9 cmH$_2$Oと重症度に対して低いという問題点や，ベンジルイソキノリン系筋弛緩薬であるシスアトラクリムの筋弛緩以外の効果が予後に影響したとの指摘もあった。ARDS患者において，アミノステロイド系筋弛緩薬のベクロニウムとシスアトラクリウムの予後への影響を比較検討した大規模観察研究がある。プロペンシティスコアを用いたコホート研究で，米国のICUに関する大規模データベースを使用したものである。ARDSと診断，またそのリスクがあり入院後2日以内に少なくとも2日間筋弛緩薬が投与された患者を対象とし，最終的に1901例ずつがマッチされた。病院死亡率には有意差を認めなかったが，シスアトラクリウム群で人工呼吸期間とICU滞在日数がおよそ1日短かった[57]。この研究でもシスアトラクリウムそのものが予後に関与するかは明らかでない。現在，米国でARDS患者に対するシスアトラクリウム使用に関する前向き多施設共同RCTが進行中である[58]。

小児における知見

小児に関する研究は現在のところほとんどない。重症病態そのものや，深鎮静がICU-aquired weakness（ICU-AW）と関連している可能性もあり，現在，筋弛緩そのものがICU-AWと関連する明確なエビデンスがあるとはいえない[59, 60]。しかし，筋弛緩薬の使用にあたっては，筋弛緩モニターの使用，適正量，患者の薬物代謝・排泄能，投与期間を考慮すべきである。

■ おわりに

ARDSに対しての人工呼吸器管理は生命維持に必須であるが，人工呼吸器管理による肺傷害を常に意識した管理が必要となる。小児のARDSにおける人工呼吸器管理に関しては，十分なRCTが行われておらず，成人の研究を基にせざるを得ない現状がある。ARDSの原疾患，その重症度はさまざまであり，急性細気管支炎の重症化など，気道抵抗が著明に上昇した小児ならではのARDSもある。小児のARDSにおける呼吸管理のさらなる研究により標準的治療戦略の確立が望まれる一方で，それぞれの患者の重症度，原疾患などに応じた個別の評価，管理が必要である。

文 献

1. Dreyfuss D, Saumon G. Ventilator-induced lung injury : lessons from experimental studies. Am J Respir Crit Care Med 1998 : 157 ; 294-323.
   PMID : 9445314

2. The Acute Respiratory Distress Syndrome Network. Ventilation with lower tidal volumes as compared with traditional tidal volumes for acute lung injury and the acute respiratory distress syndrome. N Engl J Med 2000 : 342 : 1301-8. PMID : 10793162

3. Deans KJ, Minneci PC, Suffredini AF, et al. Randomization in clinical trials of titrated therapies : unintended consequences of using fixed treatment protocols. Crit Care Med 2007 : 35 : 1509-16.
   PMID : 17440420

4. Amato MB, Meade MO, Slutsky AS, et al. Driving pressure and survival in the acute respiratory distress syndrome. N Engl J Med 2015 : 372 : 747-55.
   PMID : 25693014

5. Erickson S, Schibler A, Numa A, et al. Acute lung injury in pediatric intensive care in Australia and New Zealand : a prospective, multicenter, observational study. Pediatr Crit Care Med 2007 : 8 : 317-23.
   PMID : 17545931

6. Khemani RG, Conti D, Alonzo TA, et al. Effect of tidal volume in children with acute hypoxemic respiratory failure. Intensive Care Med 2009 : 35 : 1428-37. PMID : 19533092

7. Zhu YF, Xu F, Lu XL, et al. Mortality and morbidity of acute hypoxemic respiratory failure and acute respiratory distress syndrome in infants and young children. Chin Med J (Engl) 2012 : 125 : 2265-71.
   PMID : 22882846

8. de Jager P, Burgerhof JG, van Heerde M, et al. Tidal volume and mortality in mechanically ventilated children : a systematic review and meta-analysis of observational studies. Crit Care Med 2014 : 42 : 2461-72. PMID : 25083979

9. Stocks J, Quanjer PH. Official Statement of The European Respiratory Society. Reference values for residual volume, functional residual capacity and total lung capacity. ATS Workshop on Lung Volume Measurements. Eur Respir J 1995 : 8 : 492-506.
   PMID : 7789503

10. Thorsteinsson A, Larsson A, Jonmarker C, et al. Pressure-volume relations of the respiratory system in healthy children. Am J Respir Crit Care Med 1994 : 150 : 421-30. PMID : 8049825

11. Copland IB, Martinez F, Kavanagh BP, et al. High tidal volume ventilation causes different inflammatory responses in newborn versus adult lung. Am J Respir Crit Care Med 2004 : 169 : 739-48.
    PMID : 14711797

12. Angelone DF, Wessels MR, Coughlin M, et al. Innate immunity of the human newborn is polarized toward a high ratio of IL-6/TNF-alpha production *in vitro* and *in vivo*. Pediatr Res 2006 : 60 : 205-9.

13. Levy O, Coughlin M, Cronstein BN, et al. The adenosine system selectively inhibits TLR-mediated TNF-alpha production in the human newborn. J Immunol 2006 : 177 : 1956-66. PMID : 16849509

14. Brower RG, Lanken PN, MacIntyre N, et al. Higher versus lower positive end-expiratory pressures in patients with the acute respiratory distress syndrome. N Engl J Med 2004 : 351 : 327-36. PMID : 15269312

15. Meade MO, Cook DJ, Guyatt GH, et al. Ventilation strategy using low tidal volumes, recruitment maneuvers, and high positive end-expiratory pressure for acute lung injury and acute respiratory distress syndrome : a randomized controlled trial. JAMA 2008 : 299 : 637-45. PMID : 18270352

16. Mercat A, Richard JC, Vielle B, et al. Positive end-expiratory pressure setting in adults with acute lung injury and acute respiratory distress syndrome : a randomized controlled trial. JAMA 2008 : 299 : 646-55. PMID : 18270353

17. Briel M, Meade M, Mercat A, et al. Higher vs lower positive end-expiratory pressure in patients with acute lung injury and acute respiratory distress syndrome : systematic review and meta-analysis. JAMA 2010 : 303 : 865-73. PMID : 20197533

18. Kacmarek RM, Villar J, Sulemanji D, et al. Open Lung Approach for the Acute Respiratory Distress Syndrome : A Pilot, Randomized Controlled Trial. Crit Care Med 2016 : 44 : 32-42. PMID : 26672923

19. Walkey AJ, Del Sorbo L, Hodgson CL, et al. Higher PEEP versus Lower PEEP Strategies for Patients with Acute Respiratory Distress Syndrome. A Systematic Review and Meta-Analysis. Ann Am Thorac Soc 2017 : 14 : S297-303. PMID : 29043834

20. Khemani RG, Parvathaneni K, Yehya N, et al. PEEP Lower Than the ARDS Network Protocol is Associated with Higher Pediatric ARDS Mortality. Am J Respir Crit Care Med 2018 : 198 : 77-89.
    PMID : 29373802

21. Newth CJL, Sward KA, Khemani RG, et al. Variability in usual care mechanical ventilation for pediatric acute respiratory distress syndrome : time for a decision support protocol? Pediatr Crit Care Med 2017 : 18 : e521-9. PMID : 28930815

22. Khemani RG, Conti D, Alonzo TA, et al. Effect of tidal volume in children with acute hypoxemic respiratory failure. Intensive Care Med 2009 : 35 : 1428-37. PMID : 19533092

23. Parvathaneni K, Belani S, Leung D, et al. Evaluating the performance of the pediatric acute lung injury consensus conference definition of acute respiratory distress syndrome. Pediatr Crit Care Med 2017 : 18 : 17-25. PMID : 27673384

24. Yehya N, Bhalla AK, Thomas NJ, et al. Alveolar dead space fraction discriminates mortality in pediatric acute respiratory distress syndrome. Pediatr Crit Care Med 2016 : 17 : 101-9. PMID : 26669646

25. Yehya N, Servaes S, Thomas NJ. Characterizing degree of lung injury in pediatric acute respiratory distress syndrome. Crit Care Med 2015 ; 43 : 937-46.
PMID : 25746744

26. Hodgson C, Goligher EC, Young ME, et al. Recruitment manoeuvres for adults with acute respiratory distress syndrome receiving mechanical ventilation. Cochrane Database Syst Rev 2016 ; 11 : CD006667.
PMID : 27855477

27. Cavalcanti AB, Suzumura ÉA, Laranjeira LN, et al. Effect of Lung Recruitment and Titrated Positive End-Expiratory Pressure(PEEP)vs Low PEEP on Mortality in Patients With Acute Respiratory Distress Syndrome : A Randomized Clinical Trial. JAMA 2017 ; 318 : 1335-45.   PMID : 28973363

28. Boriosi JP, Sapru A, Hanson JH, et al. Efficacy and safety of lung recruitment in pediatric patients with acute lung injury. Pediatr Crit Care Med 2011 ; 12 : 431-6.   PMID : 21057351

29. Kheir JN, Walsh BK, Smallwood CD, et al. Comparison of 2 lung recruitment strategies in children with acute lung injury. Respir Care 2013 ; 58 : 1280-90.
PMID : 23232733

30. Hopkins SR, Henderson AC, Levin DL, et al. Vertical gradients in regional lung density and perfusion in the supine human lung : the Slinky effect. J Appl Physiol 2007 ; 103 : 240-8.   PMID : 17395757

31. Guérin C, Reignier J, Richard JC, et al. Prone positioning in severe acute respiratory distress syndrome. N Engl J Med 2013 ; 368 : 2159-68.
PMID : 23688302

32. Munshi L, Del Sorbo L, Adhikari NKJ, et al. Prone Position for Acute Respiratory Distress Syndrome. A Systematic Review and Meta-Analysis. Ann Am Thorac Soc 2017 ; 14 : S280-88.   PMID : 29068269

33. ARDS Definition Task Force, Ranieri VM, Rubenfeld GD, et al. Acute respiratory distress syndrome : the Berlin Definition. JAMA 2012 ; 307 : 2526-33.
PMID : 22797452

34. Bellani G, Laffey JG, Pham T, et al. Epidemiology, Patterns of Care, and Mortality for Patients With Acute Respiratory Distress Syndrome in Intensive Care Units in 50 Countries. JAMA 2016 ; 315 : 788-800.   PMID : 26903337

35. Curley MA, Hibberd PL, Fineman LD, et al. Effect of prone positioning on clinical outcomes in children with acute lung injury : a randomized controlled trial. JAMA 2005 ; 294 : 229-37.   PMID : 16014597

36. Sud S, Sud M, Friedrich JO, et al. High frequency oscillation in patients with acute lung injury and acute respiratory distress syndrome (ARDS) : systematic review and meta-analysis. BMJ 2010 ; 340 : c2327.   PMID : 20483951

37. Young D, Lamb SE, Shah S, et al. High-frequency oscillation for acute respiratory distress syndrome. N Engl J Med 2013 ; 368 : 806-13.   PMID : 23339638

38. Ferguson ND, Cook DJ, Guyatt GH, et al. High-frequency oscillation in early acute respiratory distress syndrome. N Engl J Med 2013 ; 368 : 795-805.
PMID : 23339639

39. Sud S, Sud M, Friedrich JO, et al. High-frequency oscillatory ventilation versus conventional ventilation for acute respiratory distress syndrome. Cochrane Database Syst Rev 2016 ; 4 : CD004085.
PMID : 27043185

40. Curley MA, Wypij D, Watson RS, et al. Protocolized sedation vs usual care in pediatric patients mechanically ventilated for acute respiratory failure : a randomized clinical trial. JAMA 2015 ; 313 : 379-89.
PMID : 25602358

41. Bateman ST, Borasino S, Asaro LA, et al. Early High-Frequency Oscillatory Ventilation in Pediatric Acute Respiratory Failure. A Propensity Score Analysis. Am J Respir Crit Care Med 2016 ; 193 : 495-503.
PMID : 26492410

42. Habashi NM. Other approaches to open-lung ventilation : airway pressure release ventilation. Crit Care Med 2005 ; 33 : S228-40.   PMID : 15753733

43. Kaplan LJ, Bailey H, Formosa V. Airway pressure release ventilation increases cardiac performance in patients with acute lung injury/adult respiratory distress syndrome. Crit Care 2001 ; 5 : 221-6.
PMID : 11511336

44. Myers TR, MacIntyre NR. Respiratory controversies in the critical care setting. Does airway pressure release ventilation offer important new advantages in mechanical ventilator support? Respir Care 2007 ; 52 : 452-8.   PMID : 17417979

45. Zhou Y, Jin X, Lv Y, et al. Early application of airway pressure release ventilation may reduce the duration of mechanical ventilation in acute respiratory distress syndrome. Intensive Care Med 2017 ; 43 : 1648-59.
PMID : 28936695

46. Lalgudi Ganesan S, Jayashree M, Singhi SC, et al. Airway Pressure Release Ventilation in Pediatric Acute Respiratory Distress Syndrome : a Randomized Controlled Trial. Am J Respir Crit Care Med 2018 ; 198 : 1199-207.   PMID : 29641221

47. Baydur A, Behrakis PK, Zin WA, et al. A simple method for assessing the validity of the esophageal balloon technique. Am Rev Respir Dis 1982 ; 126 : 788-91.   PMID : 7149443

48. Talmor D, Sarge T, Malhotra A, et al. Mechanical ventilation guided by esophageal pressure in acute lung injury. N Engl J Med 2008 ; 359 : 2095-104.
PMID : 19001507

49. Bernard GR, Artigas A, Brigham KL, et al. The American-European Consensus Conference on ARDS : definitions, mechanisms, relevant outcomes, and clinical trial coordination. Am J Respir Crit Care Med 1994 ; 149 : 818-24.   PMID : 7509706

50. Gattinoni L, Chiumello D, Carlesso E, et al. Bench-to-bedside review : chest wall elastance in acute lung injury/acute respiratory distress syndrome patients.

Crit Care 2004 ; 8 : 350-5.　　　PMID : 15469597

51. Grasso S, Terragni P, Birocco A, et al. ECMO criteria for influenza A (H1N1) -associated ARDS : role of transpulmonary pressure. Intensive Care Med 2012 ; 38 : 395-403.　　　PMID : 22323077

52. Yoshida T, Amato MBP, Grieco DL, et al. Esophageal Manometry and Regional Transpulmonary Pressure in Lung Injury. Am J Respir Crit Care Med 2018 ; 197 : 1018-26.　　　PMID : 29323931

53. Mojoli F, Iotti GA, Torriglia F, et al. In vivo calibration of esophageal pressure in the mechanically ventilated patient makes measurements reliable.Crit Care 2016 ; 20 : 98.　　　PMID : 27063290

54. Hotz JC, Sodetani CT, Van Steenbergen J, et al. Measurements Obtained From Esophageal Balloon Catheters Are Affected by the Esophageal Balloon Filling Volume in Children With ARDS. Respir Care 2018 ; 63 : 177-86.　　　PMID : 29089460

55. Fish E, Novack V, Banner-Goodspeed VM, et al. The Esophageal Pressure-Guided Ventilation 2(EPVent2) trial protocol : a multicentre, randomised clinical trial of mechanical ventilation guided by transpulmonary pressure. BMJ Open 2014 ; 4 : e006356.　　　PMID : 25287106

56. Papazian L, Forel JM, Gacouin A, et al. Neuromuscular blockers in early acute respiratory distress syndrome.

N Engl J Med 2010 ; 363 : 1107-16.　　　PMID : 20843245

57. Sottile PD, Kiser TH, Burnham EL, et al. An Observational Study of the Efficacy of Cisatracurium Compared with Vecuronium in Patients with or at Risk for Acute Respiratory Distress Syndrome. Am J Respir Crit Care Med 2018 ; 197 : 897-904.　　　PMID : 29241014

58. Huang DT, Angus DC, Moss M, et al. Design and Rationale of the Reevaluation of Systemic Early Neuromuscular Blockade Trial for Acute Respiratory Distress Syndrome. Ann Am Thorac Soc 2017 ; 14 : 124-33.　　　PMID : 27779896

59. Puthucheary Z, Rawal J, Ratnayake G, et al. Neuromuscular blockade and skeletal muscle weakness in critically ill patients : time to rethink the evidence? Am J Respir Crit Care Med 2012 ; 185 : 911-7.　　　PMID : 22550208

60. Price DR, Mikkelsen ME, Umscheid CA, et al. Neuromuscular Blocking Agents and Neuromuscular Dysfunction Acquired in Critical Illness : A Systematic Review and Meta-Analysis. Crit Care Med 2016 ; 44 : 2070-8.　　　PMID : 27513545

（川村 篤）

小児の ARDS

コラム

肺を壊すのは power？

要点

- 経肺圧や換気量以外にも VALI の傷害度に影響を及ぼす因子がある。
- 肺傷害の発症には「動き」が重要かもしれない。
- Gattinoni らは，単位時間当たりの仕事量（power）が肺傷害に関与するという仮説を提唱している。
- power の計算法は統一されておらず，経肺圧や換気量と比較してどの程度重要なのかは明らかではない。

■ はじめに

最近 Gattinoni のグループは，人工呼吸器誘発性肺傷害 ventilator induced lung injury（VILI）を起こす因子として，肺胞にかかる power（仕事率）が重要であると提唱し，ergotrauma と名づけた[1,2]*1。彼らは，これまで言われてきた過膨張による肺傷害を起こす要因は force（圧力）ではなく power であり，power がある閾値を超えると肺傷害が起こるのではないかと推論している。実際彼らはいくつかの研究で，この考え方が正しい可能性を示している[3,4]。

経肺圧（stress）や換気量（strain）が肺傷害に大きく関連していることは，数多くの論文により証明されており，議論の余地はない。しかし，それだけでは説明のつかない現象があることが知られている。例えば Hotchkiss ら[5]は，ウサギの摘出灌流肺において，同じ気道内圧（摘出肺であるから，ここでは気道内圧＝経肺圧）にもかかわらず，呼吸回数が多いほうが VILI が重症であるこ

とを示した。同じ stress でも，傷害度が異なることがあることが示されたわけである*2。

また Maeda ら[6]は，健常ウサギをさまざまな吸気流量で 6 時間，30 mL/kg で換気することで，吸気流量が VILI に及ぼす影響を調査している。換気量が一定であるから，少なくとも初期の経肺圧は，ほぼ同一と考えられる。その結果，吸気流量が速いほど重症であることが示された。ここでも，同じ stress でも傷害度が異なることが示された。

一方，Gattinoni のグループの Protti ら[7]は健常ブタを用い，最大 strain は一定だが動的 strain が異なる人工呼吸方法の肺への影響を調査し，動的 strain が小さいほど肺傷害が起こりにくいことを示した。この結果は，Amato ら[8]の driving pressure（駆動圧）が重要であるという報告を動物実験レベルで証明したものとも言えるが，同時に静的な stress，strain では肺傷害は起こりにくいことも示している。

細胞レベルの研究も存在する。Tschumperlin ら[9]は，肺胞上皮細胞を繰り返し伸展させること

---

*1 power は仕事率（国際単位は W＝J/sec），work は仕事量（国際単位は J＝N＊m），force は力（国際単位は N）と訳される。仕事率の時間的積分が仕事量である。ちなみに，エネルギーとは仕事ができる能力（可能性）である。肺胞内圧や経肺圧などの圧力（国際単位は Pa＝N/m²）は，単位面積当たりの force である。

*2 Hotchkiss らの論文の面白いのは，呼吸回数が重要であることを示したこと以外にも，肺血圧も傷害度に関連すると報告していることである。肺高血圧の結果，肺機能の低下した症例を臨床ではよくみるが，自発呼吸でも肺傷害が起こることと合わせて考えると，これらの症例では呼吸関連の肺傷害が 1 つの原因になっている可能性を筆者は疑う。

図1◆ 吸気時に人工呼吸器から受ける仕事量
PEEP 10 cmH₂O, 肺容量 400 mL を起点にして, 800 mL の定常流の従量式換気を行った吸気時の圧-容量曲線（青線）．
青色部分は弾性成分に対する仕事量, 灰色部分は抵抗成分に対する仕事量である．Gattinoni らは，この青色と灰色の部分を1回の換気による仕事量として採用した．
(Gattinoni L, et al. Ventilator-related causes of lung injury : the mechanical power. Intensive Care Med 2016 ; 42 : 1567-75 より許可を得て転載)

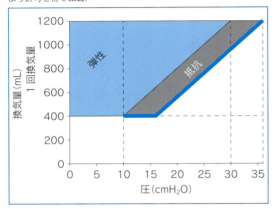

で，伸展がどのように細胞に影響を与えるか調査した．細胞の表面積を大きく変化させればさせるほど，死亡する細胞数は増加した．しかし，変化させてそのまま表面積を大きく維持した細胞は，換気の波（tidal）のように何度も表面積を大きくしたりもとに戻したりする細胞と比較して，死亡率が圧倒的に低かった．このことも，細胞が静的なものよりも動的なものにより，傷害を受ける可能性を示唆する．

……

これらの実験の結果が示唆するのは，肺傷害の発症には圧や容量だけでなく，動きが重要かもしれない，ということである．圧に動き（距離）を乗じたものが仕事量であり，単位時間当たりの仕事量が仕事率（power）であるから，power が肺傷害に関与する可能性があるという Gattinoni らの仮説は，信憑性がある[*3]．

[*3] 静的であれば，破壊強度以下の力であっても繰り返し力を加えれば材料は破壊される．この現象は疲労破壊と呼ばれ，金属材料や高分子材料ではよく知られている．加えられる力の振幅が大きいほど少ない回数で破壊が起こることも知られており，Amato の唱える「肺保護には driving pressure が最も重要である」という説と類似点がある．

■ 人工呼吸器が肺に加える power（Gattinoni らの式）

Gattinoni ら[10]は，呼吸器系の圧-容量曲線が直線であると仮定したうえで，人工呼吸器が1回の換気で肺に加える仕事量を図1のように考えることにより，1分間当たりの仕事量を，呼吸器系エラスタンス（EL_{RS}）と気道抵抗（Raw），圧と換気量（ΔV），換気回数（RR），I：E 比と PEEP によって，以下のように推測し，それが実測した圧や換気量，流量から計算した power とほぼ一致することを示した．

$$power_{RS} = RR \cdot \left\{ \Delta V^2 \cdot \left[\frac{1}{2} \cdot EL_{RS} + RR \cdot \frac{(1+I:E)}{60 \cdot I:E} \cdot Raw \right] + \Delta V \cdot PEEP \right. \tag{1}$$

Gattinoni らの仮説の問題点

エラスタンスや気道抵抗が一定であるとか，急性呼吸窮迫症候群（ARDS）肺での不均一性を無視するとか，そういう仮説そのものは，仕事量計算を単純化するうえでは避けられず，またどれだけ複雑にしたとしても，生体での現象を完全には再現はできないから，許容できる．しかし，Gattinoni らの式を肺傷害予測に用いるとすれば，彼ら自身や Marini ら[11]も指摘しているが，いくつかの問題点がある．

まず，肺傷害を起こす「圧」は気道内圧ではなく「経肺圧」であろう．であるから，この式に代入されている圧（PEEP）は呼気経肺圧である必要があるかもしれない．

第二は，この肺にもたらされる power は肺のサイズが考慮されていない，という点である．重症 ARDS で肺胞虚脱が著しい肺と健常な肺に対して，同じエネルギーが供給されれば，ARDS 肺で傷害が大きいだろうことは想像に難くない．肺傷害は strain（≒肺容量変化/機能的残気量）と密接に関係していることが知られており[12]，(1) 式も機能的残気量（FRC）によって標準化されるべきであろう．

第三は，気道抵抗成分に対する仕事量が含まれ

ている点である．もちろん，人工呼吸器は呼吸器系に対し，肺胞を膨らませるだけでなく，気道抵抗に打ち勝って流量を生じるだけの仕事を行っている．しかし極論すれば，重度の先天性気管狭窄の新生児で気道内圧を上昇したところで，肺には圧は届かず，肺胞に対して仕事は行われない．よって，肺傷害を考えるときには，人工呼吸器が発生する仕事〔つまり(1)式〕のなかで，肺胞に届く仕事量だけを考慮する必要があるだろう．

第四は，Gattinoniらの計算する仕事量は，1回の吸気で人工呼吸器が呼吸器系に対して加える仕事量であるという点，つまり，吸気時に呼吸器系に蓄えられた仕事量の多くは，呼気に開放されてしまうことが考慮されていない，という点である．また彼らは，1回の吸気の仕事量を1分間分「積分」する（＝呼吸回数を乗じる）ことでpowerを計算しているが，通常，powerとは仕事量の「微分」であり，用語としても正確ではないとも考えられる．powerが問題になると考えるのであれば，ある仕事量をいかに短い時間で肺に与えるかが，問題になるのではないだろうか．逆に「積分」するのであれば，呼気に開放される仕事量も考慮して積分しなければならないはずである[*4]．

■ 筆者の仮説

筆者は，上記の4つの問題点を解消するように，新たな仮説を立てた．あくまで以下は筆者の仮説であり，証明されたものではないことを先にお断りしておく．しかしながら，肺が壊れる機序を考えるうえでは有用な考え方であると思うので，紹介させていただく．

[*4] 仕事量の蓄積（積分）に注目するのであれば，Mariniら[11]の，静的圧-容量曲線のhysteresisに関する考察が面白い．病的肺では，静的圧-容量曲線は，吸気と呼気で異なる曲線を描く．吸気で仕事量が肺にもたらされ，呼気でそれが解放されると考えると，1回の吸気サイクルで描かれた静的hysteresisの面積が，肺に残存した仕事量ということになる（図2）．そう考えれば，健康な肺ではhysteresisは小さいので仕事量は蓄積しにくいし，PEEPはhysteresisの面積を小さくするのに有効である．プラトー圧が低下すれば，hysteresisは小さくなる．hysteresisを用いた蓄積仕事量の観点からも，PEEPを大きくし，プラトー圧を抑制し，driving pressureを小さくすることは，肺保護的のようにみえる．

まず圧としては，経肺圧を取り入れ，気道で消費される圧を除外し，肺胞に到達する圧や容量だけを考える．また単純化するために，肺の大きさはある時点での経肺圧と肺コンプライアンス（常に一定）によって決定するとする．これらの仮定のもとでは，肺容量と経肺圧は比例関係になるので，1回の換気によって肺になされる仕事量は図3の灰色部分となる．

$$仕事量 = (Pplat_L + PEEP_L)/2 \times \Delta V$$

ここで$\Delta V = C_L \times \Delta P_L$であるから，

$$仕事量 = (Pplat_L + PEEP_L)/2 \times (C_L \times \Delta P_L)$$

$Pplat_L$：プラトー経肺圧，$PEEP_L$：呼気終末経肺圧，ΔV：容量変化，ΔP_L：Δ経肺圧変化量，C_L：肺コンプライアンス

この仕事量からこの呼吸器系のFRC当たりの仕事量を求めると，

$$仕事量/FRC = (Pplat_L + PEEP_L)/2 \times [(C_L \times \Delta P_L)/FRC]$$

ここで，$C_L/FRC = specific\ C_L$であるから，

図2◆吸気時に人工呼吸器から受ける仕事量

静的吸気圧-容量曲線は太線，呼気圧-容量曲線は細線，吸気に肺に加えられる仕事量は太線とY軸で囲まれる面積である．呼気時には，細線とY軸で囲まれる仕事量は肺から開放され，hysteresisに相当する仕事量が肺に残存する．もともとPEEPがAでプラトー圧がCであった患者のhysteresisは，青色と灰色2か所の全面積である．PEEPをBまで上げるとhysteresisは小さくなる（薄灰色）．PEEPをそのままでプラトー圧をBまで下げてもhysteresisは小さくなる（濃灰色）．

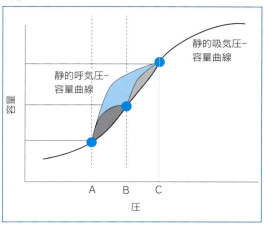

図3 ◆ 肺コンプライアンスが一定とした場合に1回の換気で肺が受ける仕事量

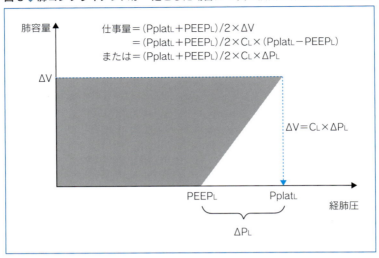

仕事量/FRC
$$= (Pplat_L + PEEP_L)/2 \times [(C_L \times \Delta P_L)/(C_L/\text{specific } C_L)]$$
$$= (Pplat_L + PEEP_L)/2 \times (\text{specific } C_L \times \Delta P_L)$$

となる．ARDSや肺炎，健常人などで，肺の慢性疾患をもたない場合には，specific C_L は多くの場合一定であることが知られているので[13]，単位容積当たりに肺が1回の換気で受け取る仕事量は以下のようになる．

仕事量/FRC $\propto (Pplat_L + PEEP_L) \times \Delta P_L$
$$= Pplat_L^2 - PEEP_L^2$$
または $= (\Delta P_L + 2 PEEP_L) \times \Delta P_L$

Gattinoniらが提唱するように，仕事率が関係するのであれば，これを吸気の単位時間当たりの平均仕事率にすればよいので，(プラトー時間を含まない)吸気時間(拡張時間とする)をTexdとすれば，

肺を壊すpower $\propto (Pplat_L + PEEP_L)$
$\times \Delta P_L/Texd$
$= (Pplat_L^2 - PEEP_L^2)/$
Texd (2)
$= (\Delta P_L + 2 PEEP_L)$
$\times \Delta P_L/Texd$ (3)

となる．これが，Gattinoniらの仮説の問題点のいくつかを修正した(と筆者が考える)式であるが，読者からの反論や修正案も歓迎する．ただ，この式で与えられるpowerが大きいほど，肺傷害が進行すると考えると，さまざまなことが以下のように説明できて，面白い．

①ΔP_Lが大きいことは，(3)式からも，肺を壊すpowerが増大することは明らかである．(2)式では，同じ呼気終末経肺圧なら，プラトー経肺圧は小さいほうが肺傷害は小さく，同じプラトー経肺圧なら，呼気終末経肺圧が大きいほど肺傷害は小さいことがわかる．これは，Amatoら[8]の気道内圧のdriving pressureにおいて示された結果と矛盾しない．

②ただ，Amatoらのdriving pressureが同じであれば死亡率も変わらないという結果とは，(3)式は単純には一致しない．ΔP_Lが同じなら$PEEP_L$が大きいほど肺を壊すpowerは増大するからである．可能性として考えられるのは，この式で考慮されているのは，過膨張の因子のみであるという点である．そのために，気道内圧が高くなると過膨張による肺傷害は大きくなるが，$PEEP_L$による肺胞虚脱による肺傷害 atelectraumaの防止作用により相殺されるのかもしれない．

③呼吸回数が多いとき，吸気流量が速いとき，

図4◆同じ仕事量なら拡張時間が短いとpowerは大きい
X軸を時間,Y軸を仕事率(power)とすると,Aという仕事率がt_1秒行われると,仕事量は灰色の面積($A \times t_1$)となる。同じ面積(仕事量)でも,t_2がt_1よりも長いと,仕事率BはAより小さくなる。

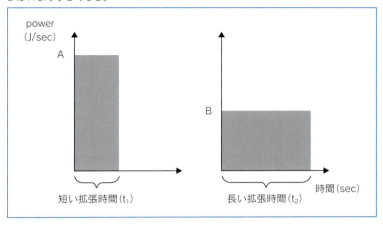

拡張時間は短くなる。拡張時間が短くなれば,肺を壊すpowerも増大する(図4)。よって,換気回数や吸気流量が肺傷害に影響するというMaedaら[6]やMariniら[5]の動物実験の結果も,この式で説明ができる。

④面白いのは,肺を壊すpowerの予測式には,換気量が含まれないことである。もちろん,

$$\Delta P_L \times \text{specific } C_L \times FRC = \Delta V$$

であるから,換気量も肺を壊すpowerには影響するが,$\Delta V/FRC$つまりstrainが要素として大きいことがわかる。

⑤高頻度振動換気法high frequency oscillation ventilation(HFOV)は,この理論で考えた場合,安全なのだろうか? HFOVは肺胞レベルでの換気量が小さいことから,通常の人工呼吸法よりも肺保護的であると理論的には考えられている。しかし,換気量はゼロではなく[14],平均経肺圧も高く,換気回数は圧倒的に多い。設定によっては,通常の換気法のほうが肺保護的である可能性もある。例えば,簡単にするために経肺圧の代わりに気道内圧を用いて,プラトー圧30 cmH$_2$O,PEEP 15 cmH$_2$O,換気回数30回/min,拡張時間0.8秒の通常の換気と,frequency 8 Hz,平均気道内圧30 cmH$_2$O,吸気呼気比1:1のHFOVを試算してみよう。HFOVのΔP_Lは予測するしかないが,1 cmH$_2$Oとして(2)式に代入すると,通常換気では$(30^2-15^2)/0.8 = 843.75$であるが,一方のHFOVでは$(30.5^2-29.5^2)/(0.125/2) = 960$であり,ほぼ同等のpowerが与えられていることがわかる。

筆者の仮説にも,もちろん未解決の問題がある。例えば前述したように,肺胞虚脱による肺傷害は考慮されていない。また,呼気で肺傷害が起こるのかは不明であるが,この式には呼気による傷害の要素は含まれていない。さらに,実際に肺傷害を起こすのは,powerなのか仕事量なのか,またそれらがある閾値を超えることが問題なのか,それとも積算値が問題なのかが不明である,といったことである。

■本当にpowerは重要な因子なのか?

powerは,本当に肺傷害をもたらす重要な因子なのだろうか? powerに関連するいくつかの動物実験が発表されているので,以下に紹介する。

2015年にGattinoniらのグループのProttiら[3]は,過去に彼ら自身で行った研究の結果も含む76頭のブタのデータを用いて,全肺容量total lung capacityに対し,換気量が十分に小さい群では肺傷害が起こらないことを示した。この結果は,肺傷害が発生する閾値がある可能性を示すとともに,中等度の換気量で人工呼吸した群のうち

図5 ◆ 肺に及ぼされる仕事量のさまざまな計算方法
Protti らは，濃灰色と青色を仕事量としている．
Cressoni らと Maja らは，青色と薄灰色を仕事量としている．
Cressoni らは経肺圧を，Maja らは気道内圧を用いている．
Moraes らと Santos らは，青色の斜線部だけを仕事量としている．
　筆者の仮説は，青色の台形である．

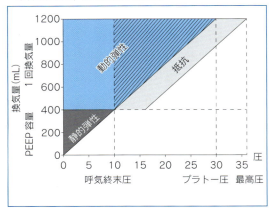

死亡した群が，生存できた群と比較して stress や strain，換気量では有意差がなかったのに対し，肺になされた仕事量だけが有意に大きいことを示した．この研究では，経肺圧ではなく気道内圧が，仕事率（power）ではなく仕事量が用いられ，また仕事量の計算は図5の濃灰色と青色の図形の面積から算出しており，PEEPによる静的仕事量も含んでいる．

　2016年に同グループの Cressoniら[4]は，15頭の健常仔ブタ（平均21 kg）において，PEEP 0，換気回数15回/min では肺傷害を起こすことがわかっている換気量（stressやstrainも有意差なし）で，他の条件は同一にして，異なる換気回数の5群（15，12，9，6，3回/min）に対して54時間人工呼吸を行った．その結果，経肺圧を用いて計算した power が 12 J/L を超えると肺傷害が起こった．彼らは同じ論文内で，確認実験も行っている．事前の研究で，換気回数15回/min の場合に肺傷害が起こらなかった換気量を用いて，換気回数を増やし，power が 12 J/min を超える群と超えない群を作成し，54時間人工呼吸した．この確認実験でも，power が 12 J/min を超えて初めて肺傷害が起こることが確認された[*5]．この研究での power の計算には，（1）式の考え方と同様に，図5の吸気時の動的圧-容量曲線とY軸とで囲まれる面積（青と薄灰色の部分），および換気回数が用いられた．

　2017年に Maia ら[15]は，35匹のラットの開腹術モデルにおいて，4時間の異なる4種類の換気戦略〔①低PEEP・低換気量・リクルートメントマニューバー（RM）なし，②中等度PEEP・低換気量・RM あり，③高PEEP・低換気量・RM あり，④低PEEP・高換気量・RM なし〕が肺傷害に及ぼす影響を調べた．その結果，②群と③群で肺傷害が少なかったが，肺傷害やサイトカインの増加は power と driving pressure に関連していることが示された．power の計算には，図5の吸気時の動的圧（気道内圧）-容量曲線とY軸とで囲まれる面積（青色と薄灰色の部分），および換気回数が用いられた．

　2018年に同じグループの Moraesら[16]は，エンドトキシンを気管に散布した28匹のラットを用い，同程度の power で換気量の異なる3種類の人工呼吸法が肺傷害や炎症反応に及ぼす影響を比較した．具体的には，PEEPを 3 cmH$_2$O，換気量は6，13，22 mL/kg とし，各群で power を一致させるために換気回数を調整した．power の計算には経肺圧を用い，図5のPEEP成分を含まず流量成分も含まない面積（青斜線部）と，換気回数から算出している．その結果，同じ power でも換気量が大きいと肺傷害が大きく，サイトカインの産生も増加することが示された．彼らは power ではなく，換気量を制限することが肺保護にとって重要であると結論している．

---

*5　12 J/min とは，どのくらいの圧と容量，換気回数の換気なのだろうか？
　　　$1\,J = 1\,Pa \times m^3$
　　　$1\,Pa = 0.0102\,cmH_2O$
であるから
　　　$1\,J = 10200\,cmH_2O * mL$
おおよそ
　　　$1\,cmH_2O * mL \fallingdotseq 1 \times 10^{-4}\,J$
と考えてよい．つまり定常流の従量式換気において，1回換気量が 500 mL で，圧が 20 cmH$_2$O 上昇したとき，
　　　$500\,mL \times 20\,cmH_2O \times 1/2 = 5000\,mL * cmH_2O$
　　　　　　　　　　　　　　　　$= 0.5\,J$
となる．これを 24/min で換気すると，
　　　$0.5\,J \times 24/min = 12\,J/min$
となる．

さらに同じグループのSantosら[17]は，前述の実験と同じ系，同じ計算方法を用い，2種類の換気量(6, 11 mL/kg)と，換気回数を調整することによる2種類のpower(低power群とその3倍のpower群)を組み合わせることで4つの群を作り，換気量とpowerの効果を比較した。その結果，換気量が小さくてもpowerが大きいときには，肺傷害やサイトカインの増加が認められた。逆に，powerが小さく換気量が大きいときにも同様の傾向が認められ，多重線形回帰分析によれば，powerよりも換気量の影響が大きかった。これらの結果が示すことは，肺傷害の予防には換気量を下げることが重要だが，換気回数も考慮する必要がある，ということかもしれない。

■ おわりに

powerが肺傷害に関連するというのは魅力的な説であり，その説を支持する一定の根拠はある。というのも現時点では，換気量や経肺圧だけでは説明ができない現象があるからである。しかし，powerは計算法からして統一された方法がなく，換気量や経肺圧と比較して，どの程度重要なのかも明らかでない。今後，この分野での研究の進展が望まれる。

【謝辞】

このコラムに関して，たくさんの示唆に富むご助言を頂いた，新日鐵住金株式会社 大分製鉄所厚板部長 水谷 泰博士に感謝いたします。

文　献

1. Gattinoni L, Quintel M. How ARDS should be treated. Crit Care 2016；20：86. PMID：27048605
2. Tonetti T, Vasques F, Rapetti F, et al. Driving pressure and mechanical power：new targets for VILI prevention. Ann Transl Med 2017；5：286. PMID：28828361
3. Protti A, Andreis DT, Milesi M, et al. Lung anatomy, energy load, and ventilator-induced lung injury. Intensive Care Med Exp 2015；3：34. PMID：26671060
4. Cressoni M, Gotti M, Chiurazzi C, et al. Mechanical power and development of ventilator-induced lung injury. Anesthesiology 2016；124：1100-8. PMID：26872367
5. Hotchkiss JR Jr, Blanch L, Murias G, et al Effects of decreased respiratory frequency on ventilator-induced lung injury. Am J Respir Crit Care Med 2000；161：463-8. PMID：10673186
6. Maeda Y, Fujino Y, Uchiyama A, et al. Effects of peak inspiratory flow on development of ventilator-induced lung injury in rabbits. Anesthesiology 2004；101：722-8. PMID：15329597
7. Protti A, Andreis DT, Monti M, et al. Lung stress and strain during mechanical ventilation：any difference between statics and dynamics? Crit Care Med 2013；41：1046-55. PMID：23385096
8. Amato MB, Meade MO, Slutsky AS, et al. Driving pressure and survival in the acute respiratory distress syndrome. N Engl J Med 2015；372：747-55. PMID：25693014
9. Tschumperlin DJ, Oswari J, Margulies AS. Deformation-induced injury of alveolar epithelial cells. Effect of frequency, duration, and amplitude. Am J Respir Crit Care Med 2000；162：357-62. PMID：10934053
10. Gattinoni L, Tonetti T, Cressoni M, et al. Ventilator-related causes of lung injury：the mechanical power. Intensive Care Med 2016；42：1567-75. PMID：27620287
11. Marini JJ, Jaber S. Dynamic predictors of VILI risk：beyond the driving pressure. Intensive Care Med 2016；42：1597-600. PMID：27637717
12. Protti A, Cressoni M, Santini A, et al. Lung stress and strain during mechanical ventilation：any safe threshold? Am J Respir Crit Care Med 2011；183：1354-62. PMID：21297069
13. Chiumello D, Carlesso E, Cadringher P, et al. Lung stress and strain during mechanical ventilation for acute respiratory distress syndrome. Am J Respir Crit Care Med 2008；178：346-55. PMID：18451319
14. Sedeek KA, Takeuchi M, Suchodolski K, et al. Determinants of tidal volume during high-frequency oscillation. Crit Care Med 2003；31：227-31. PMID：12545020
15. Maia LA, Samary CS, Oliveira MV, et al. Impact of different ventilation strategies on driving pressure, mechanical power, and biological markers during open abdominal surgery in rats. Anesth Analg 2017；125：1364-74. PMID：28759484
16. Moraes L, Silva PL, Thompson A, et al. Impact of different tidal volume levels at low mechanical power on ventilator-induced lung injury in rats. Front Physiol 2018；9：318. PMID：29670537
17. Santos RS, Maia LA, Oliveira MV, et al. Biologic impact of mechanical power at high and low tidal volumes in experimental mild acute respiratory distress syndrome. Anesthesiology 2018；128：1193-206. PMID：29489470

（竹内 宗之）

小児の ARDS

3

小児の呼吸不全に対する ECMO

要点

・1998 年に報告された RCT にて，新生児・小児における呼吸 ECMO の有効性が報告された。それ以降，新生児・小児を対象にした大規模研究は行われていない。

・新生児呼吸 ECMO の生存退院率は 73 ％，小児呼吸 ECMO は 58 ％である。

・ECMO を使用しても，自己肺機能が悪い場合には SaO_2 は 70 ％台まで低下することがある。SaO_2 70 ％であっても正常な代謝は維持される。不必要なカニュレーションや過度の人工呼吸器設定を避けるために，ECMO 中の SaO_2 70 ％を許容すべきである。

■ はじめに

体外式膜型人工肺 extracorporeal membrane oxygenation（ECMO）はポンプと人工肺を用いた生命維持装置であり，呼吸不全と心不全に対して使用される。呼吸不全に対して使用される場合を呼吸 ECMO と呼んでいる。その施行方法として，静脈-動脈 venoarterial（VA）ECMO と静脈-静脈 venovenus（VV）ECMO という 2 つのモードがある（図 1）。

VA ECMO は，静脈系（右房，上大静脈，下大静脈など）から血液を取り出し，血液に酸素を加えたあとに動脈に血液を戻すモードである。この場合，心臓を通らずに動脈系にバイパスされるため，心補助も行うことができる。

VV ECMO は，静脈系から血液を取り出し，血液に酸素を加えたあとに再度静脈系に血液を戻すモードである。この場合，心補助を行うことはできないが，血液流量の変化が血行動態に影響を及ぼさず，（心内シャントがなければ）動脈塞栓の可能性もない。基本的には，循環に問題がないのであれば VV を選択する。

小児 ECMO の特徴は，体格に応じてカニュレーション，デバイスのサイズ，また管理法を変えなければならないことである。ECMO に従事するスタッフは，その多様性について理解し，適切にデバイス選択・管理することが求められる。

■ 小児呼吸 ECMO の歴史

新生児の ECMO 症例

1972 年に報告された最初の呼吸 ECMO 症例は成人例である[1]が，その 4 年後には新生児の呼吸 ECMO 症例が報告された。Robert Bartlett が報告したこの症例は，胎便吸引症候群の新生児であった。"Esperanza"（スペイン語で "希望" の意）と名づけられたこの患者は，現在障害なく日常生活を送っている[2]。

この症例のカニューレ挿入は，右内頸静脈脱血-右総頸動脈送血による VA ECMO が使用され，合併症もなく生存退院した。当時は総頸動脈からの送血に対しては多くの批判があったが，今日では新生児の VA ECMO で最も汎用されているカニューレ挿入方法である。

新生児・乳児を対象にした RCT

1980〜90 年代に成人に対する呼吸 ECMO の無作為化比較試験（RCT）が 2 度行われたが，どち

小児の呼吸不全に対する ECMO **149**

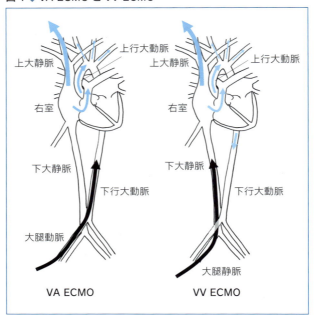

図1 ◆ VA ECMO と VV ECMO

らも ECMO の有効性は証明できなかった[3, 4]。その一方で，1998年に英国の研究グループから報告された新生児・乳児を対象にした RCT[5]では，ECMO の有効性が示された。この研究では，全185例を ECMO 群93例，従来治療群92例とに割り付け，1年後生存率を調査した。その結果，ECMO 群67％，従来治療群40％（$p<0.01$）と，有意に ECMO 群のほうが良好であった。これらの研究結果を受けて1990年代では，成人呼吸 ECMO は衰退したものの，新生児・小児 ECMO は増加していった。

成人を対象とした CESAR 研究

2009年の H1N1 パンデミックの際には，多くの重症例が ECMO によって救命された[6]。また，同時期に成人呼吸 ECMO の RCT である CESAR 研究[7]の結果が報告された。この研究は，介入群である"専門施設へ搬送後に ECMO が導入された群"が，対照群である"もとの病院に入院したまま人工呼吸療法を継続している群"よりも優れていることを示したものであるが，"ECMO の効果を示した"と賞賛する意見もあれば，"ECMO ではなく専門施設に搬送したことが効を奏した"

という否定的な意見もある。

しかし，この報告を契機として，全世界的に成人の呼吸 ECMO の症例数は急増した（2013年には成人の症例数が新生児・小児の症例数を超えた）。近年の呼吸 ECMO の大規模研究は大部分が成人を対象としたものになっている。

EOLIA 研究

2018年5月に報告された EOLIA 研究[8]は成人を対象にした呼吸 ECMO の RCT であり，CESAR 研究で不十分であった点を明らかにするために実施された。この研究では，採択された全249例について ECMO 群124例，対照群125例とに割り付け，2か月後の生存率を評価した。その結果，ECMO 群65％，対照群55％（$p=0.07$）と有意差は認められなかった。

この結果を解釈するにあたり，ECMO 群に割り付けられた症例のうち2例は ECMO 導入前に死亡していること（割り付けが行われたために ECMO 導入が遅れてしまった可能性が示唆されている），対照群でも結局125例中35例は救命的 ECMO が導入されていること（この症例は ECMO を導入しなければほとんど生存できな

かったと考えられている）, を考慮しなければならない。

欧州では致命的な呼吸不全に対して ECMO を使用することが一般的となっているため, 対照群とはいえ, 致命的な状況では倫理的側面から ECMO を使用して救命に努めなければならない。この研究では, 基準を満たした重症呼吸不全に対して待機的に ECMO を実施するメリットは示されなかった。ただし, 対照群の 30 % に対して救命的 ECMO 導入が行われ, そのうち 43 % が生存していることを考慮すると, 生命の危険が及ぶ状況での ECMO には一定の効果があるととらえるべきであろう。

■ 小児の呼吸不全に対する適応

呼吸 ECMO の適応は「可逆的な急性呼吸不全」であり, 従来の呼吸管理法では生命が維持できなくなった場合, または, その管理を続けることで肺や全身に不可逆的な障害が加わる可能性がある場合とされている。現在でも肺移植の "つなぎ" として待機的に使用することは一般的ではない（しかし, 肺移植待機症例が増悪して救命のために使用することはある）。主な適応疾患を表1に示す。

新生児・乳児の場合には, 従来の治療を最大限に行ったうえで "oxygenation index (OI) > 40", または "$PaCO_2>90$" が ECMO を考慮する閾値とされている。この閾値は, 1990 年代に行われた新生児・乳児・1 歳以下の小児を対象に行われた RCT で用いられたものである[5]。

小児（おおむね 3 歳以上）では, "PaO_2/FiO_2 < 80 かつ Murray スコア > 3.0", または "呼吸性アシドーシスを伴う $PaCO_2$ > 80 mmHg 以上の高二酸化炭素血症" が, ECMO を考慮する閾値である。この値は, CESAR 研究や ELSO (extracorporeal life support organization) ガイドラインで記載されたもので, ECMO 関連の学会・研究会ではコンセンサスが得られている[7]。

一方で, ECMO を導入しても治療効果が得られない患者に対しては, 使用は避けるべきである。導入しなければ死亡するという理由で制限なく導入すると, ECMO の成績は悪化し, 結果的

表 1 ◆ 新生児・小児の適応疾患

新生児	小児・成人
胎便吸引症候群	ウイルス性肺炎
細菌性肺炎・ウイルス性肺炎	細菌性肺炎
新生児遷延性肺高血圧症 (PPHN)	誤嚥性肺炎
	ニューモシスチス肺炎
新生児呼吸窮迫症候群 (RDS)	敗血症性 ARDS
	悪性リンパ腫・白血病に対する ARDS
先天性横隔膜ヘルニア	
敗血症性 ARDS	外傷・溺水

にモチベーションの低下から治療の質の悪化につながる。

海外では肺移植ブリッジとしての使用報告がある。しかし, 日本の圧倒的なドナー不足の状況を考えると,（すでに移植登録している患者を除いて）肺移植ブリッジを目的とした ECMO 導入を行う状況ではない。適応判断は経験値によるところが大きく, 実際は「適応あり」と判断することよりも「適応なし」と判断することのほうがはるかに難しい。

ELSO ガイドラインでは, ECMO に絶対的な禁忌はないと述べたうえで, 高い人工呼吸器設定で 7 日以上管理されている場合や, 重度の免疫抑制状態, 頭蓋内出血では ECMO を使用しても治療効果が得られにくい患者群, と記載されている。

■ 小児呼吸 ECMO の成績

2018 年の ELSO レジストリ[9]の結果では, 新生児・呼吸 ECMO の退院生存率は 73 %, 小児・呼吸 ECMO の退院生存率は 58 % であった。von Bahr ら[10]は, 新生児 264 例, 小児 136 例の疾患別の生存退院率と 5 年生存率を報告した。胎便吸引症候群は, 生存退院率 100 %, 5 年生存率 99 % と遠隔成績も良好である一方, 先天性横隔膜ヘルニアは生存退院率 70 %, 5 年生存率 55 % と, 遠隔期死亡が多かった（表 2）。

■ ECMO 中の動脈血酸素飽和度

「ECMO 中の SaO_2 はどの値がよいか」と質問されたら, その答えは「高いほうがよい」である。high volume center が低い SaO_2 を許容してい

小児の呼吸不全に対する ECMO **151**

表 2 ◆ 新生児と小児の退院生存率と遠隔期成績

	背景疾患	n	生存退院率	5 年生存率
新生児	新生児全体	264	80 %	72 %
	胎便吸引症候群	89	100 %	99 %
	先天性横隔膜ヘルニア	71	70 %	55 %
	感染症	32	78 %	72 %
	先天性心疾患（術前）	12	67 %	50 %
	心疾患	5	80 %	40 %
	その他	55	64 %	58 %
小児	小児全体	136	68 %	61 %
	細菌性肺炎	53	70 %	54 %
	ウイルス性肺炎	29	76 %	76 %
	誤嚥性肺炎	12	83 %	83 %
	肺以外の感染症・敗血症	18	33 %	33 %
	外傷	5	100 %	100 %
	その他	19	63 %	58 %

(von Bahr V, et al. Long-term survival and causes of late death in children treated with extracorporeal membrane oxygenation. Pediatr Crit Care Med 2017；18：272-80 より作成)

るのは，ECMO 中に高い SaO_2 を求めようとして行う"介入"が合併症のリスクを上昇させるためである（決して低い SaO_2 が望ましいわけではない）。

自己肺の機能が失われている場合

自己肺の機能が失われている場合には，静脈からの血液が酸素化されずに体循環に流れるため，ECMO を導入していたとしても高い SaO_2 を維持することは困難である。SaO_2 の許容範囲はELSO のガイドラインでは 80 % 以上と記載されている。しかし，スウェーデンのカロリンスカECMO センターでは SaO_2 70 % を許容しており，ECMO 開始後 10 日目までの平均 SaO_2 が70 % 台であっても，慢性期の認知機能や中枢神経系の画像評価は，正常範囲内であったと報告している[11]。また，ECMO 中に低酸素血症を認めた群と認めなかった群で慢性期の認知機能を比較すると，両者に差はなかった[12]。

　右房内で送脱血を行うダブルルーメンカニューレでは，右房内で ECMO の送血と体循環からの静脈血が完全に混合されるため，脱血される血液とほぼ同じ酸素飽和度の血液が三尖弁を通過し，自己肺機能が失われている場合には，そのまま体循環に流れる。脱血される血液の酸素飽和度を常に 80 % 以上に維持するのは容易ではなく，自己肺の機能が失われている場合には SaO_2 80 % を維持することは困難である。無理に高い SaO_2 を得ようとして人工呼吸器設定を過度に高めたり，胸骨正中切開・肺動脈送血など特殊なカニュレーションを行ったりするよりも，臨床症状に変化がなければ SaO_2 70 % 台まで許容したほうが合併症を抑えることができる，というのがカロリンスカ ECMO センターの考えである。

VA ECMO

VA ECMO でも，自己肺機能が回復していない状況で心拍出量が回復した場合には，冠動脈や（大腿動脈送血では）上肢には自己肺を通過した酸素飽和度の低い血液が流れる。結局，VA ECMO であっても，低い SaO_2 が体循環の一部に流れることになる。

SaO_2 が 70 % 台の場合

SaO_2 が 70 % 台であっても，Hb 濃度を高めることで血液の酸素含有量を高く維持することができ

152 小児の ARDS

表3◆ECMO 中にまず試みるべき手技と可能なかぎり避けるべき手技

まず試みるべき対処法	可能なかぎり避けるべき対処法
・SaO$_2$ 70％までは許容する ・カニューレの位置を確認する（リサーキュレーション） ・赤血球輸血を行い Hb 濃度 12 g/dL まで上昇させる（新生児は 14 g/dL） ・血液流量を上昇させる	・高い FiO$_2$（＞80％）や高いプラトー圧（＞30 cmH$_2$O）で管理を行う ・胸水貯留や軽微な気胸に対する胸腔穿刺 ・SaO$_2$ が低いという理由での VV → VA コンバージョン

る。酸素含有量（mL/dL）は，酸素飽和度×Hb（g/dL）×1.36 で求めることができる。つまり Hb 10 g/dL で SaO$_2$ 98％の血液と，Hb 14 g/dL で SaO$_2$ 70％の血液では酸素含有量は等しい。ただ，多くの ICU スタッフにとって，前者は許容できても，後者には抵抗感がある。

低い SaO$_2$ の許容

前述したように低い SaO$_2$ が望ましいのではなく，低い SaO$_2$ を許容しなければ，人工呼吸器の設定変更や特殊なカニューレーションが必要になる。低い SaO$_2$ を許容することで，そのような介入を避け，人工呼吸器による肺傷害やカニューレーションに関連した合併症のリスクを減らすことができる。**表3**に SaO$_2$ が低い場合の対処法と（可能なかぎり）避けるべき"介入"を示す。

　心機能と Hb 濃度が維持されているのであれば，SaO$_2$ 70％で問題になることは少ない。しかし，低い SaO$_2$ や把握できない心拍出量のため酸素消費と供給のバランスに不安がある場合には，臨床症状を注意深く観察しなければならない。心拍数の上昇や心電図の変化，血液検査の乳酸値の上昇は，酸素供給が不足している状態である可能性がある。また，静脈血の酸素飽和度の測定は酸素消費・供給バランスを知るうえで有用な情報である。VA ECMO 中に低い SaO$_2$ を認める場合には，静脈送血を追加することで，大動脈弁を通過する血液の酸素飽和度を上昇させることが可能である（これを V-AV ECMO と呼ぶ）。

■ 小児呼吸 ECMO の管理

人工呼吸器設定

ECMO 中の換気設定は，肺にさらなる傷害を与

えない設定にすべきである。いわゆる lung rest 設定とは，FiO$_2$ 0.4，呼吸回数 10回/min，PEEP 10 cmH$_2$O，最高気道内圧 20 cmH$_2$O 程度の設定である。ただし，必ずしもこの値に縛られる必要はなく，病態や自発呼吸の出現に応じて，他の人工呼吸器設定を選択することはある。例えば，気胸を合併している場合には，できるだけ気道内圧を下げるべきであるし，新生児の場合，PEEP 10 cmH$_2$O は心拍出量を減少させる可能性がある。ECMO 中に高頻度振動換気法（HFOV）などの特殊な呼吸モードはあまり使用しない。

鎮静・覚醒

「awake ECMO」という言葉を筆者はあまり使用していない。なぜなら，（病態が許せば）鎮静薬の投与量を減らして自発呼吸を促すことは ICU の管理として当然であり，鎮静薬を使用するのは，呼吸ドライブの抑制，チューブ・ライン類の保護など，必要があって行うものだからである。「awake」が目的で管理を行うのではなく，自然な ICU 管理の延長上に「awake」もあり得るという治療戦略が正しい。そうは言っても，ECMO を使用する場合に必要以上に鎮静薬を用いることはよくある。ただ，このような「ECMO＝鎮静」という固定観念は時代遅れとなっている。

　ECMO を導入して，循環と（ECMO による）ガス交換が安定し，水分バランスの調整もなされている場合には，呼吸ドライブの抑制や酸素消費量の抑制のための鎮静は必要なくなる。この場合には，鎮静薬の減量が妥当である。

　減量方法は人工呼吸中の患者の鎮静薬減量の手法とよく似ている。人工呼吸器管理中に鎮静薬を減らす際，気管チューブの保持が安定しているこ

小児の呼吸不全に対する ECMO　**153**

とが前提であるように，ECMO の場合にもカニューレ保持が安定していなければならない．特に新生児の総頸動脈から挿入された送血カニューレは血管刺入部位より 3 cm 程度しか挿入されていないため，血管とカニューレの固定が不十分となれば覚醒させることは極めて危険である．

カロリンスカ ECMO センターでは，総頸動脈周囲に固定の糸を回して，カニューレとともに締めることでカニューレを保持している(図 2)．顔面は正中位として(左向きを保持することはしない)，不自然な頸部の伸展は行わない．鎮静薬を減らすと当然のごとく患児は首振りを始めるので，それでカテーテルが抜けるようであれば鎮静薬を減らすことはできない．

・鎮静薬の減量

鎮静薬の減量方法は，施設ごとで決められたやり方(人工呼吸器管理中の鎮静薬減量の手法)に準じて行うべきであるが，小児(特に 6 歳以下)で完全に覚醒させることはほとんどない．具体的には内服鎮静薬を加えながら静脈鎮静薬を減量・中止し，刺激で覚醒・啼泣する程度の鎮静度がほとんどである．デクスメデトミジンは安定した鎮静・覚醒度を得るために有効である．安定した自発呼吸があるときは，人工呼吸器設定は患者の自発呼吸を妨げないような設定を心がける．

カニューレの選択と血液流量

カニューレは必要な血液流量が得られるように選択するのが前提である．発達が正常な 2 歳以上の小児における脱血カニューレサイズは，簡易的には下記の式で求めることができる．送血カニューレは脱血カニューレより通常 2〜4 Fr 程度細いものを使用する．

$$\text{カニューレサイズ(Fr)} = 15 + \text{年齢}/2 (端数は切り捨て)$$

目標とする血液流量は，新生児であれば体重 × 150 (mL/min)，乳幼児であれば体重 × 100〜120 (mL/min) である．学童以降では，体表面積 × 2.4 (L/min) である．しかし，ECMO 開始後は，脱血側の静脈血酸素飽和度や(VA であれば)心拍出量を見ながら調整する(表 4)．

スウィープガスの調整

スウィープガスの流量は，血液流量の 1〜2 倍程度が適切である(ミニコラム 1)．$PaCO_2$ が 35 mmHg 前後になるように調整する．目標の血液流量と十分なスウィープガス流量を使用しても PCO_2 が低下しない場合には，より膜面積の大きな人工肺へ変更する．

抗凝固

ECMO を実施している施設であれば，施設ごとの抗凝固プロトコルに従うべきである．平均的な抗凝固プロトコルは，未分画ヘパリン持続静脈注射にて活性化部分トロンボプラスチン時間(aPTT)が正常値の 1.5〜2 倍，活性化全血凝固時間(ACT)が 180〜200 秒である．新生児・乳児は 20 単位/kg/hr，幼児・学童であれば 15 単位/kg/hr，成人であれば 10 単位/kg/hr が投与量の目安である．

水分バランスの調整

ECMO 中の小児患者は，栄養の投与と必要な薬物の溶解液・希釈液により水分過多な状態になりがちである．利尿薬で水分バランスの調整が難し

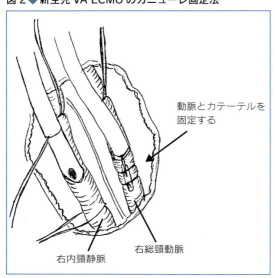

図 2 ◆ 新生児 VA ECMO のカニューレ固定法

表4◆年齢（月齢），カニューレサイズ，血液流量の早見表

	体重(kg)	身長(cm)	脱血カニューレ	送血カニューレ	血液流量
<2500 g			8 Fr 10 cm	8Fr 10 cm	400 mL/min
>2500 g		50	10 Fr 10 cm	8Fr 10 cm	500 mL/min
			13 Fr ダブルルーメン		
6か月～	7.1	68	12 Fr 11 cm	10Fr 10 cm	800 mL/min
			16 Fr ダブルルーメン		
1歳～	9.5	75	14 Fr 11 cm	12Fr 11 cm	1000 mL/min
			19 Fr ダブルルーメン		
2歳～	11.8	85	15 Fr 18 cm	12Fr 11 cm	1200 mL/min
4歳～	15.8	101	17 Fr 18 cm	14Fr 11 cm	1.6 L/min
8歳～	25.6	125	19 Fr 18 cm	15Fr 18 cm	2.3 L/min
12歳～	40.8	148	21 Fr 18 cm	17Fr 18 cm	3.1 L/min
16歳～(<50 kg)			23 Fr 38 または 50 cm	17Fr 18 cm	
16歳～(>50 kg)			25 Fr 38 または 50 cm	19Fr 18 cm	

い場合には，ECMO回路に持続的腎代替療法 continuous renal replacement therapy (CRRT)装置を接続して除水を行う。

　通常のスウィープガス流量であれば，人工肺出口側のスウィープガスは，完全に加湿されている状態(湿度100％)と考えることができる。この場合，スウィープガス1 L/min 当たり，人工肺による不感蒸泄は理論値で66 mL/日となる(ミニコラム2)。新生児にECMOを行う場合(特にCRRTを装着している場合)には，水分出納の誤差が体格に比して大きくなりがちである。数値上の水分バランスだけではなく，体重測定や末梢の浮腫の程度を繰り返し確認しながら調整することが必要である。

感染制御と抗菌薬の選択

ELSOのガイドラインでは，予防的な抗菌薬の投与は推奨されていないが，ECMO患者はもともとの背景疾患とECMO関連の感染症獲得により，敗血症をきたすリスクは通常の患者よりもはるかに高い。また，熱交換器や深鎮静で管理されていることもあり，敗血症の認知が難しい。過去のアンケート調査[13]では，ECMO中の抗菌薬予防投与を行っている施設は全体の74％であった。

　ECMO関連の敗血症の病原体としては，1週

ミニコラム1　スウィープガス流量

　例えば，体重20 kgの小児であれば，安静時の酸素消費量は約100 mL/minである。呼吸商が0.9とすると，二酸化炭素産生量は約90 mL/minとなる。酸素消費量100 mL/minをすべてECMOで補おうとすれば，血液流量は1.8 L/min程度必要である(計算式は省略する)。

　一方，二酸化炭素の排出量は，スウィープガスで排出した二酸化炭素の量を計算することで求められる。スウィープガスの人工肺入口側のPCO_2は0であり，出口側は25～35 mmHg(送血側のPCO_2である約35 mmHgより0～10 mmHg低い値)となる。よってスウィープガス1 L/minにより除去される二酸化炭素の量は1000 mL×25～35 mmHg/760 mmHg≒30～45 mLである。つまり，産生される二酸化炭素をすべてECMOで排出すると考えると，二酸化炭素90 mL/minの排出には，スウィープガス2～3 L/minが必要である。

　血液流量とスウィープガス流量はそれぞれ酸素消費量と二酸化炭素産生量とほぼ比例するため，ECMOですべてのガス交換を補う場合，血液流量とスウィープガス流量の比は1：1～2が適切である。しかし，自己肺機能が回復すれば徐々に自己肺から二酸化炭素が排出可能となるため，スウィープガスは減量可能となる。

小児の呼吸不全に対するECMO　**155**

> **ミニコラム2　人工肺からの不感蒸泄**
>
> 人工肺から出る気体の湿度は100％として計算する。
>
> 　人工肺から出る気体の飽和水蒸気量は，38℃であれば空気1L当たり0.046mLである。よって，1L/minのスウィープガスでは，1日の総排出ガスの量が24×60Lなので，不感蒸泄は24×60×0.046＝66mLと計算することができる。

間以内ではグラム陰性桿菌，1週間後よりコアグラーゼ陰性ブドウ球菌，2週間以上の管理でカンジタ類の真菌感染症，1か月以上の管理で *Stenotrophomonas maltophilia*，その他ステロイドなどを使用している場合にはサイトメガロウイルス（CMV）感染症やアスペルギルス症などが出現することもある。ECMO中に敗血症が疑われる場合でも，培養結果が陽性になることは少ない。よって病原体を特定することは難しく，病状・治療内容とECMO期間から推定される病原体に有効な抗菌薬を投与する。

　ECMOを使用している患者には広域スペクトラム抗菌薬が使用されることが多いため，病原体の伝播には十分に注意しなければならない。不必要な接触を避け，処置を行う場合には標準予防策を徹底する。

離脱の評価

呼吸不全の原因となった原疾患がコントロールできているかどうかが重要である。呼吸機能がある程度回復したところで急いでECMOを離脱するよりは，ECMOにより十分に呼吸サポートを行い，原疾患に対して十分な治療介入を行ったほうがよいこともある。原疾患が回復過程であれば，人工呼吸器設定が高い状態であっても，多くは離脱可能であるが，原疾患の回復が認められない場合には，いったんは離脱できたとしても再導入のリスクは高い。

二酸化炭素の除去

離脱時に問題となるのは，酸素化よりもむしろ二酸化炭素の除去である。離脱に際して，$PaCO_2$

の値に加えて，呼吸回数や呼吸努力が過度に増加しないかモニタリングすることが重要である。VV ECMOであればスウィープガスを止めることで，ECMOを行っていない状況をシミュレーションすることは可能であるが，離脱可能かどうかギリギリの状況であれば，短時間の評価では不十分かもしれない。特に乳児の場合には，鎮静されて呼吸が安定していれば換気に問題は生じないが，いったん呼吸努力が増加すると急激に換気困難および二酸化炭素の貯留をきたすことがある。その場合にはより長い期間で評価をしなければならない。

　また，離脱後に一過性に呼吸状態が悪化し，再度鎮静を深くせざるを得なくなったとしても，原疾患が回復過程であれば，数日間経過で病状は安定してくることが多い。しかし，呼吸不全から深鎮静が続くのであれば，再度ECMO導入を考慮すべきである。

ECMOの再導入

結局，離脱できるかどうかはやってみなければわからないことが多い。再導入がためらわれる状況で長期の管理に移行すると，逆にECMO関連の合併症のリスクが上昇するというジレンマがある。カロリンスカECMOセンターでは，離脱症例の約5％で再ECMOが必要であった（VA ECMOを含む）。その状況で新生児症例の全体のECMO期間（中央値）は7日間であった。例えば，再導入を2％下げるために，全体のECMO期間をさらに5日長くすると，おそらくその期間の分だけECMO関連の合併症が増加するであろう。数％の再導入率は管理の失敗と考えるべきではなく，全体のECMO期間を短くするためにはある程度は許容せざるを得ないものである。

■ おわりに

小児ECMOでは施設ごとに管理法が異なっている。それは個々の施設のコンセプトに従って独自に発展させてきたためであり，管理法は異なっていても間違っているわけではない。この総説から「この管理は正しい，あの管理は間違っている」な

どと判断しないでいただきたい。読者に期待するのは、通常の ICU 患者と ECMO 患者の共通点と相違点を把握し、それぞれの施設で行われている1つ1つの管理・処置の意味を理解することである。ECMO はリスクの高い治療であるために、より深い鎮静、栄養開始の遅延、水分過多になりがちである。しかし、それらの管理は ICU 患者と同様に扱うべきである。その一方で、患者選択（制限なく ECMO を導入しないこと）、人工呼吸器の設定、SaO_2 の考え方、合併症のリスクなど、ECMO 特有の知識・管理を知っておかなければならない。この総説を読むことで、ECMO の管理に少しでも活用いただければ幸いである。

文　献

1. Hill JD, O'Brien TG, Murray JJ, et al. Prolonged extracorporeal oxygenation for acute post-traumatic respiratory failure (shock-lung syndrome). Use of the Bramson membrane lung. N Engl J Med 1972；286：629-34.　　　　　　　　　　　PMID：5060491
2. Bartlett RH. Esperanza. Presidential address. Trans Am Soc Artif Intern Organs 1985；31：723-6.
　　　　　　　　　　　　　　　　　PMID：3915623
3. Zapol WM, Snider MT, Hill JD, et al. Extracorporeal membrane oxygenation in severe acute respiratory failure. A randomized prospective study. JAMA 1979；242：2193-6.　　　　PMID：490805
4. Morris AH, Wallace CJ, Menlove RL, et al. Randomized clinical trial of pressure-controlled inverse ratio ventilation and extracorporeal CO2 removal for adult respiratory distress syndrome. Am J Respir Crit Care Med 1994；149：295-305.　　　PMID：8306022
5. UK Collaborative ECMO Group. The Collaborative

UK ECMO trial：follow-up to 1 year of age. Pediatrics 1998；101：E1.　　　　　　　　PMID：9521968
6. Davies A, Jones D, Bailey M, et al. Extracorporeal Membrane Oxygenation for 2009 Influenza A (H1N1) Acute Respiratory Distress Syndrome. JAMA 2009；302：1888-95.　　　　　　PMID：19822628
7. Peek GJ, Mugford M, Tiruvoipati R, et al. Efficacy and economic assessment of conventional ventilatory support versus extracorporeal membrane oxygenation for severe adult respiratory failure (CESAR)：a multicentre randomised controlled trial. Lancet 2009；374：1351-63.　　　　　　　PMID：19762075
8. Combes A, Hajage D, Capellier G, et al. Extracorporeal membrane oxygenation for severe acute respiratory distress syndrome. N Engl J Med 2018；378：1965-75.　　　　　　　　PMID：29791822
9. ECLS Registry Report：International Summary-January, 2018. <https://www.elso.org/Portals/0/Files/Reports/2018/International%20Summary%20January%202018%20First%20Page.pdf> Accessed Oct. 27, 2018.
10. von Bahr V, Hultman J, Eksborg S, et al. Long-term survival and causes of late death in children treated with extracorporeal membrane oxygenation. Pediatr Crit Care Med 2017；18：272-80.　PMID：28079652
11. von Bahr V, Kalzén H, Hultman J, et al. Long-term cognitive outcome and brain imaging in adults after extracorporeal membrane oxygenation. Crit Care Med 2018；46：e351-8.　　　　PMID：29384779
12. Holzgraefe B, Andersson C, Kalzén H, et al. Does permissive hypoxaemia during extracorporeal membrane oxygenation cause long-term neurological impairment？：a study in patients with H1N1-induced severe respiratory failure. Eur J Anaesthesiol 2017；34：98-103.　　　　　　　PMID：28030441
13. Kao LS, Fleming GM, Escamilla RJ, et al. Antimicrobial prophylaxis and infection surveillance in extracorporeal membrane oxygenation patients：a multi-institutional survey of practice patterns. ASAIO J 2011；57：231-8.　　　　　PMID：21317768

（青景 聡之）

循環器疾患

循環器疾患

1

肺血管抵抗と呼吸管理

要点

- PO_2，pH，PCO_2 など，呼吸管理が肺血管抵抗に影響する因子は多い。
- 先天性心疾患などでみられる肺高血圧では肺血管抵抗を下げる管理が重要である。
- 肺コンプライアンスの低下など，肺高血圧が呼吸メカニクスに及ぼす影響も存在する。

■ 先天性心疾患の特殊性

先天性心疾患の特殊性としてまず最初に挙げられる点は，"肺体血流比(Qp/Qs)が1でない"ことである。正常な心臓では，血液は上下大静脈→右房→右室→肺動脈→肺静脈→左房→左室→大動脈と，一方向の"直列循環"を形成しており，当然 $Qp=Qs$，つまり $Qp/Qs=1$ である。しかし先天性心疾患では，この循環のどこかにシャントが存在することによって，血液が"並列循環"を形成し，Qp/Qs が1でなくなる。つまり，肺血流が体血流より多くなったり少なくなったりする。基本的に，肺血流が増加する($Qp/Qs>1$)とうっ血性心不全の症状が強くなり，逆に肺血流が減少する($Qp/Qs<1$)とチアノーゼが進行する。

呼吸・循環管理において最も重要な点は，組織での酸素需給バランスを保つことである。先天性心疾患で並列循環が存在する症例では多くの場合，酸素需給バランスを保つためには Qp/Qs を1に近づけることが重要であり，これが管理のポイントである。そして，Qp/Qs をコントロールするには，肺血管抵抗 pulmonary vascular resistance(PVR)のコントロールが最重要である。

■ 肺血管抵抗に影響する因子

PVR は呼吸をはじめさまざまな要因によって規定される(**表1**)[1]。

PVR を上昇させる因子として最も基本的なパラメータは低酸素血症とアシドーシスである。PO_2 の低下に伴い PVR は上昇し，アシドーシスに傾くほど PVR の上昇が大きくなることが，古くからの動物実験で示されている(**図1**)[2, 3]。また，低酸素状態において，肺血管平滑筋は収縮する〔低酸素性肺血管収縮 hypoxic pulmonary vasoconstriction(HPV)〕。これは，ガス交換に関与しない肺胞の PVR が上昇して肺内シャントを減少させる代償反応であり，無気肺領域では HPV により PVR が上昇する。

小児における調査では，pH の上昇(アルカローシス)，PCO_2 の低下によって PVR が低下することが示されている[4, 5]。

その他，肺容量，PEEP や気道内圧など，呼吸管理が PVR に影響する因子は多い。肺容量の変化は肺血管系の容量を変化させ，PVR に影響を与える。肺容量と PVR の関係は非対称性の U 字

表1 ◆ 肺血管抵抗を規定する因子

上昇	低下
低酸素血症	高い FiO_2
高二酸化炭素血症	低二酸化炭素血症
アシドーシス	アルカローシス
高い PEEP	気道内圧↓
気道内圧↑	低い Hb
高い Hb	血管拡張薬
血管収縮薬	NO 吸入
不十分な鎮痛・鎮静	

図1 ◆ PVRとPO₂, pHの関係
PVRは低酸素血症・アシドーシスで上昇する。
(Rudolph AM, et al. Response of the pulmonary vasculature to hypoxia and H⁺ ion concentration changes. J Clin Invest 1966；45：399-411 より許可を得て転載)

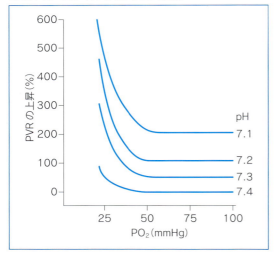

図2 ◆ 肺容量と肺血管抵抗
PVRは肺容量がFRCに等しい時に最小となり, 肺容量がFRCより低い場合でも高い場合でもPVRは上昇する。
(Twite MD, et al. Anesthesia for Pulmonary Hypertension. In：Andropoulos DB, Stayer SA, Mossad EB, et al. Anesthesia for congenital heart disease. 3rd ed. Hoboken：John Wiley & Sons, 2015：661-76 より許可を得て転載)

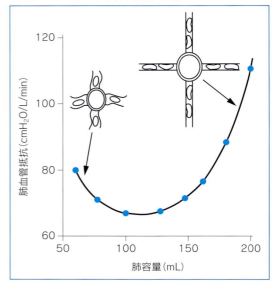

型曲線で表され, 肺容量が機能的残気量(FRC)と等しくなったときにPVRは最小値となる(図2)[2]。肺容量がFRC以上に増加したり, FRC以下に低下してもPVRは上昇する。肺容量が増加すると肺血管が圧迫される一方, 肺容量が低下すると周囲の肺組織の支持を失うことになり, 肺血管は短く, 彎曲した形になるためである。つまり, PVRを低下させるためには, 肺の過膨張も虚脱も好ましくないということがわかる。

過度な気道内圧やPEEPもPVRを上昇させる。

■ 肺血管抵抗が上昇する症例

PVRが上昇する代表的な病態が肺高血圧である。肺高血圧を呈する病態は非常に多岐にわたる(表2)。肺動脈そのものに病変が存在するものを肺動脈性肺高血圧といい, 特発性や遺伝性, 心室中隔欠損(VSD)や房室中隔欠損(AVSD)のような左右シャントを有する先天性心疾患に伴うものなどが含まれる。肺動脈性肺高血圧以外には, 左心性心疾患に伴うもの, 肺疾患や低酸素血症に伴うものなどがあり, 急性呼吸窮迫症候群(ARDS)や無気肺などでもPVRは上昇する。また, 何らかの原因で出生後もPVRが高いままとなる新生児遷延性肺高血圧症は, 小児(新生児)に特有の病態

である。

胎児期～生下時は, 肺動脈壁は厚くPVRが高いため肺動脈圧も高いが, 出生後は肺動脈は拡張し, PVRの低下に伴い肺動脈圧も低下する。PVRが高い時期は肺血流は制限されているが, PVRの低下とともに肺血流は増加する。動脈管開存症(PDA)や大きなVSDなどの左右シャントが存在すると, 血管抵抗の高い体循環より血管抵抗の低い肺循環に多くの血液が流れ, Qp/Qs＞1の高肺血流状態となる。肺血流が増加することにより, PVRが低くても肺動脈圧が上昇し, 高肺血流肺高血圧 high flow pulmonary hypertension(high flow PH)と呼ばれる状態になる。この状態が長期間持続することにより, やがて肺動脈の器質的変化が起こり, PVRも上昇する。

PVRが上昇し, 肺動脈圧が体血圧より高くなり右左シャントになった状態をEisenmenger症候群という。Eisenmenger化すると肺血流はむしろ減少するので, high flow PHとは異なる病態と考える必要がある。基礎疾患としてDown症候群が存在すると肺血管中膜組織の菲薄化を生

表2 ◆ 肺高血圧を呈する病態（ニース分類）

1. 肺動脈性肺高血圧（PAH）	3. 肺疾患および低酸素血症に伴う肺高血圧
1）特発性	1）慢性閉塞性肺疾患
2）遺伝性	2）間質性肺疾患
3）薬物・毒物	3）混合性障害
4）各種疾患に伴うPAH	4）睡眠呼吸障害
①膠原病	5）肺胞低換気障害
②先天性心疾患	6）高所への慢性曝露
③肝臓病	7）発育障害
④HIV感染症	4. 慢性血栓塞栓性肺高血圧
⑤住血吸虫症	5. その他の肺高血圧
1'. 肺静脈閉塞性疾患	1）血液疾患
新生児遷延性肺高血圧	2）全身疾患
2. 左心性心疾患に伴う肺高血圧	3）代謝疾患
1）収縮障害	4）その他
2）拡張障害	
3）弁膜症	
4）左室流入路/流出路障害	

〔Simonneau G, et al. Updated clinical classification of pulmonary hypertension. J Am Coll Cardiol 2013 ; 62（25 Suppl）: D34-41 より作成〕

じやすく，内膜の反応性肥厚・増殖といった器質的変化が早期に生じる．

小児の肺高血圧は比較的まれであるが，急速に進行するものや後述する肺高血圧発作 pulmonary hypertensive crisis（PH crisis）を起こし致死的となることもあるため，注意が必要である．

■ 肺高血圧発作

先天性心疾患の周術期管理でPVRが上昇する代表的な病態が心臓手術後のPH crisisである．左右シャントを有する先天性心疾患患者において，肺血管の慢性（不可逆）変化を避けるため手術が早期に行われるようになったことや，術中のmodified ultrafiltration 施行などにより，術後PH crisisの頻度は低下傾向にある．しかし，新生児，肺静脈閉塞のある児，術前からPVRが高い児などは，やはりリスクが高い[6]．

大きなVSDに肺高血圧を合併した症例を例に挙げてみる．VSDを介した左右シャントによりhigh flow PHの病態になっている症例は，手術でVSDを閉鎖したあとはシャントがなくなりQp/Qs=1となるため，高肺血流状態は解消される．すると一見，肺高血圧はないものの，肺血管の反応性は亢進したままであり，吸痰などの刺激や低酸素などをきっかけに，突然の肺血管収縮が

図3 ◆ PH crisis の病態生理

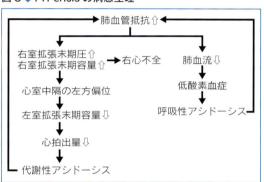

生じることがある．これがPH crisisである．不用意な気管吸引が肺動脈圧，PVRを上昇させ，PH crisisの誘因となることは小児でも検証されており，その予防にはフェンタニルなどによる十分な鎮痛・鎮静が必要である[7]．

PH crisisは，PVRと肺動脈圧が急激に上昇する病態であり，それによって低酸素血症，右心不全，アシドーシスなどの症状が急速に進行する．肺動脈圧が上昇することにより右室の後負荷が急激に上昇し，右心不全に陥る．また，右室の拡張末期容量も増大するため，心室中隔が左方へ偏位して左室容量が減少し，心拍出量が減少する．低酸素血症やアシドーシスは，肺血管収縮から肺高血圧をさらに増悪させるという悪循環を引き起こし（図3），迅速な治療を行わなければ循環は破綻

し致死的となる。

また，術後 PH crisis に気をつけなければいけない代表的疾患として，総肺静脈還流異常症 total anomalous pulmonary venous connection(TAPVC) も挙げられる。生理的肺高血圧が残存している新生児期に TAPVC の根治術が行われることや，肺静脈閉塞 PV obstruction を合併していることが多いため，肺高血圧が重症なことが多い[8]。

前述したように，PH crisis は吸痰などの刺激を誘因として引き起こされることがあるが，それ以外にも疼痛刺激，興奮(覚醒)，低換気，アシドーシスなど，PVR を上昇させる因子が誘因となり得るため避けなければいけない。

■ 肺高血圧の管理
肺血管抵抗のコントロール

PH crisis のように急激な PVR の上昇，肺高血圧を呈するような患児においては，血行動態も不安定となり，気管挿管・人工呼吸器管理は必須である。

PVR を下げるためには 100 ％酸素投与，呼吸性アルカローシスになるように過換気，鎮静・鎮痛，筋弛緩薬投与，一酸化窒素(NO)吸入などを行う[9]。ヘモグロビ(Hb)ンが多いほうが酸素運搬能という点では有利であるが，血液粘性の上昇により PVR を高めてしまうため，Hb 濃度は 11〜13 g/dL 程度で管理する。血行動態が不安定な児に対して鎮静薬・鎮痛薬を投与する場合は，それによって循環が破綻しないよう注意が必要である。逆に，低酸素血症，アシドーシス，痛みや不穏によるカテコールアミン作動性 α_1 アドレナリン刺激は肺血管収縮を増悪させる[10]。

実際の管理では，PaO_2 100 mmHg 以上，$PaCO_2$ 35 mmHg を目標に呼吸管理を行う。過換気にして呼吸性アルカローシスにすることは PH crisis など緊急時の管理として有用であるが，長時間にわたって pH>7.5 となるような過度な呼吸性アルカローシスは脳灌流の面では不利であり，pH 7.4〜7.5 を目標とする[6]。

PH crisis のように血行動態も不安定な症例では気管挿管・人工呼吸器管理が必須であると述べたが，人工呼吸(陽圧換気)を行うことで肺高血圧に対して好ましくない効果が生じることもある。肺容量と PVR の関係は前述したが，人工呼吸によって肺の過膨張を起こしたり過度な PEEP をかけると，PVR の上昇から肺高血圧を増悪させ，右室の後負荷を増加させる。成人領域では，PEEP を上昇させると肺動脈圧が上昇し三尖弁逆流も増加するという報告[11]や，1 回換気量を増加させると右室の後負荷が上昇するという報告がある[12]。つまり，肺高血圧患者の人工呼吸は，可能なかぎり低い 1 回換気量(肺容量＝FRC)と，低めの PEEP(5〜10 cmH₂O) が好ましいと考えられる。ただし，高二酸化炭素血症は肺高血圧にとって好ましくないので，低換気は避けなければいけない[13]。また，無気肺領域では HPV により PVR が上昇するので，無気肺にも注意が必要である。

・一酸化窒素

NO はガス吸入によって肺血管に直接作用する短時間作用性血管拡張薬であり，アイノベント®あるいはアイノフロー®を介して人工呼吸器の吸入気中に添加して投与する。NO は血中に入るとすぐに Hb と結合することによって不活化するため，肺血管選択性が高い，効果発現が早く短時間作用性である，換気効率のよい肺胞周囲の血管を拡張させるため換気血流比を改善させる，などの利点がある。

100 ％酸素と NO 80 ppm の組み合わせで肺血管拡張作用が最大になる[14]という報告もあるが，添付文書では小児に対する NO の吸入濃度は最大 20 ppm と記されている。臨床での経験上，NO 吸入療法に反応するほぼすべての症例は 20 ppm 以下で反応し，20 ppm で十分な効果が得られない症例ではそれ以上増量しても効果は変わらない印象が強い。

NO 吸入療法においては，メトヘモグロビン血症の合併の可能性がある。NO 投与時はメトヘモグロビンの血中濃度 5 ％以下を目標とするが，メトヘモグロビンの血中濃度は NO の投与濃度

に依存し，20 ppm 以下の投与量ならば臨床上問題となることはまれである。

・肺血管拡張作用のある静注薬

肺血管拡張作用のある静注薬についても簡単に述べる。肺血管を拡張させる静注薬としては，ニトログリセリン，ニトロプルシド，エポプロステノールなどがある。

ニトログリセリンは強力な静脈拡張薬であるが，体動脈や肺動脈の拡張作用も有する。肺血管も拡張させるため肺高血圧症の治療に用いられている[15]。ニトロプルシドに比べて体血圧低下が少なく使いやすく，自治医科大学とちぎ子ども医療センター（以下当施設）では肺高血圧症に対する静注薬の第一選択薬として，2〜6 μg/kg/min で使用している。

ニトログリセリンは，血管内皮細胞内で NO に変化し，細胞内の cGMP を増加させる結果，血管平滑筋を弛緩させる。臨床的には，前負荷・後負荷をともに低下させる，心筋の酸素消費を抑える，心筋の血流を増加させる，などの効果が期待できる。

副作用として血圧低下以外にメトヘモグロビン血症も挙げられているが，頻度はまれである。上記の 2〜6 μg/kg/min の使用で，メトヘモグロビンの血中濃度（正常値は 1 % 程度）が問題となるほど上昇した経験はない。

肺高血圧が呼吸メカニクスに及ぼす影響

呼吸管理におけるさまざまな因子が PVR に影響することを述べてきたが，逆に肺高血圧が呼吸メカニクスに及ぼす影響もある。

肺高血圧を合併している先天性心疾患術後の小児を対象に NO 中止前後の呼吸メカニクスを比較した研究[16]がある。NO 中止後に肺動脈圧が再上昇した rebound PH と呼ばれる病態では，気道内圧を一定に保った従圧式換気（PCV）下で 1 回換気量（mL/kg）とコンプライアンス（mL/cmH$_2$O/kg）が低下し，いわゆる "stiff lung" と呼ばれる状態になったと報告されている。このような短期的な呼吸機能の低下は NO 吸入療法の

再開ですみやかに回復しており，可逆的な変化と考えられる。また，左右シャントを有する先天性心疾患で，肺血流が増加している小児を対象にした呼吸機能検査に関する研究でも，同様に 1 回換気量と肺コンプライアンスの低下を認めている[17]。

一方，心臓手術後に肺高血圧を呈した小児において，肺コンプライアンスで 11 % の低下，気道抵抗では 43 % の上昇がみられたという報告もある[18]。対象症例のなかには，肺生検で気管支平滑筋の増殖を認めた例もあり，長期的な肺高血圧では下気道の抵抗上昇から気管支痙攣を起こしやすくなっていることを示唆している。

気道抵抗の上昇に関して，特に肺高血圧を呈する病態の 1 つである閉塞性肺疾患においては，呼気時に起こりやすい。このような病態では auto-PEEP（内因性 PEEP）がかかり肺の過膨張をまねきやすいので，呼気時間を十分にとるようにする。

また，PVR が上昇し肺高血圧となっている病態では，肺血流の低下から死腔換気が増え換気効率も低下する。そのため，低酸素血症やアシドーシスなど，PVR をさらに上昇させる不利な条件下にある点に注意が必要である。

右心機能のサポート

先天性心疾患では呼吸と血行動態が非常に密接な関係にあるため，呼吸状態の治療により血行動態も改善するという点が特徴である。肺高血圧の治療において，呼吸管理はもちろんだが，循環管理も必須であり，循環のサポートについても少し述べておきたい。

肺高血圧症では肺動脈圧の上昇により右室の後負荷が上昇し，右心不全に陥る。右室の拡張末期圧・容量が上昇し中心静脈圧（CVP）も上昇するため，そのモニタリングが有用である。

・強心薬

心拍出量を保つためには前負荷を保つことと強心薬の使用が必要であるが，β_2 作動薬は体血管と肺血管の血管抵抗を下げ，両心室機能をサポート

する。一方，α_1 作動薬は体血管と肺血管の血管抵抗を上げてしまうので望ましくない。そのため，α_1 作用が少なく β 選択性の高いドブタミン（5〜10 μg/kg/min），または低用量ドパミン（3〜5 μg/kg/min）を用いる。

・ホスホジエステラーゼ III 阻害薬

ホスホジエステラーゼ（PDE）III 阻害薬（ミルリノン，オルプリノン）は，強心作用と血管拡張作用をもつ。ミルリノン（50 μg/kg/15 min loading ＋0.5 μg/kg/min）の使用で心係数を改善すると同時に体血管と肺血管の抵抗を下げる[19]という報告もあり，肺高血圧症の右心機能サポートに適している。ミルリノンは 0.2〜0.75 μg/kg/min，オルプリノンは 0.1〜0.4 μg/kg/min で用いる。

…

以上述べた治療に抵抗性の肺高血圧症では，体外式膜型人工肺 extracorporeal membrane oxygenation（ECMO）が考慮される場合もあるが，その適応は肺高血圧の病態が可逆性である場合に限られる。

■ 肺血管抵抗を高く保つ管理

ここまでは，肺高血圧など PVR が上昇している症例において，PVR を下げるための管理を中心に述べたが，先天性心疾患では逆に PVR を高く保つ管理が必要な症例も多く存在する。基本的に，左右シャントが多くなって（Qp/Qs＞1）うっ血性心不全を呈している病態では，PVR を高く保ち肺血流を制限する管理が必要となる。このような症例では F_IO_2 を低く保ち，CO_2 を高く保つために過換気を避ける。先天性心疾患以外では酸素投与によって病態が悪化することはあまりないが，酸素投与は PVR を低下させ左右シャントを増加させるため，high flow（Qp/Qs＞1）の患者には安易に行ってはならない。酸素を投与して SpO_2 が上昇すると通常は病態が改善したように見えるが，左右シャントの患者では肺血流の増加から心不全を増悪させてしまう。個々の病態にとって至適な SpO_2 がある（≠100 %）ことを知っておかなければならない。

特に左心低形成症候群 hypoplastic left heart syndrome（HLHS）に代表されるような単心室の新生児では，PVR を高く保つ厳重な管理が必要となり，低濃度酸素吸入療法（F_IO_2＜0.21）や CO_2 吸入を行うことがある。これらは，吸気に窒素や CO_2 を混ぜることにより PVR を上昇させ肺血流量を調節（減少）するものであり，特にHLHS の術前管理などに用いられてきた。肺血流を制限するための低濃度酸素吸入療法の有効性はこれまでに報告されているが[20]，単心室循環の新生児において，3 % CO_2 吸入を行った場合のほうが F_IO_2 0.17 の低濃度酸素吸入療法を行った場合より脳局所酸素飽和度，平均動脈圧，酸素運搬量などが改善するという報告もある[21]。

低濃度酸素吸入療法の至適酸素濃度，合併症や長期予後は明らかとなっておらず，また，換気不全や喀痰などにより急激な低酸素血症をきたす危険性があるため，施行の際は注意が必要である。

このような低濃度酸素吸入療法や CO_2 吸入は，あくまでも次の治療までの bridging と考えるべきで，長期間行うべきではない。最近は，F_IO_2 0.21 で管理し，早期に手術を行うケースが多い[22]。

■ おわりに

先天性心疾患では，Qp/Qs を可能なかぎり 1 に近づけるように管理することで組織における酸素需給バランスを保つことが重要であり，そのためには PVR のコントロールが最重要である。ここまで述べてきたように，PVR に影響する因子は数多くあるが，そのなかでも呼吸管理の影響は非常に大きい。それぞれの症例において，PVR を下げる管理が必要なのか，上げる管理が必要なのかを判断し，呼吸管理を行うことが必要である。

また，小児の肺高血圧症は比較的まれな疾患であるが，PH crisis のような低酸素血症，右心不全，アシドーシスなどが急速に進行する病態も存在するため，注意深い管理が必要である。

文 献

1. Stokes MA. Anesthetic and Peroperative Management. In：Lake CL, Booker PD. Pediatric Cardiac Anesthesia. 4th ed. Philadelphia：Lippincott Williams & Wilkins, 2005：174-89.
2. Twite MD, Friesen RH. Anesthesia for Pulmonary Hypertension. In：Andropoulos DB, Stayer SA, Mossad EB, et al. Anesthesia for congenital heart disease. 3rd ed. Hoboken：John Wiley & Sons, 2015：661-76.
3. Rudolph AM, Yuan S. Response of the pulmonary vasculature to hypoxia and H^+ ion concentration changes. J Clin Invest 1966；45：399-411.
   PMID： 5904557
4. Morray JP, Lynn AM, Mansfield PB. Effect of pH and PCO2 on pulmonary and systemic hemodynamics after surgery in children with congenital heart disease and pulmonary hypertension. J Pediatr 1988；113：474-9. PMID：3137318
5. Chang AC, Zucker HA, Hickey PR, et al. Pulmonary vascular resistance in infants after cardiac surgery：role of carbon dioxide and hydrogen ion. Crit Care Med 1995；23：568-74. PMID：7874911
6. Floh AA, Krawczeski CD, Schwartz SM. Peri-operative Care of the Child with Congenital Heart Disease. In：Wheeler DS, Wong HR, Shanley TP. Pediatric Critical Care Medicine. Volume 4. 2nd ed. London：Springer-Verlag, 2014：329-51.
7. Hickey PR, Hansen DD, Wessel DL, et al. Blunting of stress responses in the pulmonary circulation of infants by fentanyl. Anesth Analg 1985；64：1137-42. PMID：4061893
8. 竹内 護, 岩崎達雄, 戸田雄一郎ほか. 代表的な疾患・手術. 改訂版 小児心臓麻酔マニュアル. 東京：メディカルフロントインターナショナルリミテッド, 2017：57-96.
9. Bancalari E, Jesse MJ, Gelband H, et al. Lung mechanics in congenital heart disease with increased and decreased pulmonary blood flow. J Pediatr 1977；90：192-5. PMID：830909
10. Burrows FA, Klinck JR, Rabinovitch M, et al. Pulmonary hypertension in children：perioperative management. Can Anaesth Soc J 1986；33：606-28.
    PMID：3533237
11. Artucio H, Hurtado J, Zimet L, et al. PEEP-induced tricuspid regurgitation. Intensive Care Med 1997；23：836-40. PMID：9310800
12. Jardin F, Vieillard-Baron A. Right ventricular function and positive pressure ventilation in clinical practice：From hemodynamic subsets to respirator settings.

Intensive Care Med 2003；29：1426-34.
    PMID：12910335
13. Zamanian RT, Haddad F, Doyle RL, et al. Management strategies for patients with pulmonary hypertension in the intensive care unit. Crit Care Med 2007；35：2037-50. PMID：17855818
14. Atz AM, Adatial I, Lock JE, et al. Combined effects of nitric oxide and oxygen during acute pulmonary vasodilator testing. J Am Coll Cardiol 1999；33：813-9. PMID：10080486
15. Ilbawi MN, Idriss FS, DeLeon SY, et al. Hemodynamic effects of intravenous nitroglycerin in pediatric patients after heart surgery. Circulation 1985；72：II101-7. PMID：3928187
16. Schulze-Neick I, Werner H, Penny DJ, et al. Acute ventilatory restriction in children after weaning off inhaled nitric oxide：relation to rebound pulmonary hypertension. Intensive Care Med 1999；25：76-80.
    PMID：10051082
17. Yau KI, Fang LJ, Wu MH. Lung mechanics in infants with left-to-right shunt congenital heart disease. Pediatr Pulmonol 1996；21：42-7. PMID：8776265
18. Schindler MB, Bohn DJ, Bryan AC, et al. Increased respiratory system resistance and bronchial smooth muscle hypertrophy in children with acute postoperative pulmonary hypertension. Am J Respir Crit Care Med 1995；152：1347-52. PMID：7551393
19. Chang AC, Atz AM, Wernovsky G, et al. Milrinone：systemic and pulmonary hemodynamic effects in neonates after cardiac surgery. Crit Care Med 1995；23：1907-14. PMID：7587268
20. Shime N, Hashimoto S, Hiramatsu N, et al. Hypoxic gas therapy using nitrogen in the preoperative management of neonates with hypoplastic left heart syndrome. Pediatr Crit Care Med 2000；1：38-41.
    PMID：12813284
21. Ramamoorthy C, Tabbutt S, Kurth CD, et al. Effects of inspired hypoxic and hypercapnic gas mixtures on cerebral oxygen saturation in neonates with univentricular heart defects. Anesthesiology 2002；96：283-8. PMID：11818757
22. Stayer SA, Hammer GB. Airway and Respiratory Management. In：Andropoulos DB, Stayer SA, Mossad EB, et al. Anesthesia for congenital heart disease. Third ed. Hoboken：John Wiley & Sons, 2015：436-50.

（永野 達也, 竹内 護）

循環器疾患

2

単心室患者の呼吸管理

要点

- 先天性心疾患患者管理で最も重要とされるのは，肺・体血管抵抗の調整である。
- 二心室・単心室，並列循環・直列循環にかかわらず，先天性心疾患患者の呼吸管理は主に肺血管抵抗を介して肺循環・体循環に影響を及ぼす。
- 呼吸管理におけるそれぞれの因子が肺血管抵抗に与える影響を理解し，それぞれの病態に沿うよう調節することが必要となる。

■ はじめに

単心室患者は根治術に至るまでに数度の姑息術を受ける。段階的治療の各病態において，呼吸管理の方針は異なる。呼吸管理におけるほぼすべての因子が肺血管抵抗(PVR)に影響を与える。そのため，先天性心疾患の各病態における呼吸管理において最も重要なことは，肺血流が増加しているか，低下しているか，もしくは適量なのかを適切に判断し，病態にあわせて呼吸管理を調節することである。呼吸管理を行う場合には，PVR の目標値に応じて，SaO_2，$PaCO_2$ の目標値を設定する。非挿管患者であれば FiO_2(窒素による低濃度酸素吸入療法を含む)の調節や，高流量鼻カニューレ酸素療法(HFNC)，非侵襲的陽圧換気(NPPV)の調節を行う。挿管患者であれば FiO_2，吸気圧，PEEP 呼吸回数などの呼吸器設定を調整する必要がある。

■ 肺血管抵抗に影響を与える因子

呼吸管理における多くの因子が PVR に影響を与

える。表1に肺血流に重きをおいた先天性心疾患の分類を示す。患者がどの疾患のどの病態であるか(肺血流の増減，チアノーゼの有無によって表1のどの位置に当たるか)を見れば，呼吸管理の方針をおおむね設定することができる。また，呼吸管理の方針が設定できれば，PVR を上昇および低下させる因子(表2)を参考に，人工呼吸器の設定などを調節することができる。

■ 並列循環の血行動態と姑息術

並列循環では，1つの心室から大動脈と肺動脈の

表 1 ◆ 肺血流とチアノーゼによる先天性心疾患の分類

		チアノーゼ	
		+	−
肺血流量	多	総肺静脈還流異常症 左心低形成症候群 動脈管開存依存性疾患 肺動脈閉鎖/肺動脈狭窄 のない単心室	左右シャント (心房中隔欠損，心室中 隔欠損，動脈管開存な ど)
	少	Fallot 四徴症，肺動脈 閉鎖/肺動脈狭窄のある 単心室	肺動脈狭窄

表 2 ◆ 肺血管抵抗に影響する因子

上昇	低下
低酸素血症 高二酸化炭素血症 低濃度酸素 アシドーシス 気道内圧(陽圧) PEEP 高粘稠度(Hb) 血管収縮薬 無気肺(hypoxic vasocon- striction)	高酸素血症 過換気 高濃度酸素 アルカローシス 自発呼吸 血管拡張薬(PGI_2，ニトロ製 剤) 一酸化窒素(NO)

両大血管へ血液が駆出される(図1)。一般的にPVRは体血管抵抗(SVR)より低いため，大血管へ駆出される血液は，抵抗の低い肺循環に流れやすくなっている。ただし，肺動脈閉鎖や狭窄を伴う場合は，その程度に応じて肺血流も制限されるため，単心室はいくつかの病態に分類される。また，PVRとSVRがともに高い状態になく心拍出量がある程度保たれており，肺における酸素化異常がない状態では，並列循環の場合も直列循環と同様に肺体血流比(Qp/Qs)は1もしくは1弱が望ましく，循環を安定させるには肺血流が制限されている必要がある。ただし，大動脈縮窄や大動脈弁狭窄のように体循環の制限がある症例に，肺動脈の血流制限を作成した場合，単心室からの血液の出口がなくなり心不全に陥るため，注意が必要である。

姑息術の選択

並列循環を示す単心室疾患は体循環を無視すれば，肺体循環のバランスにより大きく3つに分類できる(表3)[1]。第一期姑息術の目標は，閉塞のない体循環流出路が確立されている状況で，適度な肺血流制限があり肺動脈圧が抑制された肺循環を確立することにある。そのために必要な第一期姑息術は，前述の分類によって異なる。①程よい肺動脈狭窄があり肺循環血流と体循環血流のバランスがよい(Qp/Qs≒1)場合は経過観察となる。②重度の肺動脈狭窄・閉鎖などにより肺血流が不十分(Qp/Qs＜1)な場合は，適度な太さの体動脈肺動脈シャント Blalock-Taussig shunt(BT shunt)術が行われる。また，③肺動脈狭窄がないか軽度であるため肺血流が制限されず過剰に流れている場合(Qp/Qs＞1)は，テープを用いて肺動脈に狭窄を作り，肺血流を制限する肺動脈絞扼術 pulmonary artery banding(PA banding)が行われる。

■ 並列循環における Qp/Qs

理想的な並列循環は，末梢組織まで必要十分な酸素供給を行える心拍出量を保った状態で肺血流と体血流がほぼ等しいかやや少なく(Qp/Qs≒1 or ＜1)[2]，かつ動静脈血酸素飽和度較差(SaO_2-SvO_2)が20〜25％の状態である。

Qp/Qsは Qp/Qs＝SaO_2-SvO_2/$SpvO_2$-$SpaO_2$で表されるが，肺動脈血の採血を必要とするため，二心室疾患ではQp/Qsの測定は容易ではない。単心室疾患では，肺動脈と大動脈は同じ心室から駆出されるため$SpaO_2$＝SaO_2である。また，肺の拡張や肺でのガス交換能に問題がない(無気肺や肺実質障害，肺うっ血がない)とすると$SpvO_2$は100％と仮定でき，Qp/Qsの測定は比較的容易である。

またQp/Qsを測定せず，モニタリングが簡便なSpO_2から肺血流を考えることもできる。この場合，式中のSaO_2-SvO_2に理想値である20〜25％を当てはめると，適切な肺血流を調節できている時のSpO_2(≒SaO_2)は75〜80％であることがわかる。

注意すべきは，心拍出量が減少している場合にはSaO_2-SvO_2は増大し，肺でのガス交換能異常や無気肺などにより$SpvO_2$＜100％である場合には，SaO_2が75〜80％であっても肺血流が適切に調節できているとは限らない。管理に難渋す

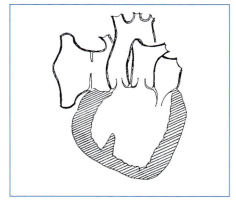

図1 ◆ 並列循環の代表例(三尖弁閉鎖症Ⅱc型)
(小柳 仁ほか. 三尖弁閉鎖症の外科解剖. 心臓 1969;1;843-56より)

表3 ◆ 並列循環の分類

① 肺循環血流と体循環血流のバランスが良い(Qp/Qs≒1)
② 肺血流が不十分(Qp/Qs＜1)
③ 肺血流が過剰(Qp/Qs＞1)

(岩崎達雄ほか. 複雑心奇形の周術期管理—並列循環症例の管理—日臨麻会誌 2014;34:169-76より作成)

る場合には，SvO_2 や Qp/Qs を実際に測定する必要がある。

■ 並列循環の呼吸管理

前述のとおり，呼吸管理における多くの因子は PVR に影響する。主だったところでは表2に示した FiO_2，$PaCO_2$，pH，気道内圧などである。また，肺のガス交換能に問題がない状態での理想的な SaO_2 は 75〜80％であり，この値を中心に考える。

SaO_2 が高い場合

SvO_2 が保たれた状態で SaO_2 が 80％を大きく上回るようであれば，肺血流が増加していることを示す。この場合，過剰な肺血流を制御するため FiO_2 を可能なかぎり低く保ち，人工呼吸を行っていれば $PaCO_2$ は 40 mmHg よりやや高めに保つ。ただし，$PaCO_2$ は血液の pH に影響し，過剰な上昇は高度のアシドーシスをまねいて循環に影響を及ぼすので注意する。

　人工呼吸を行っていない状態であれば $PaCO_2$ の調整はできないが，術後で無気肺などによる機能的残気量(FRC)の低下がなければ，HFNC を用いて気道に軽度の陽圧をかけ，PVR を上昇させることも可能である。

- **低濃度酸素吸入療法**

FiO_2 を 21％に保ち，その他の因子を調整しても高肺血流状態を回避できない状況であれば，窒素を用いて低濃度酸素吸入療法を行うことも可能である。窒素の投与法に関しては，鼻カニューレ，ヘッドボックス，人工呼吸器など，さまざまな選択肢がある。新しいものとしては，HFNC の新鮮ガスに窒素を混合し，FiO_2 を調整する方法がある。この方法は，非人工呼吸下で気道に軽度の陽圧をかけることができ，なおかつ酸素濃度の調節が正しく行える点で有利である。しかし，付加する窒素に薬理学的作用はなく，患者を低酸素に曝していることを忘れてはいけない。

　一酸化窒素(NO)を用いた肺血管拡張療法もある。NO により，換気されている部分の血管が拡張し $\dot{V}/\dot{Q}$ ミスマッチが改善する。しかし，低濃度酸素吸入療法では換気されている部分の血管が収縮して $\dot{V}/\dot{Q}$ ミスマッチが増悪し，急激に酸素化が低下することがあるので注意を要する。

SaO_2 が低い場合

一方，SvO_2 が保たれた状態で SaO_2 が 75％を下回るようであれば，肺血流の低下を意味する。その場合は FiO_2 を高くし，人工呼吸を行っている場合は $PaCO_2$ 35 mmHg 程度の軽度の過換気として，軽度アルカローシスとなるよう pH を調整する。感染や人工心肺・外科的修復など，一時的な PVR の上昇によると思われる低酸素の場合には，NO が有効なことがある。

■ Glenn 手術患者の呼吸管理

Glenn 手術では，上大静脈を右肺動脈へ吻合し，上半身の静脈血が直接肺動脈へ流入する(図2)[3]。下半身の血流は下大静脈から右房へと流入するため，体肺循環が一部のみ直列につながった状態である。肺血流は，通常のように右室からのポンプ作用により循環するのではなく，上大静脈の血流量・圧と PVR(肺動脈圧)によって決定される。

　古くは PVR を極力低くする管理が有効とされ，呼吸管理においては酸素投与(高い FiO_2)，軽度過換気($PaCO_2$ 35 mmHg)，自発呼吸の温存

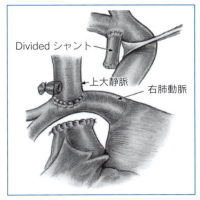

図 2 ◆ Glenn 手術
(Apostolopoulou SC. The respiratory system in pediatric chronic heart disease. Pediatr Pulmonol 2017 ; 52 : 1628-35 より許可を得て転載)

Divided シャント
上大静脈
右肺動脈

（術直後においては早期抜管）が治療戦略となっていた。しかし2000年代初頭にBradleyらやLiらが，高二酸化炭素血症とすることで脳血管を拡張させて脳血流を増やし，上大静脈への流入血を増やすことでGlenn手術患者の酸素化の改善が得られるという結果を発表した[4～6]。Hoskoteら[5]は，軽度の高二酸化炭素血症において，PVRの上昇よりも酸素化の改善の効果が上回るとしている。Bradleyら[4]も同様に，Glenn手術患者の酸素化において，高二酸化炭素血症が代謝性アルカローシスを上回るとしている。ただし，高二酸化炭素血症による代謝性アシドーシスは循環抑制につながるので注意が必要である。さらにこの戦略は，人工呼吸中にしか適応できない。

軽度の高二酸化炭素血症によって上半身の血流を増やすことが，Glenn吻合への流入血を増やすとはいえ，患者は通常生活では自発呼吸であり，PVRを低下させる治療は術後の長期管理として重要である。Huangら[7]は，Glenn手術後の抜管前後の酸素化や心拍出量を比較し，抜管後に酸素化は変化がないものの，心拍出量は有意に改善すると報告した。これらのことから，術後は可能なかぎり早期に自発呼吸にして抜管し，必要であればHFNCを併用しながら酸素投与を行うことが，最適な周術期の呼吸管理戦略であると考える。

■ Fontan手術患者の呼吸管理

Fontan手術の発表から50年経ち，Fontan手術後の血行動態（Fontan循環）の病態がさまざまな角度から解明され，再度その生理学に注目した論文が相次いで発表されている[8, 9]。Fontan循環は右心系のポンプを失った直列循環である。肺血流は静脈還流量・静脈圧と，PVRにより規定される。人工呼吸を含めた呼吸管理は，PVRを左右し肺血流量を著しく増減させることがある。Fontan手術患者の呼吸管理をいくつかの項目に分けて概説する。

Fontan手術患者の呼吸生理学

成人に達したFontan手術患者の運動耐容能の低下に関連する呼吸生理学は，比較的よく研究されている[10～13]。Fontan手術患者に特徴的な呼吸生理学として，拘束性障害が挙げられる。Ohuchiら[14]はFontan手術患者の呼吸機能検査を行い，努力肺活量（FVC）が対照群に比べ有意に低下していることを示した（**表4**）。またOpotowskyら[12]は，260例のFontan手術患者において，FVCが正常分布の5パーセンタイルを下回る割合が45.8％（119/260例）としている（**図3**）。その原因は，①肺血流が拍動性でないことによるうっ血性肺障害や肺の成長障害，②新生児・乳児期の側開胸・胸骨正中切開による胸郭形成不全や側彎などである[15]。

①については原因としてはっきりしないとしながらも，胎内だけでなく出生後も，主に新生児・乳児期に肺胞が発達する小児の肺の成長過程で，血流障害が肺の成長を妨げるためと記されている。Fallot四徴症では，2歳頃までに根治術を受けた症例のほうが，それ以降で受けた症例よりも肺の成長障害が少ないとする報告もある[16]。また正常の呼吸生理に比べると最大換気量や最大吸気圧が低下しており，これらは呼吸筋の筋力低下に起因すると考えられる。血液ガス分析やその他の呼吸機能検査から見ると，酸素化はfenestrationの有無により異なるが，$PaCO_2$は1回換気量の低下を原因とする呼吸回数の増加のため，安静時で軽度低下している。また，肺でのガス交換能異常も起こるとされている[3, 17]。

Strömvall-Larssonら[17]は，Fontan手術患者の呼吸機能障害（ガス交換能異常）の原因は，①低換気，②右左シャント（側副血行路による），③換気血流比不均衡，④ガス拡散能の異常，⑤低心拍出量にあるとしており，各研究の総合的な評価として合致する。

ただし，これらの研究結果は成人に達したFontan手術患者のものである。おおむね2歳前後でFontan手術を受ける小児患者では正確に呼吸機能検査を行うのが難しいことから，小児Fontan手術患者がその成長の過程でどのような呼吸生理学を有しているかの明確なエビデンスはない。しかし，成人に達する過程で上記の状態に

表4 ◆ Fontan手術患者と正常人の呼吸機能の比較

	Fontan手術患者	n	正常人	n
肺活量(L)	2.01 ± 0.08***	101	3.13 ± 1.01	44
肺活量(%)	80 ± 20***	101	100 ± 15	44
1秒量(%)	91 ± 7*	101	88 ± 5	44
全肺気量(L)	2.67 ± 0.94***	97	3.72 ± 1.15	43
残気量(L)	0.84 ± 0.35	97	0.84 ± 0.44	43
機能的残気量(L)	1.25 ± 0.45**	97	1.54 ± 0.57	43
残気量/全肺気量(%)	32 ± 8***	97	22 ± 8	43
DL_{CO}(mL/min/mmHg)	13.5 ± 5.5***	87	21.7 ± 5.8	34
安静時 SaO_2(%)	94 ± 3***	101	96 ± 2	44
安静時 $\dot{V}_E$(L/min/kg)	0.27 ± 0.07#	101	0.26 ± 0.09	122
安静時 $PaCO_2$(mmHg)	36 ± 2***	101	40 ± 1	122
安静時 $\dot{V}_D/\dot{V}_T$	0.44 ± 0.06	101	0.44 ± 0.06	122

値は±標準偏差を示す。#$p<0.1$ vs. 正常人，*$p<0.05$ vs. 正常人，**$p<0.01$ vs. 正常人，***$p<0.001$ vs. 正常人。
(Ohuchi H, et al. Restrictive ventilatory impairment and arterial oxygenation characterize rest and exercise ventilation in patients after fontan operation. Paediatric Cardiol 2004; 25: 513-21 より許可を得て転載)

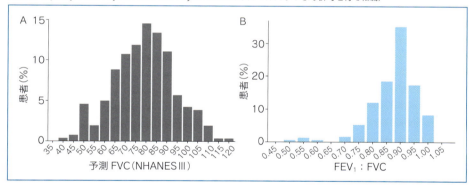

図3 ◆ Fontan手術患者の予測FVC(A)とFEV₁：FVC(B)の分布
(Opotowsky AR, et al. Abnormal spirometry after the Fontan procedure is common and associated with impaired aerobic capacity. Am J Physiol Heart Circ Physiol 2014; 307: H110-7 より許可を得て転載)

ある，もしくは近づくことは容易に想像でき，これらの呼吸生理学が基礎にあると考えてよいと思われる。

人工呼吸器管理

人工呼吸器管理は，内科的にPVRを最も調節しやすい環境にある。ただし，Fontan手術患者の人工呼吸器設定において，明確なエビデンスや基準はない。酸素は肺血管拡張薬と考え，適切な酸素化が得られるまでFiO_2を高く保ち，換気回数は軽度の過換気($PaCO_2$ 35 mmHg程度)とする。1回換気量は8〜10 mL/kgを目標とする。陽圧自体がPVRを高くする因子であるため，気道内圧は可能なかぎり低くした状態で，目標とする換気量が得られるようにする。

・陽圧換気

Williamsら[18]はFontan手術患者において，PEEPを高くするほど，その値に応じてPVRが高くなることを示した。これは，陽圧換気自体が

PVRを高くする因子であることを示していると考えられる。彼らはこの現象が，陽圧により肺胞が伸展され，毛細血管が虚脱することに起因するとしている。ただし通常，陽圧によるPVRの上昇は，単に陽圧が高くなるにつれ肺容量が増加していくことに起因すると考えられており，同一の肺容量での自発呼吸と陽圧換気におけるPVRを明確に示した研究はない。また，目標気道内圧の設定を最高気道内圧とするか平均気道内圧とするかのエビデンスがない。

Melionesら[19]は，Fontan手術患者に対する高頻度ジェット換気（HFJV）の使用を検討し，HFJVが通常の換気モードに比べ平均気道内圧，PVRを低下させ，心拍出量を増加させるとした。しかしKorneckiら[20]の報告では，有意な結果は出なかった。この時，気道内圧を低くすることに気を取られ低換気にならないよう注意するとともに，軽度のPEEPは肺胞の虚脱（機能的残気量の低下）を防ぎPVRを低下させるため，必ず使用するようにする。

・PEEPの影響

Fontan手術患者への陽圧を避けるというコンセプトからPEEPは適当ではないとする考え方は，前述の拘束性・閉塞性障害から肺の虚脱や低換気が起こりやすいことを考慮すると不適切である。人工心肺や手術の直接的な侵襲，細菌およびウイルス感染などによる肺炎，カテーテル・CT撮影の造影剤使用などでPVRが上昇している状態にある場合には，特に人工呼吸器設定の調節不良による高二酸化炭素血症や低酸素に注意する。またFontan手術患者では，肺血流が減少して困ることがあっても，増加しすぎて困るという現象は起こり得ないため，PVRを上昇させる管理は禁忌である。

・陰圧換気

陰圧換気を行うほうが陽圧換気を行うよりも心拍出量を増やすという報告がある[21]。しかしながら特殊な人工呼吸器を使用するため，技術が必要である。

早期抜管

呼吸管理のなかで最も重要な懸案事項である。Fontan手術患者を自発呼吸と人工呼吸のどちらで管理するか，すなわち早期抜管を循環改善のための治療と考えるかについては議論がある。しかし，自発呼吸がFontan循環に有利である[22]という報告はいつくかなされている。

Lofland[23]は，50例〔Glenn手術（23例）およびFontan手術（27例）〕の患者において，抜管前後の肺動脈圧，心係数を比較し，抜管後に肺動脈圧は有意に低下し，心係数は有意に上昇することを報告した。この研究から，自発呼吸は陽圧換気に比べPVRを低下させ，肺循環を改善することがわかり，早期抜管がFontan循環に好影響を与えることが明らかになった。

ただし，Fontan手術患者の早期抜管を行う場合には，呼吸そのものに障害がないことが条件として挙げられる。麻酔・鎮静薬や筋弛緩薬の残存による呼吸抑制，肺のガス交換能，疼痛コントロールに問題がある場合には，たとえ抜管して自発呼吸になったとしても過度の呼吸努力により呼吸仕事量が増加し，心拍出量の増加による酸素供給を上回ることもある。また呼吸苦による呻吟は，呼気時の胸腔内圧を異常に上昇させ，PVRを上昇させる。このような場合は，安易に抜管してはならない。呼吸努力増加による仕事量増加と心拍出量増加のバランスで，抜管するかどうかが決まるのである。

Loflandの報告[23]でも，適切な除痛をはかるなど，自発呼吸の条件に留意している。疼痛・不穏によるいきみや呼吸障害による呻吟などは，自発呼吸であっても胸腔内圧を上昇させPVRを高くする。適切な自発呼吸のみがFontan循環に好影響を及ぼすのである。Fontan手術患者で，循環不全はあるものの肺のガス交換能が保たれ，患者の上気道や呼吸パターンに問題がない場合は，循環不全の治療として抜管を試みることを考えてもよい。

一酸化窒素吸入療法

一酸化窒素（NO）は，血管内皮を弛緩させ血管を

拡張する物質である。近年，医療用の NO が使用できるようになり，その敷居はより低くなった。

NO は，拍動性の血流による剪断応力により肺の血管内皮で産生されるが，Fontan 循環における定常流の肺血流では産生能力が弱い。このことは，動物実験およびヒトでも証明されている[24~26]。

Khambadkone ら[26]は，拍動性の肺血流のない Fontan 手術患者で NO 吸入療法が有意に肺血管抵抗を下げることを報告した。また，Gamillscheg ら[27]は，術前に良好な血行動態を保っていた患者が術後 TPG（transpulmonary pressure gradient）や中心静脈圧（CVP）の上昇をきたした場合には，NO 吸入療法が奏効するとしている。

Cai ら[28]は，Fontan 術後に NO 吸入療法を行うことで CVP を低下させ，酸素化を改善し，収縮期血圧を上昇させるとしている。このことから，NO 吸入療法が呼吸管理の一環として PVR を低下させる治療として効果があると考えられる。Fontan 手術患者では，CVP 高値を伴う低酸素で PVR が高いと診断した場合には，NO 吸入が治療の選択肢として挙がる。

マスクや鼻カニューレでの NO 吸入療法の効果に関する研究があり，HFNC による投与も報告されている[29]が，NO は副作用のあるガスであり，医療従事者や患者家族への曝露を考えて慎重に適用を検討することが必要である。

···

このように Fontan 手術患者では呼吸と循環がより密接な関連をもっており，呼吸管理を誤ると Fontan 循環は容易に悪化する。一方で，呼吸管理によって肺血管抵抗を適切に調節することで，循環を改善することができる。Fontan 手術患者の基礎にある呼吸・循環生理学を理解したうえで適切な呼吸管理を行うことで，呼吸管理はより積極的な治療法としての意味をもつようになる。

文 献

1. 岩崎達雄，戸田雄一郎，清水一好ほか．複雑心奇形の周術期管理—並列循環症例の管理—．日臨麻会誌 2014；34：169-76.
2. Barnea O, Santamore WP, Rossi A, et al. Estimation of oxygen delivery in newborns with a univentricular circulation. Circulation 1998；98：1407-13.
PMID：9760295
3. Apostolopoulou SC. The respiratory system in pediatric chronic heart disease. Pediatr Pulmonol 2017；52：1628-35. PMID：29076654
4. Bradley SM, Simsic JM, Mulvihill DM. Hypoventilation improves oxygenation after bidirectional superior cavopulmonary connection. J Thorac Cardiovasc Surg 2003；126：1033-9. PMID：14566243
5. Hoskote A, Li J, Hickey C, et al. The effects of carbon dioxide on oxygenation and systemic, cerebral, and pulmonary vascular hemodynamics after the bidirectional superior cavopulmonary anastomosis. J Am Coll Cardiol 2004；44：1501-9. PMID：15464335
6. Li J, Hoskote A, Hickey C, et al. Effect of carbon dioxide on systemic oxygenation, oxygen consumption, and blood lactate levels after bidirectional superior cavopulmonary anastomosis. Crit Care Med 2005；33：984-9. PMID：15891325
7. Huang J, Zhou Y, Zhu D. Systemic haemodynamics and regional tissue oxygen saturation after bidirectional cavopulmonary shunt：positive pressure ventilation versus spontaneous breathing. Interact Cardiovasc Thorac Surg 2016；23：235-9.
PMID：27165735
8. Jolley M, Colan SD, Rhodes J, et al. Fontan physiology revisited. Anesth Analg 2015；121：172-82.
PMID：26086514
9. Gewillig M, Brown SC. The Fontan circulation after 45 years：update in physiology. Heart 2016；102：1081-6. PMID：27220691
10. Matthews IL, Fredriksen PM, Bjørnstad PG, et al. Reduced pulmonary function in children with the Fontan circulation affects their exercise capacity. Cardiol Young 2006；16：261-7. PMID：16725065
11. Fredriksen PM, Therrien J, Veldtman G, et al. Lung function and aerobic capacity in adult patients following modified Fontan procedure. Heart 2001；85：295-9. PMID：11179270
12. Opotowsky AR, Landzberg MJ, Earing MG, et al. Abnormal spirometry after the Fontan procedure is common and associated with impaired aerobic capacity. Am J Physiol Heart Circ Physiol 2014；307：H110-7 PMID：24791784
13. Turquetto ALR, Canêo LF, Agostinho DR, et al. Impaired pulmonary function is an additional potential mechanism for the reduction of functional capacity in clinically stable Fontan patients. Pediatr Cardiol 2017；38：981-90. PMID：28500413
14. Ohuchi H, Ohashi H, Takasugi H, et al. Restrictive ventilatory impairment and arterial oxygenation char-

acterize rest and exercise ventilation in patients after fontan operation. Paediatr Cardiol 2004 ; 25 : 513-21. PMID : 15136907

15. Healy F, Hanna BD, Zinman R. Pulmonary complications of congenital heart disease. Paediatr Respir Rev 2012 ; 13 : 10-5. PMID : 22208788

16. Gaultier C, Boule M, Thibert M, et al. Resting lung function in children after repair of tetralogy of Fallot. Chest 1986 ; 89 : 561-7. PMID : 2420539

17. Strömvall-Larsson E, Eriksson BO, Holmgren D, et al. Pulmonary gas exchange during exercise in Fontan patients at a long-term follow-up. Clin Physiol Funct Imaging 2004 ; 24 : 327-34. PMID : 15522041

18. Williams DB, Kiernan PD, Metke MP, et al. Hemodynamic response to positive end-expiratory pressure following right atrium-pulmonary artery bypass (Fontan procedure). J Thorac Cardiovasc Surg 1984 ; 87 : 856-61. PMID : 6427531

19. Meliones JN, Bove EL, Dekeon MK, et al. High-frequency jet ventilation improves cardiac function after the Fontan procedure. Circulation 1991 ; 84 (Suppl. II) : III364-8. PMID : 1934431

20. Kornecki A, Shekerdemian LS, Adatia I, et al. High-frequency oscillation in children after Fontan operation. Pediatr Crit Care Med 2002 ; 3 : 144-7. PMID : 12780984

21. Shekerdemian LS, Bush A, Shore DF, et al. Cardiopulmonary interactions after Fontan operations : augmentation of cardiac output using negative pressure ventilation. Circulation 1997 ; 96 : 3934-42. PMID : 9403618

22. Penny DJ, Hayek Z, Redington AN. The effects of positive and negative extrathoracic pressure ventilation on pulmonary blood flow after the total cavopulmonary shunt procedure. Int J Cardiol 1991 ; 30 : 128-30. PMID : 1991664

23. Lofland GK. The enhancement of hemodynamic performance in Fontan circulation using pain free spontaneous ventilation. Eur J Cardiothorac Surg 2001 ; 20 : 114-8. PMID : 11423283

24. Raj JU, Kaapa P, Anderson J. Effect of pulsatile flow on microvascular resistance in adult rabbit lungs. J Appl Physiol(1985)1992 ; 72 : 73-81. PMID : 1537745

25. Henaine R, Vergnat M, Bacha, EA, et al. Effects of lack of pulsatility on pulmonary endothelial function in the Fontan circulation. J Thorac Cardiovasc Surg 2013 ; 146 : 522-9. PMID : 23219498

26. Khambadkone S, Li J, de Leval MR, et al. Basal pulmonary vascular resistance and nitric oxide responsiveness late after Fontan-type operation. Circulation 2003 ; 107 : 3204-8. PMID : 12821557

27. Gamillscheg A, Zobel G, Urlesberger B, et al. Inhaled nitric oxide in patients with critical pulmonary perfusion after Fontan-type procedures and bidirectional Glenn anastomosis. J Thorac Cardiovasc Surg 1997 ; 113 : 435-42. PMID : 9081087

28. Cai J, Su Z, Shi Z, et al. Nitric oxide and milrinone : combined effect on pulmonary circulation after Fontan-type procedure : a prospective, randomized study. Ann Thorac Surg 2008 ; 86 : 882-8. PMID : 18721577

29. DiBlasi RM, Dupras D, Kearney C, et al. Nitric oxide delivery by neonatal noninvasive respiratory support devices. Respir Care 2015 ; 60 : 219-30. PMID : 25389351

（金澤 伴幸，岩崎 達雄）

循環器疾患

3

重症心不全患者の呼吸管理

要点

- 肺と心臓はともに胸郭内に存在するため，胸腔内圧の変化や肺循環を介して相互に影響する。
- 陽圧換気は，患者の呼吸仕事量や左室の前負荷・後負荷を軽減するなど，左心不全に有利に作用する。
- 左右シャント疾患をもつ患者では，呼吸による胸腔内圧の変化は肺血流量を変化させる主要な因子である。

■ はじめに

人工呼吸の論点は実に多様化しており，患者の肺機能の補助にかかわることのみならず，患者の快適性や人工呼吸器との同調性，循環や心機能に与える影響，人工呼吸器関連合併症，呼吸仕事量 work of breathing(WOB)など，多くのことを考えながら人工呼吸の適応の判断や設定を行う必要がある。その背景には，急性呼吸窮迫症候群(ARDS)や人工呼吸器関連肺傷害(VALI)といった病態の理解の向上や，そこから切り離すことのできない胸腔内圧(Ppl)や経肺圧(P_L)の概念が普及したことが挙げられる。心臓と肺はともに胸郭という同一空間の中に隣接して存在し，また肺循環によって連絡しているため，互いに密に影響し合っている。本章では，主に左心不全の病態と呼吸循環相互作用について述べ，重症心不全患者や左右シャント疾患をもつ患者の人工呼吸器管理の要点について触れる。

■ 左心不全の病態と呼吸への影響

心室の収縮能とは，心筋組織が後述する壁応力に抗って同調しながら収縮し，心室内の血液を駆出する能力である。一方，心室の拡張能とは，能動的または受動的に心室腔を拡張させ，心室内圧を過剰に上昇させることなく血液を充満させる能力である。すなわち，収縮能は後負荷 afterload，拡張能は前負荷 preload への耐容能と言い換えられる(後述)。左心機能の低下とは左室の収縮能と拡張能のいずれかあるいは両方が低下し，心拍出量(CO)が不十分になったり，左室拡張末期圧(LVEDP)や左房圧(LAP)が上昇した状態を指す。その原因は，虚血性心疾患，弁疾患，心筋疾患，不整脈，先天性心疾患など多岐にわたる。左心機能の低下が重篤となり，血行動態の破綻や肺うっ血による呼吸不全に陥った状態が左心不全である。

呼吸器系と循環器系の相互作用

左心不全では，肺組織の水分量が増加し，肺拡散能の低下，無気肺形成，肺胞内水分貯留によって低酸素血症や肺コンプライアンス(C_L)の低下が起こる。また，胸水貯留や体幹浮腫があると肺の伸展が妨げられるため胸壁コンプライアンス(C_{CW})が低下し，気道浮腫があると気道抵抗が上昇する。このような肺・胸壁のコンプライアンスの低下や気道抵抗の上昇は WOB を増加させ，さらに低酸素血症も伴うことで患者は呼吸困難を覚え，強い吸気努力を行う。そのため，胸腔内圧はより陰圧に振れ，静脈還流量は増加し，肺うっ血

重症心不全患者の呼吸管理　**177**

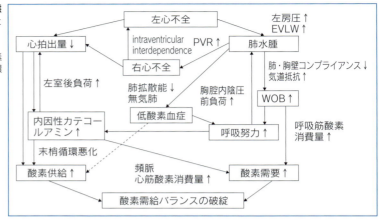

図1 ◆ 左心不全の病態
左心不全では，心拍出量が低下するとともに左房圧の上昇から肺水腫をきたし，低酸素血症や呼吸仕事量（WOB）の増加，右心機能低下などを介してさらなる酸素需給バランスの悪化を引き起こす悪循環の状態である。

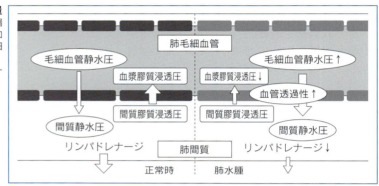

図2 ◆ 肺水腫と肺血管外水分量
肺水腫とは，肺毛細血管内からの水分漏出によって肺血管外水分量（EVLW）が増加した状態である。その機序には，肺毛細血管静水圧の上昇，肺血管透過性の亢進，血漿膠質浸透圧の低下，リンパドレナージ障害がある。

はさらに悪化する[1]。

心拍出量が低下した状態では内因性カテコールアミンが分泌され，その収縮促進作用や頻脈の誘発によって心筋酸素消費量は増加し，また心臓の後負荷が増加するため心拍出量はさらに減少する。WOBの増加は呼吸に要する酸素消費量を増加させ，呼吸筋疲労によって呼吸の継続を困難にし，呼吸性アシドーシスの原因となる[2]。さらに，肺水腫の状態では肺血管抵抗は上昇し，右室の駆出を低下させたり，右室圧の上昇が心室壁を左室方向へ彎曲させ，左室充満を妨げることで心拍出量をさらに低下させる（intraventricular interaction）。

このように，左心不全は呼吸機能と血行動態が相互に影響して酸素需給バランスが破綻し，種々の要素がさらなる病態の悪化を引き起こす悪循環の状態である（図1）。

■ 肺水腫と肺血管外水分量

肺水腫は，肺血管内からの水分漏出により肺間質組織や肺胞腔の水分量が増加し，機能的残気量 functional residual capacity（FRC）や拡散能，肺コンプライアンスといった肺機能が低下し，呼吸不全症状を引き起こした状態である。左心不全の場合，左心機能低下によるLVEDPやLAPの上昇が伝播して，肺毛細血管静水圧を上昇させ，肺血管外に水分が漏出する。一方ARDSでは，炎症性サイトカインによる肺毛細血管の透過性亢進やタンパクの血管外漏出による膠質浸透圧の低下，肺間質からの水分除去を担うリンパドレナージの障害などが肺組織の水分増加に関与していると考えられている（図2）。

増加した肺組織内の水分量を評価できれば，これらの病態の重症度や治療方針の決定に有用との考えから，肺血管外水分量（EVLW）の概念が生まれた。EVLWは通常は胸部X線などで推定され

てきたが，より客観的な方法として経肺熱希釈法 transpulmonary thermodilution (TPTD) があり，日本でも PiCCO system (PULSION Medical System 社) などが使用可能である。EVLW の正常値は成人の報告では平均 3～7 mL/kg，肺水腫では 10 mL/kg を超えるとされている[3]。小児の EVLW に関する報告は少ない。PiCCO system は 3.5 kg 以上の児で使用可能とされているが，Grindheim ら[4]の報告では，肺疾患や心疾患の既往のない小児 31 例 (3 か月～11 歳，中央値 8 か月) の PiCCO system で計測した EVLW は 7～31 mL/kg と絶対値や範囲が大きく，小児への適用や解釈には注意を要する，としている。

■ 静脈還流量

静脈還流量とは，体循環から右房へと流入する血液量であり，心拍出量 (CO) を決定する主要な因子である。静脈還流を駆動するのは体全体の静脈圧と右房圧 (RAP) との圧較差であるが，前者の評価を行うのは容易ではない。そこで，体循環が閉鎖系であると仮定し，さらに全血流が停止し血管内が等圧になったという仮想状態における血管内圧である平均循環充満圧 (MSFP) という概念が用いられる[5]。静脈還流量は，MSFP と RAP との差に比例する。実際は体静脈の多くが臓器の豊富な腹腔内に存在するため，MSFP は腹腔内圧に大きく影響を受ける。

自発呼吸の吸気時には胸腔内圧が低下し，RAP が低下するため，静脈還流量は増加する。このとき，右心系や肺動脈のコンプライアンスが十分に高い健常者では，静脈還流量の増加により右室圧や肺動脈圧の上昇をきたすことはない。強い呼吸困難があると，胸腔内圧低下の程度は大きくなり，静脈還流量はさらに増加する。ただし通常，自発吸気時には腹腔内圧も軽度低下することが知られており，MSFP と RAP の圧較差は相殺されるため，胸腔内圧の低下から予測されるほどの静脈還流量の増加を起こさない[6]。一方，陽圧換気中は RAP が上昇し静脈還流は減少するが，同時に起こる腹腔内圧の上昇がそれを緩和している。実際，心機能や循環血液量に問題のない人工呼吸

患者に対し 20 cmH$_2$O に近い PEEP を使用しても有意な心拍出量の低下を認めなかった[7]との報告もある。当然ながら，腹腔が大気に開放されている開腹手術中などはこの機序が作用せず，陽圧換気中の静脈還流の低下は顕著となる[8]。

静脈還流曲線

Guyton が提唱した静脈還流曲線は，RAP (横軸) と静脈還流量 (縦軸) の関係を示したものである (図 3-A)。RAP の高い領域では曲線は右下がりであるが，低い領域では平坦化している。これは RAP の低下により静脈還流量は増加するものの，その効果は頭打ちになることを示している。

血管内に存在する血液のうち，血管壁に張度を与え有効循環血液量として作用するものを stressed volume，それ以外の血液量を unstressed volume という[9]。循環血液量の減少や血管拡張薬の使用によって血管内の stressed volume が減少した状態では静脈還流曲線は左方移動，すなわち，同じ RAP においては，静脈還流量が減少する。血管内脱水がある場合や血管拡張薬の使用などによって体血管抵抗が低下している場合，陽圧換気の吸気時や PEEP の付加により胸腔内圧が上昇した際の静脈還流量の低下は顕著となる。循環血液量の増加や血管収縮薬の使用により stressed volume が増加した場合はその逆のことが言える。

心機能曲線

RAP の上昇は，右心系と肺循環を介して左室をより充満させるため，RAP と心拍出量との関係は正の相関を示し，右上がりの曲線となる。これが Frank-Starling の心機能曲線である (図 3-B)。左室の収縮能が亢進したり，後負荷が減少した場合，RAP が同等であっても，心拍出量が増加し，曲線はより急峻となる。収縮能の低下や後負荷の上昇は，反対に曲線を平坦化させる。

静脈還流曲線と心機能曲線は RAP の軸を共有しており，静脈還流量と心拍出量は等しいことから，これらを重ねた場合の交点 (循環平衡点) が，その状態における RAP と心拍出量 (静脈還流量)

重症心不全患者の呼吸管理　179

図3◆静脈還流曲線と心機能曲線
A：静脈還流曲線。stressed volume が増加すると曲線は右方移動，stressed volume が低下すると曲線は左方移動する。
B：心拍出量曲線。収縮力亢進や後負荷軽減により曲線は左上方に移動し，同等の右房圧（RAP）上昇に対して心拍出量の増加量は大きくなる。収縮力低下時や後負荷上昇時は曲線は右下方に移動する。
C：静脈還流曲線と心拍出量曲線の交点（循環平衡点）が RAP と心拍出量を決定する（点 A）。心機能低下により心機能曲線が右方移動すると，新たな交点が生じ心拍出量が低下する（点 B）。心機能低下への代償反応として末梢血管が収縮し stressed volume が増加すると静脈還流曲線が右方移動し，心拍出量は増加する（点 C）。

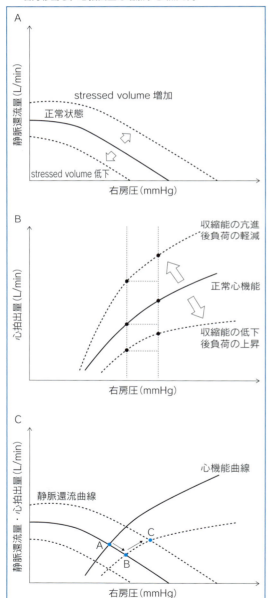

図4◆左室前負荷，左室後負荷と胸腔内圧
左室前負荷（A）や後負荷（B）は，それぞれ拡張末期と等尺性収縮期における左室腔内圧と左室壁周囲圧との圧較差である経壁圧（Ptm）に比例する。胸腔内圧（Ppl）の上昇は左室壁周囲圧を上昇させるため，左室の前負荷と後負荷を軽減する。

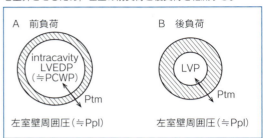

を決定することになる。stress volume や収縮能に変化が起こると，シフトした曲線が新たな循環平衡点をつくり，それが新たな RAP と心拍出量の状態を示す（図3-C）[6,8]。

■ 左室前負荷

前負荷は拡張期に充満する血液によって心室壁にかかる負荷であり，左室前負荷は通常は左室拡張末期容積（LVEDV）のことである。LVEDV は拡張末期の左室腔の内圧（LVEDP）と左室壁周囲圧 pericardial pressure との差（Ptm）に比例する（図4-A）。臨床では LVEDP は肺毛細管楔入圧（PCWP），pericardial pressure は Ppl でしばしば代用される[10]。

$$\text{左室前負荷}(=\text{LVEDV}) \propto \text{Ptm}$$
$$=(\text{LVEDP}-\text{pericardial pressure})$$
$$=(\text{PCWP}-\text{Ppl})$$

よって，前負荷の影響だけを考えた場合，胸腔内圧の上昇は心機能曲線をより心拍出量の低い方向へ移動させる。また，左室前負荷の代替パラメータとして頻用される PCWP は，胸腔内圧の上昇した状態では，その指標として不適切であることもわかる。

■ 左室後負荷

後負荷の本質は壁応力 wall stress であり，左室後負荷は収縮期に左室心筋組織にかかる負荷のことである。後負荷が上昇すると収縮能は低下し，

図5 ◆ 胸腔内圧の静脈還流や心拍出量への影響
正常心機能では右房圧の上昇は前負荷の低下により心拍出量を大きく減少させる(b)。一方、心機能低下時には前負荷低下に対し後負荷上昇の影響が上回り、心拍出量は増加する(c)。

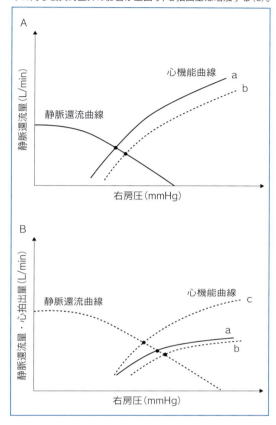

図6 ◆ 左心不全に対する陽圧換気
陽圧換気は、肺胞虚脱を解除し肺機能を改善するとともに、胸腔内圧の上昇が心血管系に有利に働き、左心不全の悪循環を断ち切ることができる。

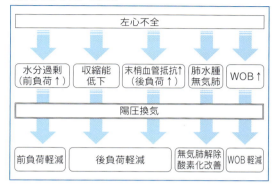

心拍出量は低下する。左室の壁応力は左室壁内外の圧較差(Ptm)および左室腔の内径(R)に比例し、左室壁厚 wall thickness に反比例する(図4-B)。左室腔内圧は収縮期の左室圧(LVP)、壁外圧は胸腔内圧(Ppl)である[8]。

$$左室後負荷 \propto (Ptm \times R)/(wall\ thickness)$$
$$Ptm = LVP - Ppl$$

このことから、胸腔内圧の上昇は壁応力、すなわち、左室後負荷をも下げ、左心不全患者に陽圧換気を行うことは左室収縮に有利に働く。高血圧や大動脈弁狭窄症の患者では、高い後負荷に対する代償のために、壁応力を低下させるべく心筋を肥大させている。

■ 左心不全患者の呼吸管理

呼吸による胸腔内圧の変化は心機能や血行動態に大きく作用し、そのことは患者の状態によってリスクにもベネフィットにもなる。健常者では、陽圧換気による胸腔内圧の上昇は RAP や左室壁周囲圧の上昇によって前負荷を低下させ、心拍出量が減少する(図5-A)。一方、左心不全患者ではすでに心機能曲線は平坦化しており、末梢血管抵抗の上昇によって stressed volume が増加した状態にある。この状態で陽圧換気を行うと、RAP の上昇は心拍出量をさほど減少させず、むしろ収縮期の左室壁周囲圧上昇による後負荷の低下が心機能曲線を立ち上げる結果、心拍出量は増加する(図5-B)。実際、陽圧換気や PEEP の付加が左心不全の病態を改善することは多くの報告から明らかであり(図6)、非侵襲的陽圧換気(NPPV)ガイドラインにおいても、心原性肺水腫への NPPV の使用は推奨度 A として第一選択となっている[11]。

■ 酸素消費量

安静時の呼吸による酸素消費量は全酸素消費量の3％程度とされているが、呼吸不全の状態では最大30％程度にも達すると考えられている[12]。呼吸に要するエネルギーは気道抵抗成分とエラスタンス成分からなり、左心不全では肺うっ血や体幹浮腫による呼吸器系エラスタンスの増加や気道浮

腫によってWOBは増加する。さらに，低酸素血症による呼吸困難はより大きな吸気流量を生じさせ，相対的な気道抵抗の上昇が，さらなる呼吸困難と吸気努力を引き起こす。心拍出量の低下した状態に呼吸による酸素消費量の上昇が加わると，諸臓器への酸素供給量はより悪化する。人工呼吸によって患者のWOBを軽減することは，重要臓器への酸素供給を増加させ，末梢組織の嫌気性代謝や乳酸アシドーシスの改善に寄与する可能性がある[13]。

■ 陽圧換気の弊害，右心系への影響

心不全患者に陽圧換気を行う際に懸念すべきこととして，特に重要なのが右心系への影響である。大半が胸郭外に存在する体循環と異なり，肺循環は胸腔内に存在するため，高い気道内圧による換気やPEEPの付加による胸腔内圧の上昇は肺血管床を容易に減じ，肺血管抵抗(PVR)を上昇させる[14]。一方，気道内圧が低すぎると無気肺が生じやすく，ガス交換に関与しない肺内シャント血管が増加する。そこで低酸素血症への代償機構として，肺全体の換気血流比を上昇させようと含気の少ない領域の血管が収縮する低酸素性血管収縮(HPV)が起こる。これにより酸素化は改善するが，肺血管床は減少するため，PVRは上昇する。したがって，陽圧換気を行う際，気道内圧は過大でも過小でもPVRが上昇し，収縮力の乏しい右室は容易に駆出量を低下させる。特に，右室ポンプが存在せず肺血流を中心静脈圧と左房圧との圧較差に依存する右心バイパス術(Fontan手術など)を受けた患者では，陽圧換気によるPVRの上昇が，ときに致命的な循環虚脱の原因となる[15,16]。

このように陽圧換気を行う際には，患者の右心機能やPVRへの影響を考えなければならない。肺容量が機能的残気量に等しくなるようなPEEPが，PVRを最小にすることが知られている[17]。

■ 左心不全患者の気管挿管

重症心不全患者に気管挿管を行う際は，麻酔導入薬や挿管操作による血行動態の変動に十分注意し

なければならない。心拍出量の低下や内因性カテコールアミンの分泌によって末梢血管抵抗を極度に上昇させ血圧を維持している重症患者では，挿管のための鎮静薬や鎮痛薬の末梢血管拡張作用や心収縮抑制作用によって，高度の血圧低下が起こる可能性がある。これらの患者では，麻酔導入前に動脈ラインを確保するなどして血行動態の変動をリアルタイムに評価できるようにしたうえで，ベンゾジアゼピンなど循環抑制を起こしにくい麻酔薬を選択して緩徐に麻酔深度を深めたり，筋弛緩薬を併用して挿管に要する麻酔薬の必要量を減らすなどの工夫が必要である。一方で，心機能の著しく低下した患者に対し，浅麻酔下や鎮痛の不十分な状態で喉頭展開や挿管操作などの侵襲が加わると，交感神経刺激による末梢血管の収縮が左室後負荷を急上昇させ，心拍出量の急激な低下を引き起こすおそれがあることに注意が必要である。

■ 左心不全患者の人工呼吸器離脱と抜管

人工呼吸器からの離脱や抜管の可否を評価する方法には，自発呼吸テスト(SBT)を間欠的に行う方法や同期間欠的強制換気(SIMV)の呼吸回数を漸減する方法，プレッシャーサポート換気(PSV)のPS圧を漸減する方法などさまざまなものがあり，それらの有用性を比較した無作為化比較試験(RCT)はこれまで多く行われている。人工呼吸器の離脱に失敗する原因は多岐にわたるが，心機能の低下した患者においては，陽圧換気による循環への作用が失われることや，患者のWOBや酸素消費量が増加し，重要臓器の酸素需給バランスが負に傾きやすいことなど，離脱に伴って増加する呼吸負荷に患者の心機能が耐え得るかどうかを慎重に評価しなければならず，ときに困難を極める。

Cabelloら[18]は，Tチューブを用いたSBTに失敗した呼吸器離脱困難症例14例を対象に，TチューブまたはPSVとPEEPを用いた3種類の方法(Tチューブ，PSV 7 cmH$_2$O＋PEEP 5 cmH$_2$O，PSV 7 cmH$_2$Oのみ)でSBTを行い，血行動態や呼吸状態を比較した。その結果，SBT中にも陽

圧サポートが行われる PSV を用いた 2 つの方法に比べ，T チューブを用いた場合に WOB や自発呼吸努力の指標である pressure time product (PTP)，および血圧や心拍数が上昇した。彼らの報告からは，人工呼吸器離脱や抜管後の血行動態を考えるうえで，胸腔内圧の低下がもたらす影響の大きさは無視できず，特に心不全患者においては，抜管後の前負荷や後負荷を十分に予測することが重要であると考えられる。また，気管チューブ抵抗を代償する意図で付加している PSV や最低限の PEEP が，ときに過剰な循環補助として作用している可能性があることを念頭におくべきである。

■ 高肺血流性心不全における陽圧換気

左右シャントのある先天性心疾患では，肺血流の増加によって PVR が正常であっても，肺高血圧をきたし（high flow PH），体血流低下による臓器障害や，左心系への容量負荷による心不全症状（呼吸困難，哺乳不良，体重増加不良など）を引き起こす。

例えば，未熟児動脈管開存症（PDA）では，動脈管を介した左右シャントによって腎機能の低下や腸管虚血のリスクを増加させるため，内科的または外科的治療によるシャントの閉鎖が必要となる。また，心室中隔欠損症（VSD）では，欠損孔が大きくシャント血流量が多いと，乳児期より重篤な心不全をきたし，適切な時期に外科的治療を行わなければ肺血管平滑筋の変性により PVR の高い肺動脈性の肺高血圧に移行する。この状態では肺血流量は低下し，さらに進行して右室圧が左室圧を上回ると，右室から左室へと逆方向のシャントが生じチアノーゼを呈する Eisenmenger 症候群となり，外科的治療が困難となる。

これら肺血流量の増加した疾患においても，肺毛細血管静水圧の上昇が EVLW を増加させ，肺機能を低下させているため，陽圧換気や PEEP の付加が肺機能や心不全症状の改善に有効である。ただし通常と異なる点は，人工呼吸器設定や呼吸器系メカニクスに従って決まる患者の胸腔内圧や血液ガスの状態が PVR やシャント血流量を変化させ，肺血流量や肺体血流比（Qp/Qs）を容易に変動させる因子となることである。胸腔内圧の高い状態ではシャント血流量は減少するが，高い FiO_2 によって血中の PO_2 が上昇したり，過剰な分時換気量によって PCO_2 が低下すると，シャント血流量が増加し，心不全は悪化する。

並列循環への影響

単心室などの並列循環をもつ心疾患についても同様のことが言える。並列循環では動脈血と静脈血がさまざまな程度で混合し，血管抵抗比に従って体循環と肺循環に分配され駆出される。このため，主に胸腔内圧や血液ガスによる PVR の増減が Qp/Qs を決定する。また，Fallot 四徴症（TOF）や三尖弁閉鎖（TA）など，右室から肺動脈への血流が制限または遮断される疾患では，肺血流を得るための体肺シャント（BT シャントなど）作成手術を行うことがあるが，そのグラフトを介した血流量も胸腔内圧や血液ガスに依存する。このように，シャント血流の存在する先天性心疾患においては，人工呼吸の有無や人工呼吸器の条件によって心拍出量や肺血流量が直接左右されることを常に念頭におかなければならない。

高流量酸素療法

小児から成人まで頻用されている高流量鼻カニューレ酸素療法 high-flow nasal cannula (HFNC) は，安定した FiO_2 によるガス供給が可能なほか，優れた加湿効果や CO_2 のウォッシュアウト効果により肺機能の補助や呼吸仕事量の軽減には有用であると考えられる。ただし，NPPV のような気道内の陽圧を保つ効果については，プロングやカニューレの鼻孔へのフィッティングや開口の程度など，種々の因子によって変動すると考えられ，その有効性に関しては，一定の見解がない[19]。

■ おわりに

肺傷害や WOB と同様，呼吸・循環相互作用を考えるうえでも胸腔内圧の概念が重要であることは自明である。左心不全の病態に対して陽圧換気が

有利に働くことは間違いないが，左心機能の程度
や右心不全などの付随する病態によって患者の条
件は異なり，最適な呼吸管理法はケースバイケー
スと言わざるを得ない．小児においても，胸腔内
圧の変化がもたらす作用は成人と同様に考えるこ
とができるが，小児の解剖学的な特徴やシャント
の存在などの先天性心疾患に特有の問題が存在す
るうえ，心不全患者の陽圧換気に関して成人ほど
質の高いエビデンスが蓄積されていない．成人，
小児のいずれの領域においても，重症患者の呼吸
管理は常に活発な議論が交わされており，疾患や
重症度に応じた最適な呼吸器設定，そして呼吸器
離脱の可否を高い精度で評価する手段などが一層
向上することが期待される．

文　献

1. Kuhn BT, Bradley LA, Dempsey TM, et al. Management of Mechanical Ventilation in Decompensated Heart Failure. J Cardiovasc Dev Dis 2016；3：33.
   PMID：29367576
2. Hess DR, Kacmarek RM. Cardiac Failure. In：Hess DR, Kacmarek RM Essentials of Mechanical Ventilation third edition New York：McGraw-Hill, 2014：237-43.
3. Eichhorn V, Goepfert MS, Eulenburg C, et al. Comparison of values in critically ill patients for global end-diastolic volume and extravascular lung water measured by transcardiopulmonary thermodilution：a meta-analysis of the literature. Med Intensiva 2012；36：467-74. PMID：22285070
4. Grindheim G, Eidet J, Bentsen G. Transpulmonary thermodilution (PiCCO) measurements in children without cardiopulmonary dysfunction：large interindividual variation and conflicting reference values. Paediatr Anaesth 2016；26：418-24.
   PMID：26857433
5. Gelman S. Venous function and central venous pressure：a physiologic story. Anesthesiology 2008；108：735-48. PMID：18362606
6. Singh I, Pinsky MR. Heart-Lung Interactions. In：Papadakos PJ, Lachmann B Mechanical Ventilation：Clinical Applications and Pathophysiology Philadelphia：Saunders, 2008：173-84.

7. van den Berg PC, Jansen JR, Pinsky MR. Effect of positive pressure on venous return in volume-loaded cardiac surgical patients. J Appl Physiol (1985) 2002；92：1223-31. PMID：11842062
8. Gomez H, Pinsky MR. Effect of Mechanical Ventilation on Heart-Lung Interactions. In：Tobin MJ Principles and Practice of Mechanical Ventilation 3rd ed New York：McGraw-Hill, 2013：821-49.
9. Broccard AF. Cardiopulmonary interactions and volume status assessment. J Clin Monit Comput 2012；26：383-91. PMID：22932844
10. Hess DR, Kacmarek RM. Hemodynamic Monitoring. In：Hess DR, Kacmarek RM Essentials of Mechanical Ventilation 3rd ed New York：McGraw-Hill, 2014：291-9.
11. 日本呼吸器学会 NPPV ガイドライン作成委員会．NPPV（非侵襲的陽圧換気療法）ガイドライン．改訂第 2 版．東京：南江堂，2015.
12. Roussos C, Macklem PT. The respiratory muscles. N Engl J Med 1982；307：786-97. PMID：7050712
13. Kawagoe Y, Permutt S, Fessler HE. Hyperinflation with intrinsic PEEP and respiratory muscle blood flow. J Appl Physiol(1985)1994；77：2440-8.
   PMID：7868467
14. Simmons DH, Linde LM, Miller JH, et al. Relation Between Lung Volume and Pulmonary Vascular Resistance. Circulation Research 1961；9：465-71.
15. Gottlieb EA, Andropoulos DB. Anesthesia for the patient with congenital heart disease presenting for noncardiac surgery. Curr Opin Anaesthesiol 2013；26：318-26. PMID：23614956
16. Baehner T, Ellerkmann RK. Anesthesia in adults with congenital heart disease. Curr Opin Anaesthesiol 2017；30：418-25. PMID：28306681
17. Howell JB, Permutt S, Proctor DF, et al. Effect of inflation of the lung on different parts of pulmonary vascular bed. J Appl Physiol 1961；16：71-6.
   PMID：13716268
18. Cabello B, Thille AW, Roche-Campo F, et al. Physiological comparison of three spontaneous breathing trials in difficult-to-wean patients. Intensive Care Med 2010；36：1171-9. PMID：20352189
19. Milési C, Boubal M, Jacquot A, et al. High-flow nasal cannula：recommendations for daily practice in pediatrics. Ann Intensive Care 2014；4：29.
   PMID：25593745

（山下 智範，橘 一也）

小児特有の疾患

小児特有の疾患

1
小児外科系疾患の呼吸管理

要点
- 小児外科疾患には，厳格な呼吸管理を要する疾患が少なくない。
- 先天性横隔膜ヘルニア，腹部コンパートメント症候群，先天性の気道疾患がその代表疾患である。
- エビデンスに基づいた呼吸管理指針が示されている領域ではないため，各疾患の病態生理を理解することが，呼吸管理のポイントとなる。

■ はじめに

小児外科系疾患のなかには，厳格な呼吸管理を要する外科系疾患が少なくない。肺低形成を合併する「先天性横隔膜ヘルニア」，新生児期の腹部手術術後に問題となる「腹部コンパートメント症候群」，軟化症や狭窄症などの「気道疾患」が代表的である。

　本章では，上記3つの疾患・病態について，呼吸生理学的な観点から解説するとともに，実臨床での呼吸管理のポイントについて概説する。

■ 横隔膜ヘルニアにおける呼吸管理

新生児期に発症する横隔膜ヘルニア congenital diaphragmatic hernia（CDH）は，日本での年間発症数が200例に満たない希少疾患である。胎児診断や治療法の進歩により，救命率は向上したが，現在も救命が困難な最重症例が存在する。また救命が可能であっても，後遺症や合併症に悩まされる症例も多く，2015年1月からは小児慢性特定疾患に，同年7月からは難病にも指定されている。

　日本では2016年に「新生児先天性横隔膜ヘルニア（CDH）診療ガイドライン」[1]が出版された。ガイドラインにも記載があるように，希少疾患であるために診療・治療法を統一するに足る十分なエビデンスがないのが現状である。近年は外科治療の向上に伴い，合併する肺低形成や肺高血圧が予後を規定する因子となっており，CDHに対する呼吸・循環管理の重要性が再認識されている[2]。

　本項では，日本の「診療ガイドライン」の記載に沿って，CDHの呼吸管理のポイントについて概説する。

gentle ventilation

gentle ventilation（GV）[*1] は1990年代に提唱された新生児CDHに対する呼吸管理法で「permissive hypercapnia」により人工呼吸器関連肺傷害 ventilator-associated lung injury（VALI）を予防することが基本概念である。日本の診療ガイドラインにも「GVを実施することを強く推奨する」と記載されている。また，CDH EURO Consortium[3]やAPSA OEBP committee[4]では，呼吸管理を実践するうえでの管理指標（**表1**）を示しており，そこには「permissive hypoxemia（adequate

---

*1　gentle ventilationの明確な定義はない。GVには「permissive hypercapnia」の概念により「換気設定」を規定するものと，CDH EURO Consortium や ASPA OEBP（American Pediatric Surgcal Association outcomes and evidence-based practice）committee のように「換気設定」に加えて「酸素濃度設定」まで規定しているものがあることに注意。

表1◆CDHの呼吸管理をするうえでの管理指標と人工呼吸器設定

	CDH Euro Consortium	APSA OEBP committee
血液ガス検査結果	preductal SaO_2：80〜95％ postductal SaO_2＞70％ PCO_2：50〜70 mmHg	preductal SaO_2＞85％ PCO_2＜60 mmHg
人工呼吸器設定	PIP＜25 cm H_2O PEEP 3〜5 cm H_2O 換気回数 40〜60回/min	preductal SaO_2＞85％ PCO_2＜60 mmHg

oxygenation)」による VALI の予防という概念も含まれている。

　合併する肺低形成に対する肺保護戦略として GV は広く推奨されている。しかし，新生児 CDH で「permissive hypercapnia」の有効性を検討した無作為化比較試験（RCT）はなく，後向きな検討で有効性を示した文献[5]が少数あるのみである。それでも GV の概念が浸透しているのは，1回換気量を low tidal（6 mL/kg 予測体重）と high tidal（12 mL/kg 予測体重）とで比較して，low tidal 群で予後改善を示した ARMA study をはじめ，成人 ARDS 患者に対する呼吸管理の領域で蓄積されたエビデンスに基づくところが大きい[4]。

　目標とする血液ガス検査の結果（**表1**）に関してもエビデンスに基づいた設定ではなく，文献のサマリー[6]やエキスパートオピニオン[3]を基に決定された値である。背景には，新生児蘇生で指摘されているように，酸素毒性の観点から酸素投与をできるかぎり控えるという意図や，過剰な人工呼吸器設定を避けて VALI を予防する意図がある。さらに，CDH EURO consortium[3]では，目標とする SaO_2 を維持できない症例では，末梢臓器灌流の維持（pH＞7.2，乳酸＜5 mmol/L，尿量＞1 mL/kg/hr を指標にすると記載）を担保しながら，preductal SaO_2 80％（postductal SaO_2＞70％）まで許容できるという記載や，生後2時間以内であれば preductal SaO_2 70％まで許容できると踏み込んだ記載がされている。

　成人集中治療領域でも conservative oxygen therapy[7]が1つのトピックスとなっており，実際に CDH でどこまで SaO_2 低値を許容できるか，神経学的予後との関連も含めて，今後の検討が期待される。

高頻度換気（HFV）

診療ガイドライン[1]には「新生児 CDH に対して HFV[*2] は考慮すべき呼吸管理方法であり，特に重症 CDH 例に対して HFV を使用することを弱く推奨する」と記載されている。HFV とは，生理的な呼吸回数を著しく超えた換気回数で行う人工呼吸の総称であり，高頻度陽圧換気法（HFPPV）[*3]，高頻度ジェット換気法（HFJV）[*4]，高頻度振動換気法（HFOV）[*5] などが含まれる。現在，CDH や新生児領域では，主に HFOV が使用されている[8]。HFPPV，HFJV と異なり吸気相と呼気相の両方が能動的になる点が，HFOV の特徴と言える[9]。

・HFOV

HFOV は1回換気量が小さく，GV の観点から最も適した呼吸管理法ととらえられ，日本では1980年代から導入され，主に新生児領域や CDH に対して使用されてきた。しかし，CDH EURO Consortium の主導で行われた HFOV と従来の人工呼吸法 coventional ventilation を比較した RCT（VICI-trial）[10]では，生後28日での死亡率や気管支肺異形成症（BPD）の発症率に有意差を認めなかった。さらに，人工呼吸器管理の初期に conventional ventilation で管理された群で，人工呼吸期間が有意に短く，一酸化窒素（NO）や体外式膜型人工肺（ECMO）が必要になる症例が少ない傾向にあった。

　この結果を受けて，CDH EURO Consortium では，人工呼吸器の初期モードとして，従圧式の conventional ventilation を推奨しており，conventional ventilation で「PIP＞28 cmH_2O」「SaO_2

---

*2　HFV：high frequency ventilation
*3　HFPPV：high-frequency positive-pressure ventilation
*4　HFJV：high frequency jet ventilation
*5　HFOV：high frequency oscillation ventilation

「<85％」となる場合にHFOVを考慮すると記載されている[3]（表2）。APSA OEBP committeeの推奨は，VICI-trialの結果が発表される前年に発表されているので，新生児領域でHFOVがconventional ventilationと比較して予後を改善するという十分なエビデンスがないことを背景に，conventional ventilationを推奨すると記載している[4]。CDH EURO ConsortiumとAPSA OEBP committeeが推奨する人工呼吸器設定について表1に示す。

・mechanical powerの観点からみたHFOV

HFOVに関しては，新生児領域や成人ARDSでもconventional ventilationと比較して，有用性は示されていない[11, 12]。近年，Gattinoniら[13]が「mechanical power」という概念を提唱している。詳細は文献を一読いただきたいが，HFOVのように1回換気量を制限しても呼吸回数が多いと，1分間の呼吸中に生じる仕事量（J/min）（＝mechanical power）の値は大きくなり，VALIを生じやすいのではないかと考察がなされている[14]。mechanical powerについては，現時点ではヒトでのデータはないが，今後，さらなる検討が期待される。

CDHに対する人工呼吸器管理の実際

GVとHFVを中心に，CDHの人工呼吸器管理について述べた。実際には，呼吸管理だけではなく，合併する「心奇形」「肺高血圧症（PH）」「動脈管開存症（PDA）」に応じた適切な呼吸・循環管理が重要であり，小児循環器科医・新生児科医・小児外科医・集中治療医の連携が必須である。SaO_2低値をどこまで許容するかについては，CDH EURO ConsortiumとAPSA OEBP committeeの見解を示したが，重症例ではその値さえも維持できない場合がある。GVの観点からSaO_2低値をさらに許容するのか，呼吸器設定を上げるのか，ECMOを開始するのかなどについては，各施設で管理方針が異なると思われる。

CDHに対する人工呼吸器管理が難しい点は，肺が低形成であるのに加えて「対側肺と患側肺の

表2◆conventional ventilationからHFOVへの移行を考慮するべき状況

CDH Euro Consortium	PIP>28 cmH₂O preductal SaO₂<85% or postductal SaO₂<70%
APSA OEBP committee	PIP>25 cmH₂O or preductal SaO₂<85%

容量が異なる」点である。特に術後には患側肺が過膨張となり，気胸をきたしやすい状態となるが，分離肺換気でもしないかぎり2つの肺を別々に管理するのは不可能である。例えば，患側肺の過膨張を避けようとPEEP設定を下げると対側肺に無気肺が形成される可能性がある。逆に対側肺の無気肺を改善しようとPEEP設定を上げると患側肺はさらに過膨張となる可能性がある。おそらく，患側肺と対側肺では至適PEEPが異なるため，実際の臨床では，対側肺と患側肺の状況を把握しながら，血行動態（特にPH）の観点からもバランスの取れた人工呼吸器設定を追い求める必要がある。

最後にconventional ventilationを行う際には，回路の死腔容量への配慮を忘れてはならない。肺低形成があるため1回換気量を制限して呼吸回数を多めに設定するが，死腔容量が多いとCO_2の再呼吸が生じかねない。施設によっては，死腔容量を減らすために呼気終末CO_2分圧（$EtCO_2$）モニターを使用せずに経皮CO_2分圧（$PtCO_2$）モニターを参考に呼吸管理を行っている施設もあると思われる。

■ 新生児期の腹部手術における腹圧管理と呼吸管理

腹圧の上昇に関する初めての記載は，1863年のMareyにまで遡る。彼は著書で，腹圧の上昇と呼吸機能との関係を記した[15]。1940年代には，一期的に腹壁を閉鎖した先天性腹壁欠損の症例で，腹圧の上昇と臓器不全との関連が報告され，減圧に人工補綴材が使用されている。

一方，成人外科領域でその病態が注目され始めたのは1980年代からであり，Fietsamら[16]が腹圧の上昇に起因する一連の病態を腹部コンパート

小児外科系疾患の呼吸管理 **189**

表 3 ◆ 小児期に ACS を起こし得る疾患

Primary ACS
Decreased abdominal wall compliance
腹壁破裂
横隔膜ヘルニア
Increased intra-luminal contents
小腸重積
イレウス
Hirschprung 病
Increased abdominal contents
腸閉塞，腸穿孔
腹部外傷 (edematous viscera)
小腸移植
腎移植
腹腔内出血，後腹膜出血
ECMO (体外式膜型人工肺)
膵炎
腹水
腎芽腫 (Wilms 腫瘍)
Burkitt リンパ腫
腹膜炎，腹腔内感染症
感染性腸炎
腹部手術後合併症
腸管膜静脈血栓症
偽膜性大腸炎
Secondary ACS
Capillary leak/fluid resuscitation
敗血症/敗血症性ショック
心原性ショック/心停止
Toxic shock syndrome
外傷性ショック
熱傷
肝・腎移植後の capillary leak
心臓移植後の拒絶反応
胎児水腫

(Thabet FC, et al. Intra-abdominal hypertension and abdominal compartment syndrome in pediatrics. A review. J Crit Care 2017；41：275-82 より許可を得て転載)

表 4 ◆ IAH/ACS の危険因子

Diminished abdominal wall compliance
腹部手術
重症外傷
重症熱傷
腹臥位
Increased intra-luminal contents
gastroparesis/gastric distention/ileus
イレウス
結腸偽閉塞症
腸捻転
Increased intra-abdominal contents
急性膵炎
腹部膨満
腹腔内出血，気腹症，腹腔内液体貯留
腹腔内感染，腫瘍
腹腔内腫瘍，後腹膜腫瘍
laparoscopy with excessive insufflation pressures
肝機能障害，腹水を伴う肝硬変
腹膜透析
Capillary leak/fluid resuscitation
アシドーシス
damage control laparotomy
低体温
APACHE II or SOFA score 高値
massive fluid resuscitation or positive fluid balance
大量輸血
Others/miscellaneous
年齢
菌血症
凝固異常
mechanical ventilation
PEEP＞10
肥満，BMI 高値
腹膜炎
肺炎
敗血症
ショック，低血圧

(Kirkpatrick AW, et al. Intra-abdominal hypertension and the abdominal compartment syndrome：updated consensus definitions and clinical practice guidelines from the World Society of the Abdominal Compartment Syndrome. Intensive Care Med 2013；39：1190-206 より作成)

メント症候群 abdominal compartment syndrome (ACS) と命名したのが 1989 年のことである。その後，WSACS[*6] のガイドライン[17, 18]により，用語の定義や診断基準が標準化され，ACS の概念が広く認識されるに至った。2013 年に改訂された WSACS ガイドライン[19]では，小児のACS に関する consensus definition も示された。一方で，小児領域では，いまだに ACS の診断が適切になされていないとの報告もある[20]。

　小児期に ACS を起こし得る疾患を**表 3** に示すが，新生児期に手術を必要とする小児外科疾患の

---

*6　WSACS：World Society of the Abdominal Compartment Syndrome

多くが，これに該当する。つまり，これらの疾患の診療に携わる小児外科医，新生児科医，集中治療医は ACS の診断・管理に精通しておく必要がある。

ACS の診断と腹圧測定

2013 年の WSACS ガイドライン[19]で示された小児の consensus definition では，IAP＞10 mmHg が持続するか反復する状態を腹腔内圧亢進 intra-abdominal hypertension (IAH) とし，IAH が遷延して新規に臓器障害が発生するか，既存の臓器障害が増悪する場合を ACS と定義している。し

図1 ◆ 膀胱内圧測定法

動脈圧や中心静脈圧を測定するときと同様に，圧トランスデューサーを用いて膀胱内圧測定を行う。当院では，三方活栓を介して，バルーンカテーテルと圧トランスデューサーの接続している（A・B）。中継ケーブルを接続すれば，ベッドサイドモニターに膀胱内圧と圧波形を表示できる。バルーンカテーテルにサンプルポートが付いている場合には，セイフバイアクセス™を介して接続が可能である（C）。

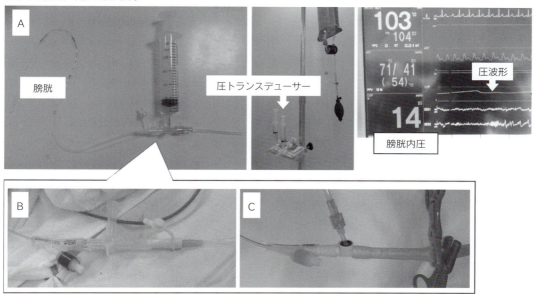

たがって「IAH に起因した臓器障害」が ACS 診断のポイントとなる。しかし，重症患者で臓器障害が生じる原因は多岐にわたるため，IAP＞10 mmHg という基準を満たしても，臓器障害がIAH に起因するかを判断するのは容易ではない。また，通常の ICU 管理では，腹圧をルーチンでモニタリングしないため，IAH や ACS を疑って腹圧測定を開始しないかぎり ACS の存在に気づかず，併存する他の病態の管理・治療に専念してしまうおそれもある。

WSACS ガイドライン[19]では，重症患者がIAH/ACS の危険因子（表4）を有する場合に，腹圧測定を行うように推奨している。

・腹圧測定の方法

腹圧測定の方法としては，WSACS ガイドライン[19]では膀胱内圧測定が簡便で安価な方法として推奨されている。具体的な測定方法を図1に示すが，尿道カテーテルが留置されていれば，圧トランスデューサーに接続することで測定可能となる。新生児疾患では，尿量のモニタリングに経腸栄養チューブを用いる場合があるが，その場合でも図1のように三方活栓を使用することで膀胱内圧の測定が可能となる。

成人では 25 mL の生理食塩液を膀胱内に貯留させて測定するように推奨されている。新生児・小児では 1 mL/kg（最小 3 mL，最大 25 mL）の生理食塩液を膀胱内に貯留させて測定を行うと，膀胱内圧と腹圧との相関がよいとの報告がある[21]。

測定の際は，仰臥位でゼロ点を中腋窩線に合わせ，呼気終末で圧を記録するように定められている。

IAH に対する呼吸管理と腹圧管理

IAH は全身臓器に影響を与えるが，ここでは呼吸器系への影響に注目して呼吸管理と腹圧管理のポイントを概説する。IAH が呼吸器系に与える影響としては「機能的残気量の減少」「コンプライアンスの低下」「無気肺形成」「無気肺に伴う換気血流比不均衡・肺内シャント」が挙げられる。これらの影響を最低限にとどめることが管理上の目標となるが，経肺圧（肺内外圧較差）に注目すると病

図2 ◆ 異なる PEEP での C_{CW} と C_L の推移
C_{CW}：chest wall compliance, C_L：lung compliance, C_{RS}：respiratory system compliance
(Cortes-Puentes GA, et al. Value and limitations of transpulmonary pressure calculations during intra-abdominal hypertension. Crit Care Med 2013；41：1870-7 より許可を得て転載)

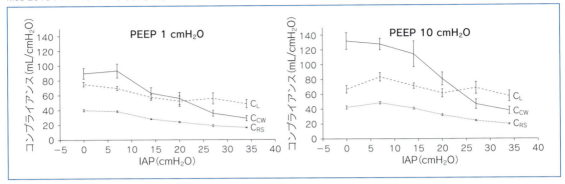

> **メモ1　Mariniらの IAH の動物モデルを用いた実験**
>
> 本研究は，PEEP 1 cmH₂O と 10 cmH₂O の2パターンで行われている（図2）。いずれの PEEP 設定でも腹圧の上昇に伴って C_{CW} が著明に低下しているのがわかる。Mariniらが述べているように C_L には大きな変化は認めないが，それでも PEEP が 1 cmH₂O の場合には，腹圧の上昇に伴い，C_L が緩徐に低下していることがわかる。
>
> 本文中には「腹圧が上昇しても C_L は一定」と記したが，例えば，腹圧の上昇に伴って無気肺が形成されれば，C_L も低下する（実際，PEEP 10 cmH₂O の場合のほうが腹圧上昇に伴う C_L 低下がさらに緩徐であり，PEEP が無気肺形成を抑制している可能性が示唆される）。また，PEEP 10 cmH₂O と PEEP 1 cmH₂O を比較すると，腹圧の上昇が軽度（図では IAP＜15 cmH₂O）であれば，PEEP 10 cmH₂O の時のほうが C_{CW} が良い状態を保てているのがわかる。

態を理解しやすい。

・VCV 管理での腹圧管理

IAH で横隔膜が頭側へ押し上げられると，隣接する胸腔が圧排される。この時に呼吸器系が受ける影響を Mariniら[22]のグループが IAH の動物モデルで検討している。実験中は深鎮静で自発呼吸が出ない状況におかれ，1回換気量と PEEP を固定した従量式換気（VCV）で人工呼吸器管理が行われている。経肺圧（P_L）に関しては，胸腔内圧（Ppl）を食道内圧（Pes）で代用することで「P_L＝Paw*7－Pes」の式から計算している。結果のみを簡単に述べると，腹圧が上昇しても肺コンプライアンス（C_L）には変化がなく，胸郭コンプライアンス（C_{CW}）の低下を示した。つまり，VCV で人工呼吸器管理中には，腹圧の上昇に伴ってプラトー圧（Pplat）が上昇するが，C_L と1回換気量が一定であるため，ΔP_L（＝1回換気量/C_L）には変化がないことを意味する。呼気終末に関しては，腹圧の上昇に伴って呼気終末の Pes（≒Ppl）が上昇した。つまり，PEEP を一定に設定していると，腹圧の上昇に伴って呼気終末の P_L（＝PEEP－Pes）が低下して，肺胞が虚脱しやすい状況になることを意味している（メモ1）。

本研究では，PEEP を 1 cmH₂O と 10 cmH₂O の2パターンで実験を行っており（図2），PEEP 10 cmH₂O にした群で，尾側へ横隔膜が押し下げられ機能的残気量が低下しにくいことや，腹圧の上昇が軽度であれば，呼気終末に P_L の値がマイナスにならず，肺胞が虚脱しにくい状況を維持できることを示している。

動物モデルでの実験であることや，食道バルーンカテーテルで測定した食道内圧の値が信頼できるかなどの議論はあるが，IAH に対する呼吸管理を考えるうえで「経肺圧」を意識することは非常

*7　Paw：airway pressure

に有用である。

・PCV 管理と腹圧管理

従圧式換気(PCV)で人工呼吸器管理を行う場合は，PEEP と ΔPaw($=$Pplat$-$PEEP)[*8] が一定に設定される。ΔPaw$=\Delta$Ppl$+\Delta$P$_L$ という経肺圧の観点から PCV を考えると，自発呼吸がない状況では ΔPaw が Ccw と C$_L$ に応じて ΔPpl と ΔP$_L$ に分配されることを意味する。例えば，Ccw が 12 mL/cmH$_2$O，C$_L$ が 3 mL/cmH$_2$O という条件で ΔPaw を 10 cmH$_2$O に設定すると，ΔPpl が 2 cmH$_2$O，ΔP$_L$ が 8 cmH$_2$O となり，1 回換気量は 24 mL となる。IAH に伴って Ccw が 3 mL/cmH$_2$O に低下すると，ΔPpl と ΔP$_L$ がいずれも 5 cmH$_2$O となり，1 回換気量が 15 mL まで低下する[*9]。

この状況で 1 回換気量を維持するには，ΔPaw を 16 cmH$_2$O まで上げると，ΔPpl と ΔP$_L$ がいずれも 8 cmH$_2$O となり，1 回換気量が 24 mL まで改善する。ここで注目すべきは，腹圧の上昇前後で ΔPaw は 10 cmH$_2$O から 16 cmH$_2$O に上昇しているが，ΔP$_L$ は 8 cmH$_2$O と一定である点である。腹圧の上昇前後で C$_L$ には変化がないため，1 回換気量が一定になるように ΔPaw を設定すれば，VALI の指標となる ΔP$_L$($=$1 回換気量/C$_L$)が一定になることを意味する。実際の臨床においても，ΔPaw が高圧になるかどうかではなく，ΔP$_L$ の値を意識しながら呼吸管理を行うことの重要性が理解できる。

・どのような場合に IAH/ACS を疑うか

通常の ICU 管理で，食道バルーンカテーテルを用いた食道内圧測定を行っている施設は少ない。実際は，IAH が呼吸器系に及ぼす影響を理解したうえで，腹圧の推移と併せて病態を把握してい

るのが現状である。腹圧の上昇に伴って，1 回換気量が低下する場合(PCV 管理中)や，Pplat が高値となる場合(VCV 管理中)には，IAH/ACS の病態が疑われる。また，PEEP には腹圧上昇時に Ccw を良い状態に保つ効果が期待される。このため，腹圧の上昇時に PEEP を上げることで，1 回換気量が改善する場合(PCV 管理中)や，ΔPaw が低下する場合(VCV 管理中)にも，IAH の影響が呼吸器系に影響しはじめていると疑う契機となる。Marini ら[22] のグループの実験では，腹圧が上昇しても C$_L$ が一定と述べているが，無気肺が形成されれば当然のことながら C$_L$ は低下する。腹圧上昇に伴って酸素化の悪化や 1 回換気量の低下(PCV 管理中)を認める場合には，無気肺の可能性を疑う必要がある。

・IAH/ACS に対する腹圧管理

IAH/ACS に対する腹圧管理に関しては，WSACS ガイドライン[19]に内科的な対処法から外科的な減圧方法までアルゴリズムが記されており，詳細についてはガイドラインを参考にされたい。本章では，呼吸管理を行ううえでのポイントについて簡単に述べる。

特に新生児では，人工呼吸器との同調性が悪いと呑気が増え，IAH/ACS の病態が悪化する可能性がある。胃管を使用して減圧をはかるとともに，吸気トリガーの調整や鎮静の強化により，同調性を改善することが求められる。また，肺胞が虚脱した状況では，鎮静を強化しても頻呼吸や努力呼吸が消失せず，人工呼吸器との同調性が改善しない場合があり，PEEP が IAH に応じて適切に設定できているかを意識しておく必要がある。

体位としては，逆 Trendelenburg 体位を考慮するように WSACS ガイドライン[19]に記されている。理論的には，IAH による胸腔の圧排が軽減して，Ccw の低下や無気肺形成が軽減する可能性はあるが，明確なエビデンスに基づいた推奨ではない。

＊＊＊

IAH/ACS に対する呼吸・腹圧管理について概説した。ただし，実際に IAH/ACS を管理する際に

---

*8 通常，PCV では，設定した PC 圧($=$Pplat$-$PEEP)と ΔPaw は一致する。しかし，呼気終末に流量が残っている状況では，設定した PC 圧と ΔPaw が一致しないこともあることに注意。

*9 コンプライアンス×圧(ΔP)が 1 回換気量となる。胸郭と肺とでは，1 回換気量が同じ値をとるため，胸郭と肺のコンプライアンスの比が 4:1 の場合，胸郭と肺にかかる圧(ΔP)は 1:4 となる。

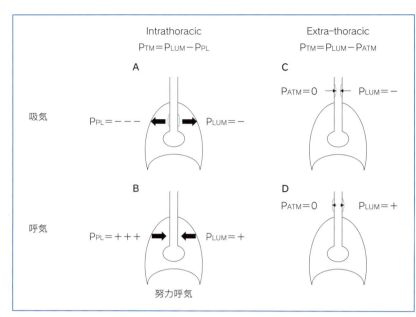

図 3 ◆ intra-thoracic or extra-thoracic と気道の虚脱の関連

intra-thoracic malacia では努力呼気時に気道内外圧較差(P_{TM})がマイナスの値をとり，気道が虚脱する可能性がある(A, B)。逆に，extra-thoracic malasic であれば，吸気時に P_{TM} がマイナスとなり，吸気時に気道が虚脱する可能性がある(C, D)。
P_{LUM}：intraluminal pressure, P_{PL}：pleural pressure, P_{ATM}：atmospheric pressure, P_{TM}：transmural pressure
(Hysinger EB, et al. Paediatric Tracheomalacia. Paediatr Respir Rev 2016；17：9-15 より許可を得て転載)

は，呼吸だけではなく，全身臓器への影響を考慮する必要がある。例えば，腹圧が高値でもそれと同等の PEEP をかければ，肺胞虚脱を抑制できる[23]との実験報告もある。しかし，ACS の病態に加えて，high PEEP の影響で静脈還流量が減少すれば，心拍出量の低下をまねき，臓器障害をさらに増悪させる可能性がある。WSACS ガイドライン[19]のアルゴリズムにも示されているように，IAH/ACS の全身臓器への影響を内科的に管理できない場合には，外科的な介入を積極的に考慮する必要がある。

■ 小児の気道疾患に対する呼吸管理

呼吸障害をきたす小児の気道疾患としては，喉頭軟化症，気管・気管支軟化症，気管狭窄症が代表的である。重症例では外科的な介入を要するが，軽症例でも気道感染を契機に呼吸状態が増悪して，ICU での呼吸管理が必要となる場合がある。

本項では，小児の気道疾患に対する呼吸管理のポイントについて生理学的な観点から概説する。

intra-thoracic or extra-thoracic

気道疾患に対して呼吸管理を行ううえで重要なポイントは，病変部位が「intra-thoracic」か「extra-thoracic」かという点(図3)と，病変部位が「soft」か「rigid」かという点である。また，病態生理を理解するためには，気道内外圧較差 transmural pressure(P_{TM})の概念を理解しておく必要がある。

P_{TM} は，気道の管腔内圧 intraluminal pressure(P_{LUM})から管腔外圧を減じたものと定義される[24]。P_{TM} は，「intra-thoracic」であれば，$P_{TM}=P_{LUM}-P_{pl}$ の式で，「extra-thoracic」であれば，$P_{TM}=P_{LUM}-P_{ATM}$ *10 の式で表される。通常の臨床では，大気圧を基準(ゼロ点)に考えるため「extra-thoracic」の式は，$P_{TM}=P_{LUM}$ と書き換えることができる。P_{TM} が「プラス」であれば気道径が拡大する方向へ，「マイナス」であれば気道径が縮小する方向へ圧が働くことを示すが，実際に気道径がどれくらい変化するかは，気道のコンプライアンスに依存する。軟化症のように気道が「soft」でコンプライアンスが高い場合には，気道径が変化しやすい。一方で，通常の気管軟骨，結合組織，平滑筋で囲まれた「rigid」な気管であれば，コンプライアンスが低いため気道径の変化は生じにくい。

＊10 P_{ATM}：atmospheric pressure

・soft な病変での気道管理
・extra-thoracic の場合
自発呼吸中は，吸気時に「extra-thoracic」でP_{LUM}がマイナスの値となる。「extra-thoracic」かつ「soft」な病変である喉頭軟化症では，吸気時に気道が狭窄をきたす可能性がある。また，安静時には症状のない症例であっても，気道感染や抜管後の気道浮腫が原因で吸気努力が強くなると，P_{LUM}がさらに「マイナス」となり，喉頭軟化症が顕在化する場合がある。

高流量鼻カニューレ酸素療法 high-flow nasal cannula(HFNC)や非侵襲的換気 noninvasive ventilation(NIV)などで用いる「陽圧」は，吸気時にP_{LUM}が「マイナス」になるのに対して拮抗する効果がある。また，鎮静を用いて吸気努力を抑えれば，P_{LUM}が「マイナス」となるのを最小限にし，軟化の程度を軽減する効果がある。

HFNC や NIV による陽圧管理や鎮静で維持できない場合には，気管チューブでの気道確保が必要となる。気管チューブは「rigid」であり，吸気努力が強くても気管チューブの内径分の気道を維持するステントの役割を担う。

・intra-thoracic の場合
気管・気管支軟化症のように病変部位が「intra-thoracic」に存在する場合には，呼気時に軟化症が問題となる(図3)。気道抵抗の関係で，呼気時のP_{LUM}は末梢気道から中枢気道に向かうに従って徐々に低下するが，努力呼気時に Ppl が「プラス」になると，中枢気道ではP_{TM}が「マイナス」になる場合がある(図4)。P_{TM}がゼロとなる部位を equal pressure point(EPP)と呼ぶが，同部位よりも中枢側の気道に気管・気管支軟化症のような気道コンプライアンスが高い「soft」な病変があると，P_{TM}が「マイナス」となるため気道が虚脱する可能性がある。NIV により陽圧を付加すれば，P_{TM}を「プラス」に維持するステント効果が期待できる。また，陽圧により機能的残気量が増大し，呼気流量も改善することが示されている[25]。

図4◆intra-thoracic と extra-thoracic の気道虚脱との関連
努力呼気時に Ppl が「プラス」になると，中枢気道ではP_{TM}(=P_{LUM}－Ppl)が「マイナス」になる。P_{TM}がゼロとなる部位を EPP と呼び，同部位よりも中枢側の気道に，気管・気管支軟化症のように気道コンプライアンスが高い「soft」な病変があると，気道が虚脱する可能性がある。
EPP：Equal pressure point, P_A：alveolar pressure, Pst：elastic recoil pressure of the lungs
(Murgu SD, et al. Central Airway Obstruction：Benign Strictures, Tracheobronchomalacia, and Malignancy-related Obstruction. Chest 2016；150：426-41 より許可を得て転載)

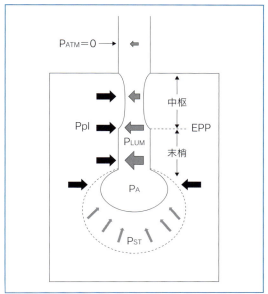

・rigid な病変での気道管理
病変が「rigid」な場合には，気道コンプライアンスが低いためP_{TM}が気道径に与える影響はわずかである。したがって，軟化症のように，虚脱しかけた気道を開通させて，気道抵抗を低下させるほどの劇的な効果を「陽圧」に期待することはできない。ただ，正常な気管であっても，collapsibility[*11]が示されており「rigid」な病変に対してもP_{TM}や「intra-thoracic or extra-thoracic」という点を意識して呼吸管理を行うことは重要と考えられる。

先天性気管狭窄症の場合には，重症例だけでなく軽症例であっても，気道感染を契機に呼吸状態が悪化すると人工呼吸器管理が必要となる。先天

---
*11　虚脱する可能性があること。

性気管狭窄症の病変自体は「rigid」であるが「intra-thoracic」の病変であるため、「陽圧」には特に呼気時に気道狭窄を悪化させないような効果が期待される。ただ「陽圧」によって気管狭窄が解除されるわけではなく、気道抵抗は高いままであるため、PEEP を高値に設定しすぎると、逆に air trapping が生じる可能性もある。

呼吸管理の実際

気管狭窄を有する症例に麻酔管理を行う際には、気道抵抗が高いため吸気時間と呼気時間の両方を長めに設定する。また、自発呼吸を温存するほうが吸気時に Ppl が「マイナス」となり、換気量が得られやすいと考えられている[26]。ただ、急性期に挿管・人工呼吸器管理が必要となった際には、頻呼吸で人工呼吸器と同調しない場合が多く、十分な吸気・呼気時間をとることも難しい場合が多い。気道狭窄の程度に応じて吸気圧を高めに設定しても吸気のタイミングに合わせて吸気圧がかからなければ、人工呼吸器管理を開始したにもかかわらず、換気量が得られず air trapping だけが増加するという悪循環に陥る場合がある。したがって、鎮静・筋弛緩薬の使用も含めて、状況に応じた管理が必要とされる。

⋯

本項では、小児の気道疾患に対する呼吸管理のポイントを概説した。呼吸管理が必要となった場合には、気管チューブや気管内吸引に伴って肉芽形成や気道浮腫が生じないように、気管チューブのサイズや先端位置、およびチューブリークの有無について細心の注意が必要である。いずれの気道疾患も重症例では外科的な介入を要するが、手術可能な施設が限られており、呼吸管理が必要になった時点で、早めに専門施設へ相談することも重要と考えられる。

■ おわりに

本章では、代表的な小児外科系疾患に対する呼吸管理のポイントを概説した。いずれの疾患も症例数が限られており、呼吸管理に関するエビデンスが十分に蓄積されていないのが現状である。その

ため、疾患の病態生理を十分に理解したうえで、症例の重症度・合併症に合わせた呼吸管理が求められる。また、先天性 CDH に気道疾患を合併する症例や、先天性 CDH や気道疾患に先天性心疾患を合併する症例も少なくなく、その病態把握は、本章で述べたほど容易ではない。小児外科、小児循環器科、新生児科、集中治療科が連携して、適切な「呼吸」「循環」管理を行う必要がある。

最後に近年、成人 ICU 領域では人工呼吸器管理中に生じる横隔膜の萎縮が問題となり、適度な自発呼吸を残した人工呼吸器管理が推奨されている。筋弛緩薬の使用に関しても ICU-aquired weekness(ICU-AW)や人工呼吸期間の延長につながるとされ、使用を避ける傾向にある。しかし、食道閉鎖や気管狭窄症といった小児外科系疾患では、術後に創部の安静を目的に筋弛緩薬を使用する場合が多い。筋弛緩薬の適切な使用期間については症例ごとに異なると思われるが、今後は、小児外科系疾患においても、人工呼吸器の早期離脱や、早期離床を意識した呼吸管理について議論していく必要がある。

文 献

1. 新生児先天性横隔膜ヘルニア研究グループ編. 新生児先天性横隔膜ヘルニア(CDH)診療ガイドライン. 東京：メジカルビュー社, 2016.
2. Morini F, Capolupo I, van Weteringen W, et al. Ventilation modalities in infants with congenital diaphragmatic hernia. Semin Pediatr Surg 2017；26：159-65. PMID：28641754
3. Snoek KG, Reiss IK, Greenough A, et al. Standardized Postnatal Management of Infants with Congenital Diaphragmatic Hernia in Europe：The CDH EURO Consortium Consensus-2015 Update. Neonatology 2016；110：66-74. PMID：27077664
4. Puligandla PS, GrabowskiJ, AustinM, et al. Management of congenital diaphragmatic hernia：asystematic review from the APSA outcomes and evidence based practice committee. J Pediatr Surg 2015；50：1958-70. PMID：26463502
5. Guidry CA, Hranjec T, Rodgers BM, et al. Permissive hypercapnia in the management of congenital diaphragmatic hernia：our institutional experience. J Am Coll Surg 2012；214：640-5. PMID：22381592
6. Logan JW1, Rice HE, Goldberg RN, et al. Congenital diaphragmatic hernia：a systematic review and summary of best-evidence practice strategies. J Perinatol 2007；27：535-49.

7. Chu DK, Kim LH, Young PJ, et al. Mortality and morbidity in acutely ill adults treated with liberal versus conservative oxygen therapy (IOTA) : a systematic review and meta-analysis. Lancet 2018 ; 391 : 1693-705. PMID : 29726345

8. Carpi MF. High-Frequency Jet Ventilation in Preterm Infants : Is There Still Room for It? Respir Care 2017 ; 62 : 997-8. PMID : 28646006

9. Rimensberger P, ed. Pediatric and Neonatal Mechanical Ventilation : From Basics to Clinical Practice. 1st ed. Berlin : Springer, 2015 ; 560.

10. Snoek KG, Capolupo I, van Rosmalen J, et al. Conventional Mechanical Ventilation Versus High-frequency Oscillatory Ventilation for Congenital Diaphragmatic Hernia : A Randomized Clinical Trial (The VICI-trial). Ann Surg 2016 ; 263 : 867-74. PMID : 26692079

11. Cools F, Offringa M, Askie LM. Elective high frequency oscillatory ventilation versus conventional ventilation for acute pulmonary dysfunction in preterm infants. Cochrane Database Syst Rev 2015 ; 19 : CD000104. PMID : 25785789

12. Ferguson ND, Cook DJ, Guyatt GH, et al. High-frequency oscillation in early acute respiratory distress syndrome. N Engl J Med 2013 ; 368 : 795-805. PMID : 23339639

13. Gattinoni L, Tonetti T, Cressoni M, et al. Ventilator-related causes of lung injury : the mechanical power. Intensive Care Med 2016 ; 42 : 1567-75. PMID : 27620287

14. Cressoni M, Gotti M, Chiurazzi C, et al. Mechanical Power and Development of Ventilator-induced Lung Injury. Anesthesiology 2016 ; 124 : 1100-8. PMID : 26872367

15. Papavramidis TS, Marinis AD, Pliakos I, et al. Abdominal compartment syndrome-Intra-abdominal hypertension : Defining, diagnosing, and managing. J Emerg Trauma Shock 2011 ; 4 : 279-91. PMID : 21769216

16. Fietsam R Jr, Villalba M, Glover JL, et al. Intra-abdominal compartment syndrome as a complication of ruptured abdominal aortic aneurysm repair. Am Surg 1989 ; 55:396-402. PMID : 2729780

17. Malbrain ML, Cheatham ML Kirkpatrick A, et al. Results from the International Conference of Experts on Intra-abdominal Hypertension and Abdominal Compartment Syndrome. I. Definitions. Intensive Care Med 2006 ; 32 : 1722-32. PMID : 16967294

18. Cheatham ML, Malbrain ML, Kirkpatrick A, et al. Results from the International Conference of Experts on Intra-abdominal Hypertension and Abdominal Compartment Syndrome. II. Recommendations. Intensive Care Med 2007 ; 33 : 951-62. PMID : 17377769

19. Kirkpatrick AW, Roberts DJ, De Waele J, et al. Intra-abdominal hypertension and the abdominal compartment syndrome : updated consensus definitions and clinical practice guidelines from the World Society of the Abdominal Compartment Syndrome. Intensive Care Med 2013 ; 39 : 1190-206. PMID : 23673399

20. Thabet FC, Ejike JC. Intra-abdominal hypertension and abdominal compartment syndrome in pediatrics. A review. J Crit Care 2017 ; 41 : 275-82. PMID : 28614762

21. Suominen PK, Pakarinen MP, Rautiainer P, et al. Comparison of direct and intravesical measurement of intraabdominal pressure in children. J Pediatr Surg 2006 ; 41 : 1381-5. PMID : 16863841

22. Cortes-Puentes GA, Gard KE, Gard KE, et al. Value and limitations of transpulmonary pressure calculations during intra-abdominal hypertension. Crit Care Med 2013 ; 41 : 1870-7. PMID : 23863222

23. Regli A, Chakera J, De Keuleneer BL, et al. Matching positive end-expiratory pressure to intra-abdominal pressure prevents end-expiratory lung volume decline in a pig model of intra-abdominal hypertension. Crit Care Med 2012 ; 40 : 1879-86. PMID : 22488004

24. Hysinger EB, Panitch HB. Paediatric Tracheomalacia. Paediatr Respir Rev 2016 ; 17 : 9-15.

25. Davis S, Jones M, Kisling J, et al. Effect of Continuous Positive Airway Pressure on Forced Expiratory Flows in Infants with Tracheomalacia. Am J Respir Crit Care Med 1998 ; 158 : 148-52. PMID : 9655721

26. Isono S, Kitamura Y, Asai T, et al. Case scenario : perioperative airway management of a patient with tracheal stenosis. Anesthesiology 2010 ; 112 : 970-8. PMID : 20234304

（水口 壮一）

小児特有の疾患

2

ウイルス性細気管支炎

要点

- PICU 管理を要する急性呼吸不全の原因疾患の１つであるウイルス性細気管支炎は，乳幼児期における最も頻度の高い下気道感染症であるが，その原因ウイルスの１つである RS ウイルスの流行は通年性に変化しつつある。
- ウイルス性細気管支炎の管理は支持療法が主体となるが，呼吸管理としては，呼吸障害の重症度に応じて，酸素投与，nCPAP や HFNC，挿管による人工呼吸器管理が行われる。
- ウイルス性細気管支炎における人工呼吸器管理では，末梢気道閉塞による auto-PEEP を考慮した換気設定により肺の過膨張を抑制することが重要である。

■ 疫学

ウイルス性細気管支炎は，乳幼児期における最も頻度の高い下気道感染症である。重症例では呼吸不全に至り，集中治療を要することがある乳幼児の急性呼吸不全の原因疾患として重要である。ウイルス性細気管支炎に罹患した患児の２〜10 ％が入院管理となり，その内 ５〜９ ％が呼吸不全や無呼吸などの原因により PICU 入室管理となっている[1]。

　ウイルス性細気管支炎の原因ウイルスとして最も頻度が高いのは RS ウイルス respiratory syncytial virus（RSV）であり，生後１歳までに半数以上が，２歳までにほぼ 100 ％が初感染を受けるとされる。そのほかにもライノウイルス，コロナウイルス，ヒトメタニューモウイルス，アデノウイルス，パラインフルエンザウイルス，ボカウイルスなどが挙げられる[2]。

季節性と通年性

ウイルス感染症にはしばしば流行が観察される。かつて RSV は，温帯地方においては冬季に，熱帯地方においては雨期に，ほぼ同程度の流行が見られていた。しかし，近年その様相に変化が見られ，2012 年シーズン以降は日本での流行の開始がそれまでの 10 月末から ２か月ほど早い ８月末になってきている（図1）[3]。つまり，冬季以外にもかなりの流行があり，地域によっては通年性の様相を呈するようになっている[4]。

死亡率

RSV 性細気管支炎の死亡率は低く，米国においては 0.03 ％と報告されている[5]。2015 年には全世界の ５歳未満の小児のうち，3310 万例が RSV による急性下気道感染に罹患し，そのうち 320 万例が入院し，59600 例が院内死亡したと推定されている。また，基礎疾患を有するなどの高リスク症例では有病期間が長く，死亡率も上昇することが知られている[6]。

■ 病態生理と臨床症状

細気管支上皮細胞へのウイルス感染により，細胞の浮腫や脱落が起こり，分泌物産生が増加する。リンパ球やマクロファージなどの炎症細胞が細気管支周囲に浸潤し，細気管支粘膜下や外膜の浮腫を引き起こす。同時に，気管支粘膜の杯細胞が急

ウイルス性細気管支炎　**199**

図1◆RSウイルス感染症発生動向調査週報（2007〜2017年）
2012年より流行が開始するのが8月末と、2か月ほど早まっている。
〔国立感染症研究所．感染症発生動向調査週報．2017年第15週(4月10日〜4月16日)：通巻第19巻第15号より〕

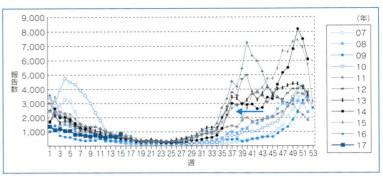

図2◆末梢性気道閉塞下の吸気時，呼気時の肺胞内圧と胸腔内圧の変化
（川崎達也．小児呼吸不全の病態と治療．呼吸器ケア 2011；9：1066-72 より許可を得て転載）

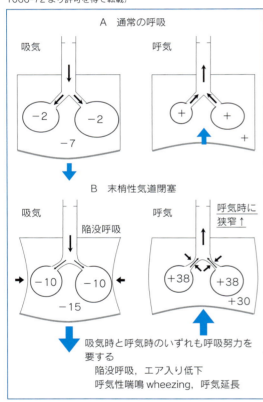

速に増殖し、過剰な粘液を産生するが、線毛をもたない再生した上皮細胞では除去されない。こうした変化により、細胞残屑とともに粘液塞栓が形成され、細気管支の狭窄や閉塞を引き起こす。そして、気道の閉塞や肺の過膨張、気道抵抗の上昇、無気肺形成、換気血流比の不均衡が生じる[7]。

臨床症状

ウイルス性細気管支炎の症状は、軽症例から重篤な呼吸不全に至る重症例までさまざまである。

まずは、鼻閉、咳嗽、摂食不良といった上気道症状が出現し、その数日後に細気管支にまで炎症が及ぶと、前述のような機序により細気管支内腔の部分的もしくは完全閉塞が生じ、下気道症状が認められるようになる。

・過膨張と無気肺

気道抵抗は、気道半径の4乗に反比例するため、乳幼児の特に細い気道では内腔の狭窄による気道抵抗の上昇の影響が著しくなる。その結果、胸郭コンプライアンスがより高い乳幼児では陥没呼吸が目立ちやすい。また、吸気時には胸腔内が陰圧となり空気が肺胞内に流入するが、呼気時には胸腔内が陽圧となり、狭窄した細気管支がさらに押しつぶされて狭窄が強まり、呼出が阻まれる(図2)[8]。その結果、肺胞内の空気が排出されない過膨張(空気とらえ込み現象 air trapping)が生じる。身体所見としては、呼気性喘鳴 wheezing を聴取し、呼気延長を認める。狭窄の程度が強い場合には、呼吸音を聴取できなくなり、喘鳴も認めないこともある。そうした際は、挿管管理となっていれば、用手換気をしながら呼気時に胸郭を押して強制的に呼気を促すことにより喘鳴を聴取できることがある。

また、乳幼児においては、柔らかい胸郭や平坦

表1 ◆ 細気管支炎の重症化の危険因子

- ・初期症状
  - 多呼吸（呼吸回数＞60～70回/min）もしくは陥没呼吸
  - 低酸素血症（SaO_2＜90～92％）
  - 哺乳不良，もしくは脱水症状
- ・年齢
  - 生後10～12週
- ・基礎疾患
  - 慢性肺疾患
  - 先天性心疾患
  - 肺高血圧症
  - 免疫不全症
- ・その他
  - 低栄養
  - 両親や家族の喫煙

な横隔膜などの要因から吸気努力に対して換気量を得る効率が悪いこと，クロージングキャパシティclosing capacity（末梢気道が閉塞し始める肺容量）が機能的残気量に比べて大きいこと，側副換気路（Kohn孔やLambert管）の発達が悪いことから肺胞が虚脱しやすく，無気肺となりやすい。

…

以上のように細気管支炎では，無気肺と過膨脹肺が混在し，その結果，換気血流比不均衡による低酸素血症を生じたり，気道抵抗の上昇や重症例においては，肺コンプライアンスの低下により呼吸仕事量が増加し，呼吸筋疲労を生じたりして，呼吸不全の原因となり得る。

・無呼吸発作

未熟な乳児，特に生後2か月以内の早産児は，無呼吸発作を呈しやすいことが知られており，その他の症状がなく無呼吸発作だけで発症することもある[2]。無呼吸発作はRSVに限らず，ライノウイルスやヒトメタニューモウイルスなどによる細気管支炎でも認められる[9]。細気管支炎における無呼吸発作の機序はまだ不明であるが，その病態の1つとしてRSVのGタンパク質による直接的な作用が示唆されている[10]。

また，鼻呼吸に依存している乳児では，鼻汁などによる鼻閉によっても容易に呼吸が障害されることも特徴的である。

・その他の症状

感染症に伴う発熱がみられることも多く，高熱が続くこともしばしばである。また，呼吸障害に伴い哺乳困難や脱水，不機嫌などの症状も認められる。

・重症化の危険因子

細気管支炎の重症化や入院の必要性が上昇する危険因子がいくつか知られており，慢性肺疾患の既往や，基礎疾患として先天性心疾患や肺高血圧症，免疫不全症，神経疾患，Down症候群の合併，未熟児出生（在胎週数32週未満）などが挙げられる（表1）[2, 7]。

■ ウイルス性細気管支炎の管理

ウイルス性細気管支炎は，一般的に自然に軽快に向かう self-limited な疾患であるため，その管理は対症療法を中心とした支持療法が主体となる。

支持療法

急性細気管支炎における支持療法のポイントとしては，①呼吸状態の注意深いモニタリングを行い，適切なタイミングで必要な呼吸管理を行うこと，②適切な酸素投与（room air 下で SpO_2＜90～92％で開始），③必要に応じた水分補給，④吸引による鼻腔内分泌物の除去，⑤呼吸努力を悪化させるような過剰な刺激の回避が挙げられる[7]。また，急性細気管支炎と診断されたら，短時間作用性 β_2 刺激薬やアドレナリンの吸入，ステロイド，抗菌薬の投与などをルーチンで行うべきではない[11]。しかし，急性細気管支炎の重症例に対する支持療法としては，呼吸管理として nCPAP（nasal continuous positive airway pressure）や高流量鼻カニューレ酸素療法 high-flow nasal cannula（HFNC），薬物療法として気管支拡張薬やステロイド，抗菌薬の投与などのさまざまな治療が行われ，施設間でばらつきがあることが指摘されている[12]。

これらの重症例は PICU での管理が必要となるが，入室基準としては，①酸素投与にもかかわらず SpO_2 が92％未満，②状態が急速に悪化する

ウイルス性細気管支炎　**201**

傾向にある，③呼吸障害が進行する，④活気低下などの意識状態の悪化，⑤繰り返す無呼吸発作が挙げられる[7]。

呼吸管理

急性細気管支炎では前述のとおり，細気管支の狭窄による呼吸障害が生じる。そのため呼吸管理として，呼吸障害の程度に応じた酸素投与，nCPAP や HFNC，そして挿管による人工呼吸器管理が行われる。

近年行われた前向き多施設共同研究により CPAP や挿管管理に関連する独立因子として，①若年齢（生後 2 か月未満），②低出生体重（2.26 kg 未満），③母親の喫煙歴，④呼吸器症状が入院 1 日前までの発症，⑤無呼吸発作の合併，⑥重度の陥没呼吸，⑦ room air 下で $SpO_2 < 85\%$，⑧経口摂取低下が示されている[13]。

・nCPAP

nCPAP は，鼻プロングを用いて持続的に陽圧管理とする，非侵襲的陽圧換気法である。主に新生児や乳幼児に適応され，酸素投与を行っても改善しない中等症〜重症の急性細気管支炎症例に対して挿管前の呼吸管理として行われる。

6〜7 cmH_2O の陽圧をかけることで，呼吸回数や $PaCO_2$ が低下すると同時に，呼吸努力の指標となる食道内圧の変動（Pes swing）や，食道内圧や経横隔膜圧の pressure time product（PTP）の低下が示され，呼吸筋の負担を急速に緩和し，呼吸障害を軽減することが示唆されている[14, 15]。また，挿管前に nCPAP 管理を行うことで，人工呼吸器管理日数や入院日数が減少することも示され[16, 17]，中等症〜重症の急性細気管支炎の呼吸管理法として広く普及している。

しかし，nCPAP 管理を行うには，持続的なモニタリングや鼻プロングの装着に慣れたスタッフによる管理が必要とされる。また，合併症として鼻プロングによる鼻腔損傷も問題となることがある。

・HFNC

近年，鼻プロングより装着が容易な鼻カニューレを用いて適度に加温加湿された酸素を高流量投与することで呼吸管理を行う HFNC が新たな呼吸管理法として注目されており，急性細気管支炎症例にも適応されてその効果が示されている。HFNC によりほぼ 37℃，相対湿度 100% の高流量酸素を供給することで，加温加湿効果により，患者の快適度の改善や気道粘膜線毛クリアランスの改善が認められる[18]。また，鼻咽頭腔の解剖学的死腔を高流量酸素により満たすことで CO_2 の再呼吸を減少させる効果や，高流量により軽度の PEEP 効果も得られる。生後 2 歳未満の急性細気管支症例に対する HFNC 管理の導入前後の後向き比較研究において，HFNC 管理によって呼吸回数が減少し，挿管率も有意に低下し，PICU 入室期間も短縮したことが示された[19]。

・nCPAP と HFNC の比較

こうした背景を受け，近年 nCPAP と HFNC を比較した報告が散見されるようになっている。

PICU に入室した急性細気管支炎症例を対象とした後向き検討において，nCPAP と HFNC とで呼吸パラメータや PICU 滞在日数，挿管率などに統計学的有意差は認めなかったことが示されている[20]。

一方，中等症〜重症の急性細気管支炎の乳児を対象とした前向き多施設共同無作為化比較試験（TRAMONTANE study）では，HFNC 群（2 L/kg/min）のほうが，nCPAP 群（7 cmH_2O）に比べ，治療失敗率が有意に高かったことが示された[21]。ただし，本研究での治療失敗の定義が挿管管理への移行ではなく，呼吸回数などの臨床的指標の悪化で定義されていることから，その解釈には注意が必要である。また nCPAP 群では，不快を示すことで治療に対して不忍容であった症例は 20% に及んでいる。治療の快適性や装着の容易さを考慮すると，HFNC の優位性も否定できないことから，現時点では症例の重症度や状態に応じて適応を考慮することが妥当と思われる。

・マスク式非侵襲的換気

nCPAP や HFNC による呼吸管理で十分な呼吸状

態の安定を得られない場合には，さらなる呼吸サポートとして，マスク式非侵襲的換気 non-invasive ventilation（NIV）が考慮される。ただし，NIV 管理の成功には，特に急性細気管支炎の重症化しやすい乳幼児では，デバイスの選択やマスクの装着・固定を適切に行うことが必須であるため，医療スタッフの経験と熟練したスキルを要する。

　また，NIV 管理中に吸気トリガーの非同調性が問題となることがある。この問題点を解決する方法として，横隔膜電気活動 electrical activity of diaphragm（Edi）を使用し，呼吸補助のタイミング（神経活動による吸気トリガーや吸気終了）やサポート圧の強度（呼吸努力に応じた呼吸補助）をコントロールする NAVA（neurally adjusted ventilatory assist）の技術を用いた NIV を行う NIV-NAVA が開発された[22]。重症細気管支炎症例に対する研究では，従来の NIV に比し，非同調性やトリガーの遅れを劇的に改善させることが示されている[23]。

・人工呼吸器管理
nCPAP や HFNC などの非侵襲的陽圧管理を行っても呼吸状態が悪化する場合や無呼吸発作が頻発する場合には，挿管による人工呼吸器管理を行う。

　重症細気管支炎による呼吸不全に対して侵襲的陽圧管理を行ううえで最も問題となるのは，auto-PEEP（内因性 PEEP）の発生とそれに伴い生じる肺の過膨張（dynamic hyperinflation）である。急性細気管支炎では粘膜浮腫や分泌物貯留などにより細気管支が狭窄しているため，呼気により多くの時間を要する。呼気が完了しないうちに人工呼吸器が次の吸気を開始してしまうと肺胞に空気が溜まり（air trapping），auto-PEEP が生じる[24]。

・auto-PEEP による悪影響
この auto-PEEP には，機能的残気量を増加させることにより酸素化が改善することがある一方，人工呼吸器が患者吸気をトリガーして送気を開始

するため，auto-PEEP の分だけ過剰な吸気努力を患者は求められる。また，auto-PEEP が解除されずに肺の過膨張が進行すると，横隔膜が圧迫され平坦化する。その結果，横隔膜の吸気時の収縮力が低下し，吸気が障害されるために患児の呼吸苦が増強し，人工呼吸器との同調性が低下する。こうした状況の結果，胸腔内圧は上昇し，最終的には気胸や気縦隔などの圧損傷をもたらす[25]。

　また，auto-PEEP は循環系にも悪影響を及ぼす[26]。auto-PEEP が解除されずに肺の過膨張が進行すると胸腔内圧が上昇し，肺胞血管が圧迫され，肺血管抵抗が上昇する。その結果，右室の後負荷は増加し，心臓への静脈還流は減少する。また，胸腔内圧の上昇により左室のコンプライアンスが低下するため心拍出量減少や血圧低下をきたす。

…

こうした呼吸・循環への悪影響を最小限にするため，auto-PEEP を解除し，肺の過膨張の進行を抑えることが重要となる。

・auto-PEEP の認識
それでは，auto-PEEP の発生は，どのように認識すればよいのであろうか？

　肺の過膨張が進行することにより呼吸・循環状態に影響が及び，頻脈や頻呼吸，血圧低下などの臨床症状が出現して，初めて auto-PEEP が疑われることもある。しかし，これらの症状が出現する前に，人工呼吸器のグラフィックモニターでもauto-PEEP の存在を疑うことができる。つまり，人工呼吸器のモニターで流量波形を観察し，呼気終末の流量がゼロになる前に次の送気を始めていれば，auto-PEEP が疑われる（図3）[24]。

　呼吸器回路を呼気終末に短時間閉鎖して，回路内の空気および圧が肺胞内に再分布するのを待って測定された気道内圧を，静的 PEEP と呼ぶ。この静的 PEEP を測定することで auto-PEEP を推定することができる。つまり，人工呼吸器の呼気ポーズ（呼気ホールド）中に得られた数値が総PEEP であり，当初に換気条件として設定されて

図3◆人工呼吸器モニター上で認められるauto-PEEP
A：正常者の人工呼吸波形で，吸気開始前に呼気流量はゼロになっている。
B：末梢気道閉塞症例では，呼気に時間を要し，人工呼吸器内の呼気流量がゼロになる前に呼吸器が次の吸気を開始しており，auto-PEEPの存在が疑われる。
C：Bの状態から，換気回数を20回から15回に減らすことで，呼気時間が十分確保され，呼気終末の呼吸器回路内の流量がゼロになり，auto-PEEPが解除されている。
(Ward NS, et al. Clinical concise review : mechanical ventilation of patients with chronic obstructive pulmonary disease. Crit Care Med 2008 ; 36 : 1614-9 より許可を得て転載)

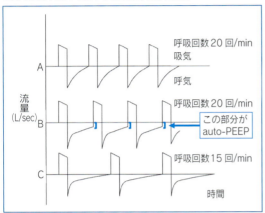

図4◆総PEEP，auto-PEEP，PEEPとの関係
Pawは気道内圧，P_Aは肺胞内圧を示すが，呼気終末に両者の圧較差(=auto-PEEP)がみられるのがわかる。
(Marini JJ. Dynamic hyperinflation and auto-positive end-expiratory pressure : lessons learned over 30 years. Am J Respir Crit Care Med 2011 ; 184 : 756-62 より許可を得て転載)

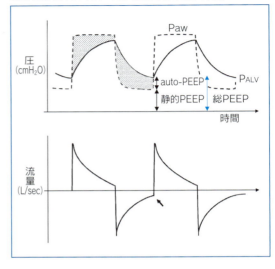

いたPEEPとの間にギャップが認められた場合には，そのギャップがauto-PEEPとなる(図4)[27]。

・auto-PEEPに対する対応

auto-PEEPおよび肺過膨張が生じる要因として，過剰な分時換気量，過剰な1回換気量，不十分な呼気時間，そして，重度の気道閉塞が考えられている[28]。分時換気量と1回換気量については，1回換気量を見ながらサポート圧を下げ(5〜8 mL/kg)，呼吸回数を減らす。この際にグラフィックモニターに表示される1回換気量は，気管チューブ周囲からのリークや人工呼吸器の気管チューブ抵抗を補正する機構の影響により，実際より高く測定されることもある[29]。このため，サポート圧を下げる際には，胸郭挙上の程度や血液ガス所見などを参考に，注意して調整する。また，不十分な呼気時間に関しては，呼吸回数を減らして呼気時間を延長することで対処する。

これらの換気条件の調整の結果として，$PaCO_2$ が高値(60〜80 mmHg程度)となってしまうことは許容すべきであり(permissive hypercapnia)，血液ガス所見の正常化に固執することは避ける。また，高二酸化炭素血症のため自発呼吸によって頻呼吸となり，呼気が阻害されると，肺の過膨張が悪化する。このような場合は鎮静の程度を深めるか，筋弛緩管理を行い自発呼吸を抑制する。

・counter PEEP

急性細気管支炎における気道閉塞の要因として，分泌物貯留や気道粘膜の浮腫による閉塞が考えられる。前者に対しては，定期的な気管内吸引や肺理学療法が行われる。後者に対してはアドレナリン吸入や高濃度食塩液吸入が試みられているが，有効なエビデンスがまだ確立されていないため，ルーチンでの施行は避けるべきである[11]。

これらの対応に加えて気道閉塞に対する対処として，呼吸管理に関してはPEEPをかけて肺胞と口元間の圧較差を減らす方法も重要である。つまり，auto-PEEPに対抗してPEEPをかけること(counter PEEP)により，吸気を開始するための呼吸仕事量を減らす方法である[28]。

気道閉塞により 8 cmH_2O のauto-PEEPが存

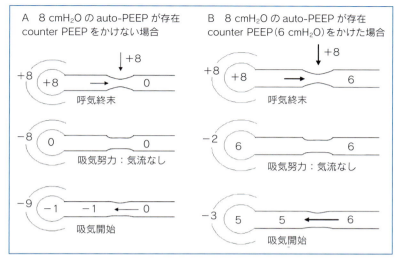

図 5 ◆ auto-PEEP と counter PEEP
auto-PEEP（8 cmH₂O）が存在するなか，counter PEEP をかけない場合には－8 cmH₂O の吸気努力を要するが（A），counter PEEP（6 cmH₂O）をかけると－2 cmH₂O と要する呼吸努力が軽減する（B）。
(Reddy RM, et al. Review of ventilatory techniques to optimize mechanical ventilation in acute exacerbation of chronic obstructive pulmonary disease. Int J Chron Obstruct Pulmon Dis 2007; 2: 441-52. より許可を得て転載)

在する場合に，人工呼吸器が吸気努力をトリガーするには，患者自身の吸気努力により肺胞内圧が陰圧になる必要があるため，この 8 cmH₂O の auto-PEEP を上回る陰圧（－8 cmH₂O）を生み出す必要がある。こうした状況のなか，もし人工呼吸器で PEEP として 6 cmH₂O の圧をかければ，吸気を始めるのに必要な陰圧は－2 cmH₂O ですみ，呼吸仕事量が軽減される。これが counter PEEP の効果の機序である（図 5）。また，counter PEEP には気道抵抗を低下させる効果もあるとされており[30, 31]，気道を開通させておくことで呼気流量を増やし，肺の過膨張を減らす方向に働くと言われている。

しかし一方で，counter PEEP をかけ過ぎると肺の過膨張が進行したり，その結果，血圧低下をまねくこともある。今までの研究結果から，counter PEEP は auto-PEEP の 75〜85％ 以内に抑えているかぎりは安全かつ有効であるとされている[32, 33]。そのため，実際には PEEP は 10 cmH₂O 程度を上限として，呼吸努力の程度が最小となるよう調整する。また，その際には血行動態もモニタリングし，胸部 X 線により肺の過膨張の程度を評価しながら，過剰な counter PEEP となっていないかを適宜確認することが重要である。また，気道狭窄の程度は，気道分泌物や気道粘膜浮腫の状況により時々刻々と変化し，同時に auto-PEEP や過膨張の程度も変化する。そのため，臨床症状や血行動態，人工呼吸器のグラフィックモニターの所見などを適宜評価して，こまめに換気設定を調整し，最適化することが重要である。

・筋弛緩

人工呼吸器管理中は，ミダゾラムやオピオイド持続静注による鎮静・鎮痛が行われる。しかし，気道狭窄症状の強い急性期には高二酸化炭素血症を許容しながらの管理となるため，自発呼吸が出現し，十分な呼気時間を確保することが困難となることがある。このような場合には，肺の過膨張を予防するために筋弛緩を行い，自発呼吸を完全に抑制する。

一方で，筋弛緩管理は筋力低下をまねくリスクがあり，咳嗽反射も抑制することから，分泌物貯留による無気肺合併のリスクも増加する。そのため筋弛緩管理は，自発呼吸による頻呼吸のために肺過膨張が増悪する場合にのみ考慮し，筋弛緩薬投与はなるべく最小限にとどめるようにする。つまり，漫然と管理を行うのではなく，筋弛緩からの離脱の可否について常に検討を行い，そのタイミングを逃さないよう，聴診所見や用手換気などで気道閉塞症状や分泌物貯留の程度を適宜評価することが重要である。

■ おわりに

ウイルス性細気管支炎による急性呼吸不全に関して，その病因と病態生理，そして呼吸管理を中心とした治療について概説した。呼吸障害の重症度に応じて，nCPAPやHFNC，そして挿管による人工呼吸器管理が行われるが，末梢気道閉塞によるauto-PEEPの認識と肺過膨張の予防が重要なポイントである。

文 献

1. Sinha IP, McBride AKS, Smith R, et al. CPAP and high-flow nasal cannula oxygen in Bronchiolitis. Chest 2015 ; 148 : 810-23.　　PMID : 25836649
2. Cunningham S. Bronchiolitis. In : Wilmott RW, Deterding R, Li A, et al. Kendig's Disorders of the Respiratory Tract in Children. 9th ed. Philadelphia : Elsevir, 2019 : 420-6.
3. 国立感染症研究所．感染症発生動向調査週報．2017年第15週(4月10日～4月16日)；通巻第19巻第15号
4. 堤 裕幸．RSウイルス．In：日本小児感染症学会編．日常診療に役立つ小児感染症マニュアル2017．東京：東京医学社，2017：327-33.
5. Hasegawa K, Tsugawa Y, Brown DF, et al. Trends in bronchiolitis hospitalizations in the United States, 2000-2009. Pediatrics 2013 ; 132 : 28-36.
　　PMID : 23733801
6. Shi T, McAllister DA, O'Brien KL, et al. Global, regional, and national disease burden estimates of acute lower respiratory infections due to respiratory syncytial virus in young children in 2015 : a systematic review and modelling study. Lancet 2017 ; 390 : 946-58.　　PMID : 28689664
7. De Carvalho WB, Fonseca MCM, Johnston C, et al. Pneumonia and Bronchiolitis. In : Shaffner DH, Nichols DG. Roger's Textbook of Pediatric Intensive Care. 5th ed. Philadelphia : Wolters Kluwer. 2015 : 745-65.
8. 川崎達也．小児呼吸不全の病態と治療．呼吸器ケア 2011 ; 9 : 1066-72.
9. Schroeder AR, Mansbach JM, Stevenson M, et al. Apnea in children hospitalized with bronchiolitis. Pediatrics 2013 ; 132 : e1194-201.　PMID : 24101759
10. Tripp RA, Dakhama A, Jones LP, et al. The G glycoprotein of respiratory syncytial virus depresses respiratory rates through the CX3C motif and substance P. J Virol 2003 ; 77 : 6580-4.　　PMID : 12743318
11. Ralston SL, Lieberthal AS, Meissner HC, et al. Clinical practice guideline : the diagnosis, management, and prevention of bronchiolitis. Pediatrics 2014 ; 134 : e1474-502.　　PMID : 25349312
12. Pierce HC, Mansbach JM, Fisher ES, et al. Variability of intensive care management for children with bronchiolitis. Hosp Pediatr 2015 ; 5 : 175-84.
　　PMID : 25832972

13. Mansbach JM, Piedra PA, Stevenson MD, et al. Prospective multicenter study of children with bronchiolitis requiring mechanical ventilation. Pediatrics 2012 ; 130 : e492-500.　　PMID : 22869823
14. Cambonie G, Milési C, Jaber S, et al. Nasal continuous positive airway pressure decreases respiratory muscles overload in young infants with severe acute viral bronchiolitis. Intensive Care Med 2008 ; 34 : 1865-72.　　PMID : 18607564
15. Essouri S, Durand P, Chevret L, et al. Optimal level of nasal continuous positive airway pressure in severe viral bronchiolitis. Intensive Care Med 2011 ; 37 : 2002-7.　　PMID : 21993811
16. Borckink I, Essouri S, Laurent M, et al. Infants with severe respiratory syncytial virus needed less ventilator time with nasal continuous airways pressure then invasive mechanical ventilation. Acta Paediatr 2014 ; 103 : 81-5.　　PMID : 24117695
17. Essouri S, Laurent M, Chevret L, et al. Improved clinical and economic outcomes in severe bronchiolitis with pre-emptive nCPAP ventilatory strategy. Intensive Care Med 2014 ; 40 : 84-91.　PMID : 24158409
18. Milési C, Boubal M, Jacquot A, et al. High-flow nasal cannula : recommendations for daily practice in pediatrics. Ann Intensive Care 2014 ; 4 : 29.
　　PMID : 25593745
19. McKiernan C, Chua LC, Visintainer PF, et al. High flow nasal cannulae therapy in infants with bronchiolitis. J Pediatr 2010 ; 156 ; 634-8. PMID : 20036376
20. Metge P, Grimaldi C, Hassid S, et al. Comparison of a high-flow humidified nasal cannula to nasal continuous positive airway pressure in children with acute bronchiolitis : experience in a pediatric intensive care unit. Eur J Pediatr 2014 ; 173 : 953-8.
　　PMID : 24525672
21. Milési C, Essouri S, Pouyau R, et al. High flow nasal cannula (HFNC) versus nasal continuous positive airway pressure (nCPAP) for the initial respiratory management of acute viral bronchiolitis in young infants ; a multicenter randomized controlled trial (TRAMONTANE study). Intensive Care Med 2017 ; 43 : 209-16.　　PMID : 28124736
22. Beck J, Brander L, Slutsky AS, et al. Non-invasive neurally adjusted ventilator assist in rabbits with acute lung injury. Intensive Care Med 2008 ; 34 : 316-23.　　PMID : 17960364
23. Baudin F, Pouyau R, Cour-Andlauer F, et al. Neurally adjusted ventilator assist (NAVA) reduces asynchrony during non-invasive ventilation for severe bronchiolitis. Pediatric Pulmonol 2015 ; 50 : 1320-7.
　　PMID : 25488197
24. Ward NS, Dushay KM. Clinical concise review : Mechanical ventilation of patients with chronic obstructive pulmonary disease. Crit Care Med 2008 ; 36 : 1614-9.　　PMID : 18434881
25. Pepe PE, Marini JJ. Occult positive end-expiratory pressure in mechanically ventilated patients with air-

flow obstruction：the auto-PEEP effect. Am Rev Respir Dis 1982；126：166-70.　　PMID：7046541

26. Vizza CD, Lynch JP, Ochoa LL, et al. Right and left ventricular dysfunction in patients with severe pulmonary disease. Chest 1998；113：576-83.
　　PMID：9515827

27. Marini JJ. Dynamic hyperinflation and auto-positive end-expiratory pressure：lessons learned over 30 years. Am J Respir Crit Care Med 2011；184：756-62.　　PMID：21700908

28. Reddy RM, Guntupalli KK. Review of ventilatory techniques to optimize mechanical ventilation in acute exacerbation of chronic obstructive pulmonary disease. Int J Chron Obstruct Pulmon Dis 2007；2：441-52.　　PMID：18268918

29. Khemani RG, Newth CJ. The design of future pediatric mechanical ventilation trials for acute lung injury. Am J Respir Crit Care Med 2010；182：1465-74.
　　PMID：20732987

30. Georgopoulos D, Giannouli E, Patakas D. Effects of extrinsic positive end-expiratory pressure on mechanically ventilated patients with chronic obstructive pulmonary disease and dynamic hyperinflation.

Intensive Care Med 1993；19：197-203.
　　PMID：8366227

31. Ranieri VM, Giuliani R, Cinnella G, et al. Physiologic effects of positive end-expiratory pressure in patients with chronic obstructive pulmonary disease during acute ventilatory failure and controlled mechanical ventilation. Am Rev Respir Dis 1993；147：5-13.
　　PMID：8420430

32. Caramez MP, Borges JB, Tucci MR, et al. Paradoxical responses to positive end-expiratory pressure in patients with airway obstruction during controlled ventilation. Crit Care Med 2005；33：1519-28.
　　PMID：16003057

33. Petrof BJ, Legaré M, Goldberg P, et al. Continuous positive airway pressure reduces work of breathing and dyspnea during weaning from mechanical ventilation in severe chronic obstructive pulmonary disease. Am Rev Respir Dis 1990；141：281-9.
　　PMID：2405757

（新津 健裕）

小児特有の疾患

3

気管支喘息重積発作の治療について

要点

- ・急激な呼吸状態の変化に 24 時間いつでも対応できる体制を確保する。
- ・β_2 刺激薬の吸入療法とステロイドの静注が治療の中心である。
- ・細菌感染症の合併に注意する。
- ・人工呼吸器の設定は，プラトー圧を確認して肺胞にかかる圧を推定しながら最高気道内圧や 1 回換気量を設定し，できるかぎり呼吸回数を下げて呼気時間を延ばすことが必要である。

■ 発作時の重症度

表 1 に，日本の小児気管支喘息治療・管理ガイドライン 2017[1] に基づく，急性発作時の重症度分類を示す。

■ 一般的治療

表 2，図 1 に，日本の小児気管支喘息治療・管理ガイドライン 2017[1] に基づく，急性発作時の治療方針を示す。

β_2 刺激薬

・β_2 刺激薬の吸入

気管支喘息急性増悪時の治療で中心となる治療である。β_2 選択性の高いサルブタモールが第一選択である。0.5 ％溶液 0.01〜0.03 mL/kg（上限 1 mL）を生理食塩液 3 mL に溶解して，1 回吸入量として使用する。吸入頻度は，持続吸入から時間ごとの反復吸入，間欠的投与まで症状に合わせて決める。持続吸入の場合は，心毒性を考慮して

モニタリングが必須である。心電図（心拍数＜ 200/min または不整脈の有無），パルスオキシメータ，電解質（低カリウム血症），血液生化学検査（CPK，GOT，LDH）などに注意する。

日本では，β_2 選択性の低いイソプロテレノールが持続吸入で使用されているが，心毒性を考慮すると再考する時期ではないかと考える。

・β_2 刺激薬の点滴静注

β_2 刺激薬の点滴静注が吸入療法よりも有効であることは，無作為化比較試験（RCT）[2〜4] からは示されていない。しかし，発作が重篤になると，吸入による薬物が細気管支まで届かない可能性がある。そのようなときに点滴静注で投与すると，効果が期待できる可能性がある。頻脈，高血圧，低カリウム血症などの副作用が出現しやすいので，心電図や動脈圧ラインなど，循環モニタリングを注意深く行う。

日本で使用可能な点滴静注薬はイソプロテレノールしかなく，0.1 μg/kg/min から始めて，副作用に注意しながら 0.2，0.4，0.6，0.8，1.0 μg/kg/min と増量する。しかし，イソプロテレノールは頻脈や高血圧などの副作用のため使いにくい薬物であり，心血管作動薬の治療に慣れた医師が行うべきである。

点滴静注を開始したら，副作用を考慮して吸入は中止とする。

ステロイド

ステロイド静注療法は，β_2 刺激薬の吸入療法と

表 1 ◆ 急性増悪（発作）治療のための発作強度判定

<table>
<tr><td colspan="3"></td><th>小発作</th><th>中発作</th><th>大発作</th><th>呼吸不全</th></tr>
<tr><td rowspan="5">主要所見</td><td rowspan="2">症状</td><td>興奮状況
意識</td><td colspan="2">平静
清明</td><td>興奮
やや低下</td><td>錯乱
低下</td></tr>
<tr><td>会話
起坐呼吸</td><td>文で話す
横になれる</td><td>句で区切る
座位を好む</td><td>一語区切り～不能
前かがみになる</td><td>不能</td></tr>
<tr><td>身体所見</td><td>喘鳴
陥没呼吸
チアノーゼ</td><td colspan="2">軽度
なし～軽度
なし</td><td>著明
著明
あり</td><td>減少または消失</td></tr>
<tr><td colspan="2">SpO₂（室内気）[*1]</td><td>≧ 96 ％</td><td>92～95 ％</td><td>≦ 91 ％</td><td></td></tr>
<tr><td colspan="2"></td><td></td><td></td><td></td><td></td></tr>
<tr><td rowspan="3">参考所見</td><td rowspan="2">身体所見</td><td>呼気延長</td><td colspan="2">呼気時間が
吸気の 2 倍未満</td><td>呼気の時間が
吸気の 2 倍以上
増加</td><td rowspan="2">不定</td></tr>
<tr><td>呼吸数[*2]</td><td colspan="2">正常～軽度増加</td><td></td></tr>
<tr><td>PEF</td><td>（吸入前）
（吸入後）</td><td>>60 ％
>80 ％</td><td>30～60 ％
50～80 ％</td><td><30 ％
<50 ％</td><td>測定不能
測定不能</td></tr>
<tr><td colspan="2">PaCO₂</td><td colspan="2"><41 mmHg</td><td>41～60 mmHg</td><td>>60 mmHg</td></tr>
</table>

主要所見のうち最も重度のもので発作強度を判定する。
*1：SpO₂ の判定にあたっては，肺炎など他に SpO₂ 低下をきたす疾患の合併に注意する。
*2：年齢別標準呼吸数（回/分）
　　0～1 歳：30～60　　1～3 歳：20～40　　3～6 歳：20～30
　　6～15 歳：15～30　　15 歳～：10～30
（日本小児アレルギー学会．小児気管支喘息治療・管理ガイドライン 2017．東京：協和企画，2017 より許可を得て転載）

表 2 ◆ 医療機関での急性増悪（発作）に対する薬物療法プラン

発作強度	小発作	中発作	大発作	呼吸不全
初期治療	β₂ 刺激薬吸入	酸素吸入 （SpO₂ ≧ 95%が目安） β₂ 刺激薬吸入反復[*1]	入院 酸素吸入・輸液 β₂ 刺激薬吸入反復[*1] または イソプロテレノール持続吸入[*3] ステロイド薬全身投与	入院 意識障害があれば人工呼吸管理 酸素吸入・輸液 イソプロテレノール持続吸入[*3] ステロイド薬全身投与
追加治療	β₂ 刺激薬吸入反復[*1]	ステロイド薬全身投与 アミノフィリン点滴静注（考慮）[*2] 入院治療考慮	イソプロテレノール持続吸入（増量）[*3] アミノフィリン持続点滴（考慮）[*2] 人工呼吸管理	イソプロテレノール持続吸入（増量）[*3] アミノフィリン点滴静注[*2] 人工呼吸管理

*1：β₂ 刺激薬吸入は改善が不十分である場合に 20～30 分ごとに 3 回まで反復可能である。
*2：アミノフィリン持続点滴は痙攣などの副作用の発現に注意が必要であり，血中濃度のモニタリングを行うことを原則として，小児の喘息治療に精通した医師の管理下で行われることが望ましい。

> ・アミノフィリン投与を推奨しない患者
> 　1）2 歳未満の患者
> 　2）痙攣既往者，中枢神経系疾患合併症例
> 　3）アミノフィリンやテオフィリン徐放製剤による副作用の既往がある患者

*3：イソプロテレノール持続吸入を行う場合は人工呼吸管理への移行を念頭に置く必要がある。
（日本小児アレルギー学会．小児気管支喘息治療・管理ガイドライン 2017．東京：協和企画，2017 より許可を得て転載）

ともに気管支喘息急性増悪時の治療の中心である[5]。気管支喘息の病態が，気道の慢性炎症性疾患であることから，その炎症を抑えることを目的に使用される。この有効性は，すでにメタ解析[6]で示されている。

また，経口で投与できるのであれば，静注で投与する利点は明らかではない[5]。ステロイド投与が標準治療となるので，特に細菌感染が合併している場合には，抗菌薬を併用する。

図1◆急性増悪（発作）の医療機関での対応

DSCG：クロモグリク酸ナトリウム，%PEF：ピークフロー値の基準値に対する測定値の割合，pMDI：加圧式定量噴霧式吸入器

（日本小児アレルギー学会．小児気管支喘息治療・管理ガイドライン2017．東京：協和企画，2017より許可を得て転載）

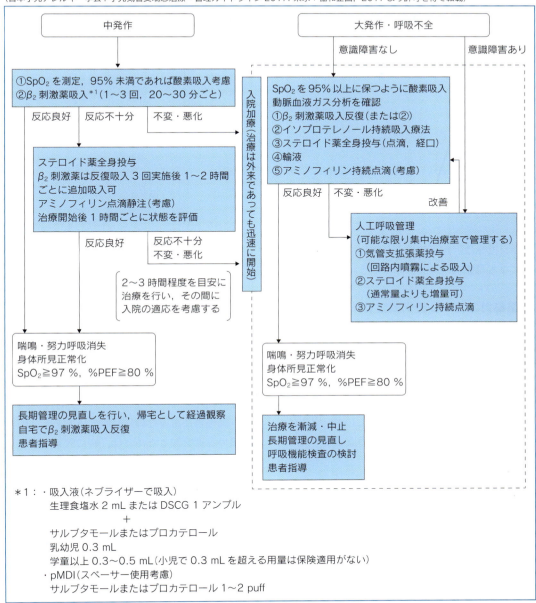

アミノフィリン

アミノフィリンの効果を検討したメタ解析[7]では，有効性よりも副作用のほうが大きく，欧米では一般的な急性期治療から撤退基調にあった。しかし，Reamら[8]によると，PICUに入室するような重症の喘息重積発作では，アミノフィリン使用により短時間で改善する傾向にあった。特に，人工呼吸器装着患者において，その傾向が認められている。また，英国の喘息ガイドライン[9]でも，気管支拡張薬とステロイド治療に抵抗性の，最重症の小児喘息発作でのアミノフィリンの有用性が期待されている。したがって，今後のアミノ

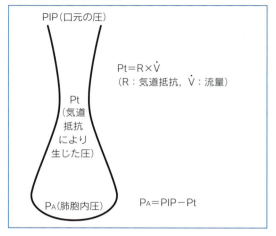

図2◆人工呼吸器が示す気道内圧について
(桜井淑男ほか. 気管支喘息重積発作. 救急集中治療 2010；22：443-50 より許可を得て転載)

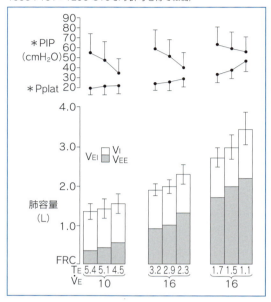

図3◆吸気流量と呼気時間および肺の過膨張との関係について
T_E：呼気時間，$\dot{V}_E$：分時換気量，V_{EE}：呼気終末肺容量，V_I：吸気終末肺容量
(Corbridge TC, et al. The assessment and management of adults with status asthmaticus. Am J Respir Crit Care Med 1995；151：1296-316 より許可を得て転載)

フィリン投与は，患者群をより重症例に絞った使用法になる可能性がある。

高流量鼻カニューレ酸素療法（HFNC）

Ballesteroら[10]によると，小児喘息患者（中等症から重症）62例を2群に分けてHFNC群と対照群（一般的な酸素投与群）で比較したところ，有意に呼吸状態は改善し，副作用も認められなかった。この研究は小規模RCTであり，今後の大規模RCTが望まれるが，後述する人工呼吸療法に至る前に試みる価値がある新たな治療法と考えられる。

■人工呼吸器管理[11]
人工呼吸器の選定

一般小児科ではPICUと異なり人工呼吸器管理をする機会が限られているため，簡便な人工呼吸器を使用する傾向にある。しかし，気管支喘息の管理上，以下に示すような機能を備えた人工呼吸器を使用したほうが管理しやすいので，機種の選定は重要である。

肺胞内圧と気道内圧

人工呼吸器が示す圧〔最大吸気圧 peak inspiratory pressure（PIP）〕は，肺胞内圧（P_A）と気道抵抗により生じる圧（Pt）の総和であり，肺傷害にかかわるのは肺胞内圧である（図2）。気管支喘息では気道抵抗が著しく上昇しているため，Ptはかなり上昇しており，PIPに占める割合が高くなる。肺傷害に重要なのは肺胞内圧であり，肺の過膨張の程度を知るためには，特に吸気時ばかりでなく呼気時の肺胞内圧も必要になる。前者をプラトー圧，後者をauto-PEEP（人工呼吸中は＋設定PEEPとなる）という。気道を気体が流れなければ（気流速度が0ならば）Ptは0になることを利用して，プラトー圧は吸気終末流量を0にし，auto-PEEPは呼気終末流量を0にすれば，PIP＝求める圧となる。最近の人工呼吸器には，このように流量を0とすることができ，それを利用することで簡単に肺胞内圧が測定できる。これらの圧を参考にしてPIPをある程度は客観的に決めることができる。

人工呼吸器の設定
・モード

従量式換気（VCV）の人工呼吸が有効である。気

図4 ◆ 気管支喘息人工呼吸器管理のフローチャート
$\dot{V}_E$：分時換気量
(Corbridge TC, et al. The assessment and management of adults with status asthmaticus. Am J Respir Crit Care Med 1995；151：1296-316 より許可を得て転載)

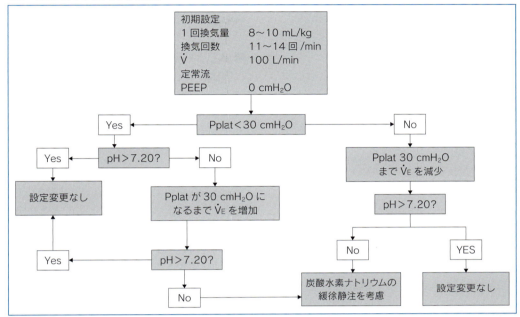

管支喘息発作時の生理学的特徴を以下に示す。
①肺のコンプライアンスの変動が激しい
②高二酸化炭素血症が生じやすい
③多量の気道内分泌物のため気管チューブ閉塞が起きやすい

従圧式換気(PCV)では，吸気圧を設定する。このため，肺の状態が急激に改善したときには過膨張，急激に悪化したときには換気不全となり，肺のコンプライアンスの変化に対応できない。また，気管チューブ閉塞が起きたときに，PCVでは高圧アラームで検知できないため見過ごされやすい。

これに対してVCVでは，1回換気量と呼吸回数を設定する。このため，分時換気量を一定に保つことができ，肺のコンプライアンスの変動に関係なくPCO_2を一定に保つことができる。また，高圧アラーム設定によって気管チューブ閉塞トラブルに対して早めに対処することができる。

最近ではVCVでありながら，コンピュータ制御により吸気圧を最小限に抑えるPRVC(pressure regulated volume control)モードを搭載した機種もあり，より喘息発作時の管理がしやすくなってきている。

・**実際の設定**

気管支喘息発作時には，いかに呼気の『絶対時間』を長く確保できるか(I：E比を長くとればよいという問題ではない)が重要である。このために，以下の2つの方法がある。
①吸気流量を上げる
②呼吸回数を下げる

VCVでは，吸気流量を上げるとPIPが上昇してしまう。しかし，前述したように，これは肺胞内圧ではない。また呼吸回数を下げることは分時換気量を下げることなので，PCO_2が上昇する可能性がある。

図3[12]では，吸気流量を上げることにより，PIPは上昇するものの，呼気時間を長くすることができ，肺の過膨張を減少させることに成功している。ただし，最新の人工呼吸器では，吸気流量は自動制御されているので，手動で変更することは難しくなっている。

図4[12]に，条件設定のフローチャートを示す。前述したようにプラトー圧を測定し，30 cmH$_2$O以上になる場合は呼吸回数を下げて呼気時間を延長させ，肺の過膨張を抑制する。またBohnら[13]が指摘するように，プラトー圧だけでなく，1つの目安としてPIPが45 cmH$_2$O以上にならないよう注意する。さらに，pH<7.20の場合は，炭酸水素ナトリウム（メイロン®）の緩徐な静注を行う。

・気道のトイレッテイング

気管支喘息では気道内分泌物が多いため，閉塞を起こさないように気管のトイレッテイングには注意が必要である。また胸部理学療法により，喀痰の排出の促進をはかる必要がある。

・抜管

気管チューブの刺激による気管支攣縮を予防するため，可能なかぎり早期の抜管を目指す。抜管後は喘息発作の再燃に注意し，24時間はICUでの管理が望ましい。気管支喘息発作の特徴として，悪化するのも早いが改善するのも早いので，抜管のタイミングに注意する。

・人工呼吸中の鎮静・鎮痛薬について

鎮静薬では，ミタゾラム0.1～0.3 mg/kg/hrから使用する。成人で使用されているプロポフォールは，小児では原因不明のアシドーシス，致死的不整脈を起こすプロポフォール注入症候群が副作用として知られており，残念ながら使用すべきではない。鎮痛薬についてモルヒネはヒスタミン遊離作用から喘息患者では使いにくく，フェンタニルを2～4 µg/kg/hrで使用する。急性期は，やや深めの鎮静・鎮痛により，気管支攣縮の誘発を抑える。

・人工呼吸中の筋弛緩薬について

急性期の吸気圧が高い場合や高二酸化炭素血症のため体内のCO$_2$の産生を抑えたい場合には，筋弛緩薬を使用する必要がある。ステロイドの併用により筋萎縮が合併するので必ず神経筋刺激装置にてモニタリングし，血中クレアチンホスホキナーゼ（CPK）を経時的に測定する。また，長時間使用により無気肺が生じやすくなるため，可能なかぎり急性期のみの使用に留意する。

■ 人工呼吸器後の管理に難渋する場合の治療

マグネシウム

マグネシウムの静注療法は，メタ解析[14]で小児における有効性が明確に示された。特に呼吸機能の改善と入院率の低減に有効性が示されている。欧米では，人工呼吸器管理前に使用されるが，日本での使用経験が限られるため人工呼吸器管理後の治療に加えた。実際には，マグネシウム50 mg/kg/回を20～30分で点滴静注する。必要なら6時間おきに行うが，安全面を考えて定期的に血中濃度を測定する。また，マグネシウム吸入療法の効果をみた小児のRCT[15]があるが，一般的な治療に加えてマグネシウムの吸入療法を行っても，退院までの時間短縮には有効ではなかった。

麻酔薬

麻酔薬は，平滑筋への直接作用でCa^{2+}の細胞内への流入を抑制するなどの機序で，気管支拡張作用があることはよく知られており，挿管後の喘息重積発作患者の管理で難渋する場合に投与が考慮されてきた。

Shankarら[16]によると，5年間に10例の小児患者にイソフルランが使用されており，その有効性が示されている。実際には，0.5～2％のイソフルランが使用されており，平均35時間投与されている。特に，体外式膜型人工肺（ECMO）の使用を減らすことができるのではないかというShankarらの指摘は考慮すべき点と考える。いくつかの論文[17, 18]では，イソフルランよりセボフルランのほうが，気管支拡張作用は強いことを示している。実際に7例の小児喘息患者にセボフルランを1～8％，平均24時間使用して有効であることが示されている[19]。

副作用の多くは低血圧であるが，血管作動薬の投与で対応可能とされている。埼玉医科大学総合

図5 ◆ 人工呼吸器後の管理に難渋した場合のアルゴリズム
(Translated by permission from Springer : Shankar V, et al, Deshpande JK. Isoflurane therapy for severe refractory status asthmaticus in children. Intensive Care Med 2006 ; 32 : 927-33 ⓒ2018)

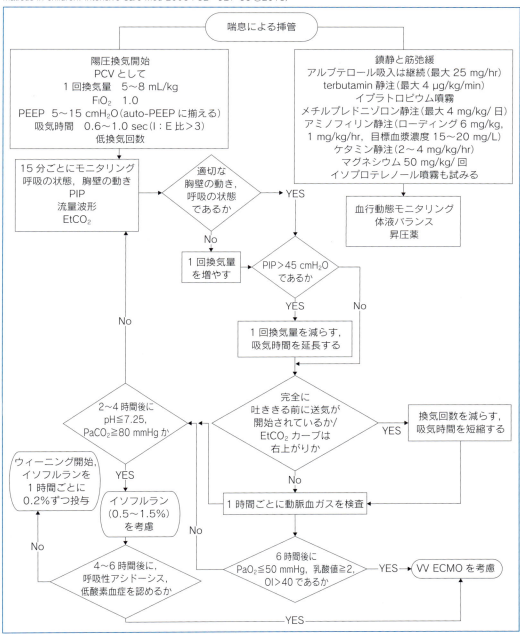

医療センター(当院)でも，これまで3例の小児の喘息患者に2％セボフルランを使用したが，急速に気道抵抗が低下して人工呼吸器の換気条件を適正に下げることができた．特に，気管支喘息発作で気胸を伴う場合など，一刻も早く換気圧を下げたい場合などには有用と考えられた．麻酔科や臨床工学技士の協力があれば，麻酔器と人工呼吸器を使用してICUでも可能な治療法である．参考までに麻酔薬や人工心肺使用までのアルゴリズムの1つを示す(図5)[16]．

人工心肺療法

喘息重積発作患者治療の『最後の砦』が人工心肺療法となる。なかでも体外式膜型人工肺（ECMO）は，ELSO（Extracorporeal Life Support Organization）登録[20]によると21年間で64例の小児喘息重積発作患者に使用されていて，生存率は94％，VVカニュレーションが86％に使用されていた。ECMOは治療に行き詰まったときの最終手段であり，必ず考慮すべき治療法である。また，経験症例数が少ないため，ECMOに慣れた施設に集約することが推奨されている。

■ おわりに

まず薬物療法で対処し，改善がなければHFNCなどのNPPVを試し，それでも悪化する場合は人工呼吸療法となる。

人工呼吸療法もプラトー圧が測定できるようになり，ある程度客観的に対処できるようになってきた。最終手段は，ECMOとなるが，その前に麻酔薬のオプションもあることも覚えておいて損はない。

文 献

1. 日本小児アレルギー学会. 小児気管支喘息治療・管理ガイドライン2017. 東京：協和企画，2017.
2. Salmeron S, Brochard L, Mal H, et al. Nebulized versus intravenous albuterol in hypercapnic acute asthma：a multicenter, double-blind randomized study. Am J Crit Care 1994；149：1466-70.
   PMID：8004299
3. Bloomfield P, Carmichael J, Petrie GR, et al. Comparison of salbutamol given intravenously and by intermittent positive-pressure breathing in life-threatening astnma. Br Med J 1979；1：848-50. PMID：373852
4. Travers AH, Milan SJ, Jones AP, et al. Addition of intravenous beta(2)-agonists to inhaled beta(2)-agonists for acute asthma. Cochrane database syst rev 2012；12：CD010179. PMID：23235685
5. Hon KLE, Leung AKC. Medications and Recent Patents for Status Asthmaticus in Children. Recent Pat Inflamm Allergy Drug Discov 2017；11：12-21.
   PMID：28137226
6. Rowe BH, Keller JL, Oxman AD. Effectiveness of steroid therapy in acute exacerbations of asthma：a meta-analysis. Am J Emerg Med 1992；10：301-10.
   PMID：1535500
7. Goodman DC, Littenberg B, O'Connor GT, et al. Theophylline in acute childhood asthma：a meta-analysis of its efficacy. Pediat Pulmonol 1996；21：211-8.
   PMID：9121849
8. Ream RS, Loftis LL, Albers GM, et al. Efficacy of IV theophylline in children with severe status asthmaticus. Chest 2001；119：1480-8. PMID：11348957
9. British thoracic society and Scottish intercollegiate guidelines network. British guideline on the management of asthma. 2012 <https://www.brit-thoracic.org.uk/document-library/clinical-information/asthma/bts sign-asthma-guideline-2016/>
10. Ballestero Y, De Pedro J, Portillo N, et al. Pilot clinical trial of high-flow oxygen therapy in children with asthma in the emergency service. J Pediatr 2018；194：204-10. PMID：29331328
11. 桜井淑男ほか. 気管支喘息重積発作. 救急集中治療 2010；22：443-50.
12. Corbridge TC, Hall JB. The assessment and management of adults with status asthmaticus. Am J Respir Crit Care Med 1995；151：1296-316.
    PMID：7735578
13. Cox GR, Barker GA, Bohn DJ. Efficacy, results, and complications of mechanical ventilation in children with status asthmaticus. Pediatr Pulmonol 1991；11：120-6. PMID：1758729
14. Mohammed S, Goodacre S. Intravenous and nebulised magnesium sulphate for acute asthma：systematic review and meta-analysis. Emerg Med J 2007；24：823-30. PMID：18029512
15. Alansari K, Ahmed W, Davidson BL, et al. Nebulized magnesium for moderate and severe pediatric asthma：A randomized trial. Pediatr Pulmonol 2015；50：1191-9. PMID：25652104
16. Shankar V, Churchwell KB, Deshpande JK. Isoflurane therapy for severe refractory status asthmaticus in children. Intensive Care Med 2006；32：927-33.
    PMID：16614808
17. Rooke GA, Choi JH, Bishop MJ. The effect of isoflurane, halothane, sevoflurane, and thiopental/nitrous oxide on respiratory system resistance after tracheal intubation. Anesthesiology 1997；86：1294-9.
    PMID：9197298
18. Dikmen Y, Eminoglu E, Salihoglu Z, et al. Pulmonary mechanics during isoflurane, sevoflurane and desflurane anaesthesia. Anaesthesia 2003；58：745-8.
    PMID：12859465
19. Schutte D, Zweitserloot AM, Houmes R, et al. Sevoflurane therapy for life-threatening asthma in children. Br J Anaesth 2013；111：967-70.
    PMID：23884875
20. Hebbar KB, Petrillo-Albarano T, Coto-Puckett W, et al. Experience with use of extracorporeal life support for severe refractory status asthmaticus in children. Crit Care 2009；13：R29. PMID：19254379

（櫻井 淑男）

小児特有の疾患

コラム

成人人工呼吸患者における酸素投与の目標

要点

- ・高濃度酸素投与は，高濃度酸素による急性肺傷害および高酸素血症による全身組織傷害を生じる。
- ・酸素による細胞・組織傷害には酸素代謝産物である活性酸素種が大きな役割を果たしている。
- ・ここ数年，SpO_2 の目標値を 90 ％ 前半に定め酸素を投与する制限酸素療法の実現可能性および予後改善効果の可能性を示す研究が発表され，現在，制限酸素療法の効果を検討する前向き無作為化研究が進行している。
- ・成人人工呼吸患者での酸素投与の目標は，急性期治療における酸素療法のガイドラインに従い，SpO_2 92〜96 ％ もしくは 94〜98 ％ とするのが適切であると考えられる。

■ はじめに

生体にとって酸素は好気的代謝を維持するのに必須であり，酸素療法は低酸素血症の患者に対して絶大なる効果を発揮する。一方で，副作用を生じる可能性があり，しばしば"諸刃の剣"に例えられる。しかし，酸素は透明無臭でその害を実感することは難しく，日本の病院では十分に供給され，高価ではないため，節約するという意識も生じにくい。

呼吸不全に限らずさまざまな患者を対象とした，酸素投与とその目標値に関する論文が多く発表されている。本章では，人工呼吸患者を中心に現時点で酸素とどのように付き合って行けばよいのかを考察する。

■ 酸素に関する個人的経験

筆者が医師になりたての 1990 年代前半，酸素による肺傷害を避けるため，FiO_2 は 60 ％（0.6）以下にするのが望ましい，とされていた。酸素投与時の SpO_2 の目標値は 90 ％ 後半〜100 ％ であった。成人で酸素投与に注意が必要な病態が，II 型呼吸不全の慢性閉塞性肺疾患（COPD）患者だけであった。

21 世紀に入り，急性呼吸窮迫症候群（ARDS）および人工呼吸器関連肺傷害 ventilator-associated lung injury（VALI）の 病 態 の 理 解 が 進 ん だ。ARDS 患者を対象とした大規模臨床研究では SpO_2 88〜95 ％，PaO_2 55〜80 mmHg が酸素化の目標値とされた[1]。その根拠は，SaO_2 90 ％ 以上では PaO_2 が上昇しても動脈血酸素含有量はそれほど増加しないが，ARDS 患者で高い SpO_2 を目標とすると高い FiO_2 と気道内圧が必要となり，肺傷害を悪化させる危険性が高くなるためであった。また，SpO_2 の測定上限である 100 ％ を目標値とすると，高度の高酸素血症や PaO_2 の変化を検知できず見逃す可能性があるため，SpO_2 100 ％ は避けるべき，との考え方が広まっていた。そのため，酸素投与中の呼吸不全患者での SpO_2 の目標値は，90 ％ 前半が筆者の常識となった。しかし，FiO_2 0.4 以下であれば SpO_2 100 ％ でも積極的に FiO_2 を下げず，呼吸不全以外の患者では SpO_2 の目標値は 100 ％ であった。

同じ時期，小児の先天性心疾患の術後管理に従事する機会に恵まれた。SpO_2 70 ％ 台でベッドに横たわっている患児を初めて診た時には，パル

スオキシメータの数値と，その低いトーンに驚き，心が落ち着かなかった。また，FiO_2の変更により血行動態が変化するのをみて，酸素の薬物としての働きを実感し，酸素に関する自らの考えが深まった。

ここ数年は，後述する酸素投与に関する研究結果を受け，人工呼吸器のFiO_2が0.21〜0.25に設定されていることがしばしばある。また通常，SpO_2が90％以上を維持できれば酸素を投与しない。

■ 高濃度酸素投与の影響

高濃度酸素投与の人体に対する悪影響(酸素毒性)は，高濃度酸素に直接曝される呼吸器に対するものと，高濃度酸素投与による高酸素血症に伴う全身に対するものの，大きく2つに分けられる。これらに共通しているのは，その病態に活性酸素種 reactive oxygen species(ROS)が中心的役割を果たしていることである。ROSとは酸素から作られた酸素分子より活性の高い酸素種の総称で，スーパーオキシド$O_2{}^{\cdot-}$，一重項酸素$^1O_2$，過酸化水素H_2O_2，ヒドロキシラジカル$HO^{\cdot}$などがその代表である。

■ ROSによる細胞傷害の分子機構

好気的生物では，ミトコンドリアの電子伝達系で酸素を利用し効率的にATPを産生する時の中間代謝物として，定常的にROSは産生される。それ以外にも種々の生体に対するストレス(感染，細胞傷害)により，ROSが産生される。さらに高酸素環境が，細胞内酸素分圧に比例してミトコンドリアでのROS産生を増加させる。

ROSは，その強力な酸化作用により，生体防御物質，細胞内シグナル伝達物質としての役割を果たすとともに，細胞内で非特異的な化学反応をもたらし，細胞を傷害する。それに対して生体にはROSを無害化する抗酸化活性機能が備わっており，定常状態ではROSの活性と抗酸化活性のバランスがとれ，恒常性が保たれている。スーパーオキシドジスムターゼ，カタラーゼ，グルタチオンペルオキシダーゼなどが主な抗酸化酵素である。

過剰なROSは，細胞内のタンパク質，脂質を酸化し，細胞膜破壊，酵素機能不全をきたし，ミトコンドリアやDNAを損傷し，結果的に細胞死を引き起こす。細胞死により細胞外に漏出したミトコンドリアDNA，自己RNAなどのいわゆるdamage-associated molecular patterns(DAMPs)が，Toll-like receptor(TLR)などを介して転写因子であるNF-$\kappa\beta$を活性化するなどして，自然免疫による炎症反応を惹起し，その結果，活性化マクロファージ，血小板，好中球からの二次的なROS産生を促し，細胞・組織傷害がさらに悪化する。

重症患者では，酸化と抗酸化のバランスが崩れてROSが過剰になっているのに加えて，高濃度酸素に曝露されると，その害が顕在化しやすくなると推測される。

■ 高濃度酸素投与の呼吸器への影響
高濃度酸素による急性肺傷害

18世紀後半に酸素が発見され，臨床での有用性が認められるとすぐに，100％酸素吸入による害に関する懸念が生じた。1783年のLavoisierらによる研究以降，複数の動物種の実験で，高濃度酸素による急性肺傷害 hyperoxic acute lung injury(HALI)が再現された[2]。臨床では，1960年代にICUとそれに伴う長期人工呼吸の普及により，HALIに注目が集まった。20世紀前半までの多くの研究で，HALIが高濃度酸素の長期間投与により生じることが示された。発症に至る明確なFiO_2および投与期間は明らかになっていない。しかし代表的な研究から，$FiO_2>0.6$が長期になると生じやすいとされた[2]。

種差

$FiO_2>0.8$の環境で多くの実験動物はHALIを発症し，3〜6日で死に至る[3,4]。しかし，HALIの発症および死に至る時間は種によって大きく異なる。また変温動物の研究から，HALIの発症は代謝率の影響を受けることが示唆された[5]。しかし，よりヒトに近いアカゲザル，ヒヒなどの霊長

類は，代謝率の高いマウス，ラット，ウサギなど
の小動物と比較して，高濃度酸素に耐性がある傾
向が示された。さらに，健康人に対する 3〜110
時間の高濃度酸素曝露ではさまざまな症状が出現
したが，持続する肺傷害や死亡は生じず，ヒトで
は実験動物よりも HALI は生じにくい可能性が示
唆された[6]。

HALI と VALI

HALI の病理学的組織変化は，ARDS と同じくび
まん性肺胞傷害 diffuse alveolar damage（DAD）
である[7]。DAD は時間経過から，滲出期，増殖
期，肺線維化期に分類される。滲出期は，肺毛細
管のうっ血，間質ならびに肺胞内浮腫，硝子膜形
成を特徴とする。VALI においても，肺胞の過伸
展により，DAD と類似した肺胞血管透過性の亢
進，肺胞浮腫，硝子膜形成，線維化などの変化を
生じる[8]。

　また，HALI では ROS による細胞傷害を契機
に，VALI では肺胞の過膨張などを契機に，肺胞
上皮細胞の NF-κB が活性化される。活性化
NF-κB は炎症性サイトカイン，凝固活性化メ
ディエータの mRNA の転写を促進し，好中球の
遊走接着，血小板凝集をきたし，炎症反応が亢進
する。これに二次的な ROS 産生亢進が加わり，
さらに肺傷害が進行する。

　さらに動物実験により，肺傷害の発症に対して
高 1 回換気量と高 FiO_2 は相加もしくは相乗効果
があり，HALI による組織変化は侵襲的な人工呼
吸器管理により増幅される[9]ことが明らかになっ
た。

　このように HALI と VALI は病理学的組織変化
の特徴，発症機序に共通点があり，人工呼吸患者
ではそれぞれの病因（高濃度酸素と肺胞過伸展）に
より肺傷害を生じる。

　なお，HALI に関する主要な研究が行われた
20 世紀以前の動物実験では，肺障害への VALI
の関与を想定していなかったため，大きい 1 回
換気量を用いて VALI を生じ，HALI の効果を過
大に評価していた可能性がある[10]。

HALI の現状

現在でも HALI の発症機序に関する基礎研究は多
数発表されているが，臨床現場や学会で HALI と
いう用語を耳にすることは少なくなった印象があ
る。その原因として，①酸素濃度制限が常識とな
り HALI が減少した，②肺保護換気[*1]の普及に
よる人工呼吸中の肺傷害の発症頻度低下，③医療
従事者の HALI の病態への無関心，④前述の種差
および VALI の影響を考慮していなかったことに
よる実際の患者への影響に比して過大な注目を浴
びた可能性，などが考えられる。

　しかし，人工呼吸患者で HALI が生じること
は，過去の研究より明らかである。遺伝的な素因
により，高濃度酸素に感受性の高い患者がいる可
能性もある[11]。人工呼吸患者では高酸素血症を生
じる高 FiO_2 を避けることが望ましい。

その他の呼吸器に対する影響
・吸収性無気肺

気管支から肺胞に流入するガス容量よりも，血液
に取り込まれるガス容量が多くなると肺胞容量が
減少し，無気肺が生じる。酸素は窒素よりも血液
に取り込まれやすいため，酸素分圧が高く換気が
不良な肺胞では肺胞容量が減少し肺胞は虚脱しや
すくなり，無気肺を生じる。実際，ICU の人工
呼吸患者で SpO_2 の目標値を設定せず，高濃度の
酸素を吸入した群は，SpO_2 の目標値を 90〜
92 % とした群より無気肺が多く生じた[12]。

・低酸素性肺血管収縮の抑制および肺血管拡張
　作用

酸素投与により肺血管抵抗が低下し，換気血流比
が変化する。II 型呼吸不全患者では Haldane 効
果[*2]と合わせて $PaCO_2$ 上昇の一因とされている。

・気道粘膜線毛運動低下

高濃度酸素吸入は，気道粘膜の線毛運動の低下を
きたす[13]。これにより気道分泌物の排泄が障害さ
れ，無気肺の形成，肺炎発症に影響を与える可能

＊1　PEEP の適応，低 1 回換気量，気道内圧の制限。
＊2　酸化ヘモグロビンの二酸化炭素との親和性の低下。

性がある。

■ 高酸素血症による全身への影響
心血管系への影響
末梢血管収縮，心拍数の低下により，心拍出量の減少を生じ，組織灌流が減少する。冠動脈血流，脳血流，骨格筋の血流がそれぞれ減少する。血流の減少は $PaO_2>150$ mmHg から始まり，PaO_2 の上昇と比例して最大 20 ％減少する[14]。高酸素血症による血管収縮の機序に関しての統一見解はないが，末梢血管レベルでの ROS による一酸化窒素やプロスタグランジンなどの血管拡張物質の阻害が関与していると考えられている[15]。

中枢神経への影響
高気圧下での 100 ％酸素投与により Paul Bert 効果[*3] が生じる。大気圧では問題になることはない。

また，酸素投与により過換気になることも報告されている。血管収縮および Haldane 効果による呼吸中枢での PCO_2 の上昇[15]，ROS による呼吸中枢の直接刺激[16]がその機序として考えられている。

虚血再灌流傷害
臓器虚血後に酸素化された血液が再灌流すると，逆説的に細胞萎縮，壊死をきたすことがある。これが虚血再灌流傷害である[11]。

臓器虚血による酸化的バーストで生じた ROS が細胞膜を傷害し，さらに ROS 産生が増加する。臓器虚血は同時に抗酸化活性の低下をきたし，さらに ROS の活性が亢進する。このように，ROS でプレコンディショニングされた組織に血流が再開し臓器に酸素が供給されると，さらに ROS の産生が刺激される。この虚血再灌流により開始した炎症カスケードは，局所臓器傷害に加え，全身遠隔臓器への障害も生じる[3]。

組織酸素分圧に比例して ROS の産生が増加するため，高酸素血症は虚血再灌流傷害をきたす病

---

*3 悪心，めまい，頭痛や痙攣など。

態を合併する重症患者（心停止蘇生後，脳梗塞など）で組織・臓器傷害を増幅し，患者の予後悪化を引き起こす可能性がある。

■ ARDS 患者，人工呼吸患者での至適 SpO_2，PaO_2 を検討した臨床研究
人工呼吸患者
高濃度酸素吸入による高酸素血症が呼吸器，全身臓器に対して有害である可能性は極めて高いが，その影響を厳密に検討した研究，特に ARDS 患者で至適 SpO_2，PaO_2 を検討した研究は非常に少ない。代表的な研究の概要を示す。

de Jonge ら[17]は，オランダの 50 の ICU で人工呼吸を受けた 36307 例のデータベースを用いた多施設共同後向き観察研究を行った。その患者群の PaO_2 は 93 mmHg（中央値），FiO_2 は 0.53（中央値）であり，FiO_2 高値，PaO_2 の低値および高値が病院死亡率と関連した。

Eastwood ら[18]は，オーストラリアとニュージーランドの 150 の ICU に入室した成人 152680 例を対象に，入室後 24 時間以内のデータを用いて高酸素血症の死亡率への影響を検討した多施設共同後向き観察研究を行った。最低の肺胞気-動脈血酸素分圧較差（A-aDO$_2$）を示す時の $PaO_2>$ 120 mmHg の患者が全体の 49.8 ％を占め，高酸素血症患者の割合が高かった。補正前データでは高 PaO_2 および低 PaO_2 が高死亡率に関連したが，重要な交絡因子との補正後には PaO_2 と死亡率の関連を認めなかった。

Suzuki ら[19]は，48 時間以上の ICU 管理が予測される成人 105 例を対象に，オーストラリアの単施設において，SpO_2 90～92 ％を目標とする群と $SpO_2≧98$ ％を目標とする群を比較する前後比較研究を行った。両群間で PaO_2/FiO_2（P/F）比，人工呼吸期間，ICU 滞在日数，在院日数に統計学的有意差はなく，肺以外の新規臓器障害発症のリスクが酸素制限群で低かった。

Panwar ら[20]は，24 時間以上人工呼吸を要する成人 ICU 患者 103 例を対象に，SpO_2 88～92 ％を目標とする群と $SpO_2≧96$ ％を目標とする群を比較する多施設共同無作為化比較試験（RCT）を

行った。結果は、両群間で新規臓器不全発症率、ICU死亡率、90日死亡率で有意差を認めなかった。

Girardisら[21]は、ICUに72時間以上入室すると予測された成人434例を、PaO_2 70〜100 mmHgもしくはSpO_2 94〜98％を目標とする酸素制限群と、高PaO_2(150 mmHgまで)を許容しSpO_2 97〜100％を目標とする通常療法群に分けて比較する単施設RCTを行った。酸素制限群でICU死亡率(11.6％ vs. 20.2％)、新規ショック発生率(3.7％ vs. 10.6％)、肝不全発生率(1.9％ vs. 6.4％)、菌血症発生率(5.1％ vs. 10.1％)を有意に低下させた。この研究は、大規模地震の影響で予定患者数に達する前に終了した、ARDS患者は除外されているなど、いくつかの懸案事項がある[21]。

これらの結果を受けAustralian and New Zealand Intensive Care Society(ANZICS)のグループが、1日を超えて人工呼吸を要する患者1000例を組み入れ目標とした、制限酸素療法と通常の酸素療法を比較した多施設共同RCT(ICU-ROX)を行っており、間もなく結果が発表される予定である[22]。

...

以上を簡単にまとめると、de JongeらやEastwoodらによる後向き研究では、ICUでの人工呼吸患者でFIO_2、PaO_2は比較的高いまま維持されていた状況や高酸素血症および低酸素血症患者において、病院死亡率が高い傾向を示した。Suzukiらは、制限酸素療法と従来の酸素療法の前後比較研究で制限酸素療法の実現可能性および利点を示し、Panwarらは、RCTで制限酸素療法の実現可能性を示した。これらの結果を受けて大規模多施設共同RCTが行われており、これが成人領域におけるICUでの人工呼吸患者に関する至適酸素量の研究の現状である。

ARDS患者

Aggarwalら[23]は、1996〜2013年にARDS Networkが行った10研究のデータを用いた。酸素化の目標値であるPaO_2 55〜80 mmHgよりも高いPaO_2＞80 mmHgかつFIO_2＞0.5であった患者を"目標以上の酸素曝露群"とし、それらの患者と目標範囲を保った患者と比較した。結果として、前者で死亡リスクが高く、非人工呼吸器使用期間、退院期間が短いことを示した。本研究は後向き研究であり、さまざまな交絡因子があることから検討の余地は多いが、ARDS患者での過剰な酸素への曝露の有害性を示唆している。

制限酸素療法への懸念

制限酸素療法への最大の懸念は、低酸素血症の危険性である。

de Jongeら[17]、Eastwoodら[18]は、ICU入室初期の低酸素血症(PaO_2＜8.5 kPa≒66.8 mmHg)が病院死亡率低下と関連していることを示した。このことからも、高度の低酸素血症を避けることに異論はないと考えられる。

ARDS患者を対象とした研究で、Hopkinsら[24]がSpO_2＜90％の時間と認知機能低下の関連を、Mikkelsenら[25]が低酸素血症は長期認知機能低下の危険因子である可能性を示した。これらの結果は、低酸素血症が認知機能低下を生じるとはいえないが、ARDS患者の脳は正常以下の酸素濃度を許容しない可能性を示唆している。SpO_2＜90％の安全性は担保されていないと考えるのが妥当である。

ARDS患者を含めた急性呼吸不全患者でPaO_2 50〜60 mmHgの低酸素血症が認知機能低下と関連するかや、その他の病態と関連する可能性などについては、今後のRCTの結果に注視する必要がある。

チアノーゼ性心疾患患児

チアノーゼ性心疾患患児は神経発達障害を合併する率が高く、その主な原因の1つとして慢性低酸素血症が指摘されている。チアノーゼ性心疾患患児では修復術によりintelligence quotient(IQ)は改善し、手術の時期と認知機能低下の進行との関連があるとする、低酸素血症が認知機能低下の原因であることを示唆する報告がある。一方で、修復術後も認知機能の低下は継続するので低酸素

血症だけでは説明できない[26]という報告もある。現時点では，先天性心疾患患児での神経発達障害の原因は低酸素血症だけではなく，環境因子を含めた多くの要因によるものと考えられている[27]。

しかし，脳が急速に発達する新生児，乳児，小児期の低酸素血症が，直接的に脳機能に何らかの影響を与えていることは否定できない。

■ 現状および今後の展望

現時点では，軽度の高酸素血症が実際に悪影響があるのか，どの程度まで高酸素血症，低酸素血症を許容するのがよいのかについて，明確な答えはない。

明らかなのは，高度の低酸素血症，高酸素血症を避けるべきという点であり，人工呼吸療法および酸素療法を受ける患者では，SpO_2 の下限だけでなく上限も定めて呼吸管理する必要がある。

ガイドラインの推奨

British Thoracic Society (BTS)[28] および Thoracic Society of Australia and New Zealand (TRANZ)[29]から急性期治療における酸素療法のガイドラインが発表されている。II 型呼吸不全のリスクのない患者では，BTS ガイドラインでは SpO_2 94〜98 ％，TRANZ ガイドラインでは SpO_2 92〜96 ％ が酸素投与の目標値とされている。II 型呼吸不全のリスクのある患者では，両ガイドラインともに SpO_2 88〜92 ％ が目標値となっている。

・SpO_2 下限の根拠

両ガイドラインでの SpO_2 の下限設定の根拠の 1 つは，健康人の SpO_2 の値である。BTS では未公表の研究から，肺疾患の既往のない 71 歳以上の安定した入院患者 320 例での SpO_2 の測定値 96.7±1.77 ％(±2 SD 95.2〜100 ％)[19]という結果を引用している。一方の TRANZ では，Hardie ら[30]の 70 歳以上の心疾患・肺疾患のない非喫煙者での SpO_2 の測定値 95±1.5 ％(±2 SD の範囲 92〜98 ％)という結果を引用している。これに，パルスオキシメータの精度，睡眠時の SpO_2 など

を考慮し，それぞれ下限値を 94 ％，92 ％ としている。

また，両ガイドラインとも II 型呼吸不全のリスクのない患者での低酸素血症の閾値を PaO_2 60 mmHg，SaO_2 90 ％ としているが，明確な根拠の記載はなかった。

・SpO_2 上限の根拠

上限値については BTS では正常範囲との記載のみであり，Beasleyら[31]は，TRANZ のガイドラインで SpO_2 上限を 96 ％ としたのは 98 ％ とするよりも FiO_2 が下がり，高酸素血症になる危険性が低くなるから，としている。

…

どちらのガイドラインに従うのがよいかの唯一の答えはないが，筆者は基本的により低い酸素濃度で管理できる TRANZ のガイドラインに従い，酸素濃度，人工呼吸器設定を調節している。

前述の研究結果から，両ガイドラインの推奨を否定する根拠は見当たらない。新たな人工呼吸患者の酸素化の目標(SpO_2，PaO_2)に関する強いエビデンスの欠如，パルスオキシメータの精度の問題，酸素化は一定幅で変動するため安全域の確保の必要性があることから，ARDS を含む人工呼吸患者でも SpO_2 の目標値は 88〜92 ％ でなく，上記ガイドラインの推奨値を目標とすべきかもしれない。

小児での目標値

乳幼児では，機能的残気量が少なく無呼吸時に利用可能な酸素量が少ないにもかかわらず，体重当たりの酸素消費量が大きい。そのため，人工呼吸中の乳幼児は容易かつすみやかに低酸素血症を呈し，対処が遅れるとたちどころに徐脈，心停止に進行する印象がある。

低酸素の進行の速さ，影響の大きさ，そして成人と比較して SpO_2 の正常値が高いことなどから，横浜労災病院 中央集中治療部では，スタッフが小児患者に不慣れなこともあり，小児人工呼吸患者では成人よりも高い SpO_2 を目標とする傾向がある。検索した範囲では，英語もしくは日本

語の小児の酸素療法ガイドラインは存在しない[*4]ため，理想的ではないが現実的な対処だと個人的には考えている。

このような状況のなか，英国で呼吸不全によりPICUに緊急入院した小児を対象に，SpO_2の目標値（88〜92％ vs. ＞94％）を検討する多施設前向き無作為化比較研究（Oxy-PICU trial[33]）が行われている。

ARDSなどと同様，酸素投与時のSpO_2の目標値についても，成人に引き続き小児でも研究が進み，独自のガイドラインが作成されることが期待される。現時点では，個々の患者の年齢，病態，予測される変化，環境（施設，スタッフなど）を考慮して，酸素化の目標値を設定するしかない。

■ おわりに

高濃度酸素および高酸素血症の呼吸器および全身への影響，人工呼吸患者での制限酸素療法に関連した臨床研究，そして人工呼吸患者における酸素療法に関するこれからの展望についてまとめた。人工呼吸療法および酸素療法を受ける患者では，高度の低酸素血症および高酸素血症を避けるため，SpO_2の下限だけでなく上限も定めて呼吸管理する必要がある。酸素の適切な投与については臨床的に不明な点があり，成人と同様および小児においても，これから研究が進むことが期待される。

文 献

1. Acute Respiratory Distress Syndrome Network, Brower RG, Matthay MA, et al. Ventilation with lower tidal volumes as compared with traditional tidal volumes for acute lung injury and the acute respiratory distress syndrome. N Engl J Med 2000；342：1301-8. PMID：10793162
2. Kallet RH, Matthay MA. Hyperoxic acute lung injury. Respir Care 2013；58：123-41. PMID：23271823
3. Kallet RH, Branson RD. Should Oxygen Therapy Be Tightly Regulated to Minimize Hyperoxia in Critically Ill Patients? Respir Care 2016；61：801-17. PMID：27235315
4. Clark JM, Lambertsen CJ. Pulmonary oxygen toxicity：a review. Pharmacol Rev 1971；23：37-133.

[*4] フランス語のガイドライン[32]は発表されている。

PMID：4948324
5. Bean JW. Effects of oxygen at increased pressure. Physiol Rex 1945；25：1-147.
6. Lodato RF. Oxygen Toxicity. In：Tobin MJ. Principles and practice of mechanical ventilation. 2nd ed. McGraw-Hill, 2006：970-72.
7. Katzenstein AL, Bloor CM, Leibow AA. Diffuse alveolar damage--the role of oxygen, shock, and related factors. A review. Am J Pathol 1976；85：209-28. PMID：788524
8. Slutsky AS, Ranieri VM. Ventilator-induced lung injury. N Engl J Med 2013；369：2126-36. PMID：24283226
9. Sinclair SE, Altemeier WA, Matute-Bello G, et al. Augmented lung injury due to interaction between hyperoxia and mechanical ventilation. Crit Care Med 2004；32：2496-501. PMID：15599157
10. Pontoppidan H, Hedley-Whyte J, Bendizen HH, et al. Ventilation and oxygen requirements during prolonged artificial ventilation in patients with respiratory failure. N Engl J Med 1965；273：401-9. PMID：14328102
11. Ciencewicki J, Trivedi S, Kleeberger SR. Oxidants and the pathogenesis of lung diseases. J Allergy Clin Immunol 2008；122：456-68. PMID：18774381
12. Suzuki S, Eastwood GM, Goodwin MD, et al. Atelectasis and mechanical ventilation mode during conservative oxygen therapy：A before-and-after study. J Crit Care 2015；30：1232-7. PMID：26346814
13. Sackner MA, Landa J, Hirsch J, et al. Pulmonary effects of oxygen breathing. A 6-hour study in normal men. Ann Intern Med 1975；82：40-3. PMID：1235760
14. Rousseau A, Bak Z, Janerot-Sjöberg B, et, al. Acute hyperoxaemia-induced effects on regional blood flow, oxygen consumption and central circulation in man. Acta Physiol Scand 2005；183：231-40. PMID：15743383
15. Sjöberg F, Singer M. The medical use of oxygen：a time for critical reappraisal. J Intern Med 2013；274：505-28. PMID：24206183
16. Dean JB, Mulkey DK, Henderson RA 3rd, et al. Hyperoxia, reactive oxygen species, and hyperventilation：oxygen sensitivity of brain stem neurons. J Appl Physiol（1985）2004；96：784-91. PMID：14715688
17. de Jonge E, Peelen L, Keijzers PJ, et al. Association between administered oxygen, arterial partial oxygen pressure and mortality in mechanically ventilated intensive care unit patients. Crit Care 2008；12：R156. PMID：19077208
18. Eastwood G, Bellomo R, Bailey M, et al. Arterial oxygen tension and mortality in mechanically ventilated patients. Intensive Care Med 2012；38：91-8. PMID：22127482
19. Suzuki S, Eastwood GM, Glassford NJ, et al. Conservative oxygen therapy in mechanically ventilated

patients : a pilot before-and-after trial. Crit Care Med 2014 ; 42 : 1414-22.　　　　PMID : 24561566

20. Panwar R, Hardie M, Bellomo R, et al. Conservative versus Liberal Oxygenation Targets for Mechanically Ventilated Patients. A Pilot Multicenter Randomized Controlled Trial. Am J Respir Crit Care Med 2016 ; 193 : 43-51.　　　　　　　PMID : 26334785

21. Girardis M, Busani S, Damiani E, et al. Effect of Conservative vs Conventional Oxygen Therapy on Mortality Among Patients in an Intensive Care Unit : The Oxygen-ICU Randomized Clinical Trial. JAMA 2016 ; 316 : 1583-9.　　　　　　　PMID : 27706466

22. Mackle DM, Bailey MJ, Beasley RW, et al. Protocol summary and statistical analysis plan for the intensive care unit randomised trial comparing two approaches to oxygen therapy (ICU-ROX). Crit Care Resusc 2018 ; 20 : 22-32.　　　PMID : 29458318

23. Aggarwal NR, Brower RG, Hager DN, et al. Oxygen Exposure Resulting in Arterial Oxygen Tensions Above the Protocol Goal Was Associated With Worse Clinical Outcomes in Acute Respiratory Distress Syndrome. Crit Care Med 2018 ; 46 : 517-24.
　　　　　　　　　　　　　　　PMID : 29261565

24. Hopkins RO, Weaver LK, Pope D, et al. Neuropsychological sequelae and impaired health status in survivors of severe acute respiratory distress syndrome. Am J Respir Crit Care Med 1999 ; 160 : 50-6.
　　　　　　　　　　　　　　　PMID : 10390379

25. Mikkelsen ME, Christie JD, Lanken PN, et al. The adult respiratory distress syndrome cognitive outcomes study : long-term neuropsychological function in survivors of acute lung injury. Am J Respir Crit Care Med 2012 ; 185 : 1307-15.　　PMID : 22492988

26. Wray J, Sensky T. Congenital heart disease and cardiac surgery in childhood : effect on cognitive function and academic ability. Heart 2001 ; 85 : 687-91.
　　　　　　　　　　　　　　　PMID : 11359753

27. 市田蕗子．先天性心疾患児の高次脳機能障害．日臨麻会誌 2014 ; 34 : 674-83.

28. O'Driscoll BR, Howard LS, Earis J, et al. BTS guideline for oxygen use in adults in healthcare and emergency settings. Thorax 2017 ; 72(Suppl 1) : ii1-90.
　　　　　　　　　　　　　　　PMID : 28507176

29. Beasley R, Chien J, Douglas J, et al. Thoracic Society of Australia and New Zealand oxygen guidelines for acute oxygen use in adults : 'Swimming between the flags'. Respirology 2015 ; 20 : 1182-91.
　　　　　　　　　　　　　　　PMID : 26486092

30. Hardie JA, Vollmer WM, Buist AS, et al. Reference values for arterial blood gases in the elderly. Chest 2004 ; 125 : 2053-60.　　　PMID : 15189921

31. Beasley R, Chien J, Douglas J, et al. Target oxygen saturation range : 92-96 % Versus 94-98 %. Respirology 2017 ; 22 : 200-2.　　　PMID : 27587269

32. Aubertin G, Marguet C, Delacourt C, et al. Recommendations for pediatric oxygen therapy in acute and chronic settings : Needs assessment, implementation criteria, prescription practices and follow-up. Rev Mal Respir 2013 ; 30 : 903-11.　　PMID : 24314712

33. Peters MJ, Jones GAL, Wiley D, et al. Conservative versus liberal oxygenation targets in critically ill children : the randomised multiple-centre pilot Oxy-PICU trial. Intensive Care Med 2018 ; 44 : 1240-8.
　　　　　　　　　　　　　　　PMID : 29868973

（藤本 潤一）

索 引

数字・ギリシャ

2回トリガー　62
2人法　43
40/40法　132

β_2刺激薬　209

欧文

A

ACS(abdominal compartment syndrome)　190
air hunger　92
air trapping　200, 203
ApOx(apneic oxygenation)　35
APRV(airway pressure release ventilation)　134
ARDS(acute respiratory distress syndrome)　125, 131, 135
auto-PEEP　19, 203, 205
　　ineffective triggering　61
　　食道内圧　21
　　測定方法　20
auto triggering　61, 67
awake ECMO　153

B

Berlin定義　123

C

cardiogenic oscillation　67
CDH(congenital diaphragmatic hernia)　187
counter PEEP　61, 204, 205

D

delayed cycling　64
difficult airway　43
diffuse alveolar damage(DAD)　219
double cycles　62
double triggering　62, 92
dual control ventilation　97

E

early cycling-off　64
ECMO

遠隔期成績　152
カニューレ固定　154
カニューレサイズ　155
感染制御　155
抗凝固　154
呼吸不全　151
再導入　156
人工呼吸器　153
新生児　151
鎮静　153
動脈血酸素飽和度　151
肺移植　151
extra-thoracic　194

F

Fontan手術患者　173, 174
flow starvation　63, 92

G

gentle ventilation(GV)　187
Glenn手術　171

H

HALI(hyperoxic acute lung injury)　218
HFNC(high-flow nasal cannula)　105, 116
　　急性細気管支炎　202
　　原理　106
　　抜管後　110
　　プロトコル　108
　　目標値　107
　　離脱　107
HFOV(high frequency oscillatory ventilation)　133, 145, 188
high flow PH　162

I

ineffective triggering　60, 66, 67
intentional leak　65
intra-thoracic　194
intraventricular interaction　178

K

Khineの式　55

M

Magill型　51
maximum recruitment strategy　132

mechanical power　189
Microcuff気管チューブ　42, 54
Motoyamaの式　55
multiple cycles　62
Murphy eye　51
Murphy型　51

N

nasal directional positive airway pressure system(nDPAP)　67
NAVA(neurally adjusted ventilatory assist)　25, 66, 117, 118
nCPAP(nasal CPAP)　105, 202
NIV(non-invasive ventilation)　65, 203
NIV-NAVA　68
NPPV(non-invasive positive pressure ventilation)　105, 113～115

O

open lung approach　130
oxygen saturation index(OSI)　123
oxygenation index(OI)　123

P

$P_{0.1}$　25
PALICC(Pediatric Acute Lung Injury Consensus Conference)定義　123
PARDS(pediatric ARDS)　114
　　NPPV　116
　　疫学　125
PCV(pressure control ventilation)
　　$PaCO_2$　92
　　非同調　92
　　腹圧　193
PEEP(positive end-expiratory pressure)　18, 93, 96, 106, 130
　　Fontan手術患者　174
　　設定　67
Pmus(patient inspiratory muscle pressure)　24
premature cycling　64
prolonged cycle　64
prolonged inspiration　64
PAV(proportional assist ventilation)　66

索　引　**225**

PRVC(pressure regulated volume control) 98
PTP(pressure time product) 24
pulmonary hypertensive crisis 100, 163
PVR(pulmonary vascular resistance) 100, 161, 164

Q

Qp/Qs 170

R

ramped position 35
rebound PH 165
reverse triggering 63

S

SBT(spontaneous breathing test) 73, 74
Sellick 法 36
short cycle 64
Sigh 法 132
sniffing position 32, 34
specific C_L 145
SVR(systemic vascular resistance) 100

T

THRIVE 法 35
TLC(total lung capacity) 5
triple airway maneuver 32

U

unintentional leak 65

V

VA ECMO 152
VALI(ventilator-associated lung injury) 129, 219
VAP(ventilator associated pneumonia) 52
VCV(volume control ventilation) 90, 98
　グラフィックモニター 90, 98
　自発呼吸 97
　非同調 91
　腹圧 192
　リーク 96
VV ECMO 149

VIDD(ventilator-induced diaphragmatic dysfunction) 10
VILI(ventilator-induced lung injury) 141

和文

あ行

圧縮容量 26, 91
圧迫止血法 86
アトロピン 36
アミノフィリン 211
一酸化窒素(NO) 164, 171, 175
陰圧換気 174
ウィーニング 72
ウイルス感染症 125
ウイルス性細気管支炎 199, 201
エアウェイスコープ 40
エラスタンス 16
嚥下障害 87
横隔膜 10, 132
横隔膜萎縮 78
横隔膜筋電図 25, 67
横隔膜厚 77
横隔膜ヘルニア(CDH) 187

か行

解剖学的死腔 90
活性酸素種(ROS) 218
合併症
　長期人工呼吸器管理 72
　長期挿管 72
カフ圧 41, 54
カフ上部吸引(SSD) 52
カフ付き気管チューブ 42, 56
カフなし気管チューブ 43
過膨張 97, 200
換気血流比 132
換気再分布 97
換気不均衡 97
換気量 26
気管狭窄 196
気管食道瘻 86
気管切開カニューレ 84, 85, 87
気管切開 81, 82
　合併症 83
　左心不全 182

予後 87
気管穿孔 40
気管挿管 31
　合併症 45
　曲型喉頭鏡 39
　前処置 36
　超音波検査 45
　直型喉頭鏡 37
気管チューブ
　気道抵抗 53
　固定 43
　サイズ基準 55
　挿入長 54
気管内腔 85
気管腕頭動脈瘻 86
気胸 84
気道 4, 31, 53
気道確保 31
気道管理 195
気道虚脱 195
気道損傷 40
気道抵抗(Raw) 8, 17, 18, 142, 165
　乳幼児 3
気道内圧 19, 212
　調節換気 23
気道閉塞試験 22
機能的残気量(FRC) 5
吸気圧 60
吸気流量 18
吸収性無気肺 219
急性低酸素性呼吸不全 110
胸郭コンプライアンス 6
　測定方法 23
　乳児 9
胸腔内圧 180
強心薬 165
虚血再灌流傷害 220
虚脱-再開放 134
筋弛緩薬 136, 214
空気とらえ込み現象 200
口元フローセンサ 26, 91
駆動圧(ΔP) 93
クロスフィンガー法 39
クロージングキャパシティ(CC) 7
クロージングボリューム(CV) 7
計画外抜去 85
経肺圧 21, 22, 135, 142
経皮的気管切開 83
高酸素血症 220

高二酸化炭素血症　11
高濃度酸素投与　218
高肺血流肺高血圧　162
高頻度振動換気法(HFOV)　145
高流量鼻カニューレ酸素療法(HFNC)
　105
呼気回路閉塞　21
呼気終末閉塞法　20
呼気ターミネーションクライテリア
　64, 65
呼気ポーズ　22
呼吸回数　19
呼吸管理
　　　Fontan 手術　172
　　　Glenn 手術　171
　　　IAH(intra-abdominal
　　　hypertension)　191
　　　気道疾患　194
　　　左心不全　181
　　　並列循環　171
呼吸器系エラスタンス　142
呼吸器系コンプライアンス(C_{RS})
　7, 16, 20
呼吸器系抵抗(R_{RS})　8
呼吸筋疲労　10, 178
呼吸仕事量　23〜25
呼吸・循環相互作用　99
呼吸中枢　11
呼吸調節系　11
呼吸停止　84
呼吸努力　25, 75
呼吸不全回避　106
呼吸様式　10
コンプライアンス　15

さ 行

細気管支炎　106, 108, 115, 199,
　203
　　　危険因子　201
　　　重症度分類　109
最高気道内圧　18
最小閉塞容量注入法　52
再挿管　75, 114
最大吸気圧(PIP)　10, 93, 96, 212
左心不全　177
左心不全患者　182
残気量(RV)　7
酸素消費量　182
　　　安静時　181
酸素毒性　218

仕事量　142
事故抜管　71
時定数　19, 96
至適PaO_2　220
至適SpO_2　220
自発呼吸トライアル(SBT)　73
従圧式換気(PCV)　18, 22, 213
縦隔気腫　84
周期性呼吸　11
修正 Wood's 臨床喘息スコア
　(mWCAS)　117
従量式換気(VCV)　95, 213
　　　気道抵抗　18
出血　84
上気道狭窄　81
上気道閉塞　33
静脈還流量　179
食道入口部　46
食道誤挿管　37, 45
食道内圧
　　　経肺圧　135
　　　食道バルーンカテーテル　21
　　　調節換気　23
心原性振動　62
人工呼吸器管理
　　　横隔膜ヘルニア　189
　　　気管支喘息　212
　　　筋弛緩　205
　　　細気管支炎　203
人工呼吸器関連肺炎(VAP)　52
人工呼吸器関連肺傷害(VALI)
　129
人工呼吸器誘発性横隔膜機能不全
　(VIDD)　10, 77
人工呼吸器誘発性肺傷害(VILI)
　141
新生児
　　　FRC　6
　　　肺容量　5
心臓外科手術周術期　115
スウィープガス　154
スーパーシリンジ法　17
スタイレット　40
ステロイド　209
制限酸素療法　221
成熟
　　　呼吸器系　3
　　　毛細血管　5
静的圧-容量曲線　17
静的コンプライアンス　16

声門上器具　33
生理学的困難気道　43
生理的PEEP　82
舌根沈下　34
前酸素化　35
喘息　213, 214, 216
先天性心疾患　161, 169
全肺容量(TLC)　5
早期抜管　174
側副換気路　201
組織低酸素　5

た 行

弾性収縮力　6
弾性特性　7
チアノーゼ性心疾患　221
チューブサイズ　67
長期呼吸管理　81
長期人工呼吸器管理　72
長期挿管　72
鎮静薬　214
低1回換気量　130
抵抗(R)　17
低酸素換気応答　11
低酸素血症　5
　　　予防　110
低酸素性肺血管収縮(HPV)　161,
　219
低濃度酸素吸入療法　166, 171
動的コンプライアンス　16
特異的肺コンプライアンス　7
トリガー感度　62, 66

な 行

内因性PEEP → auto-PEEP
ニース分類　163
肉芽形成　85
ニトログリセリン　165

は 行

肺外原性　125
肺機能　6
肺血管外水分量　178
肺血管抵抗(PVR)　161, 169
肺原性　125
肺高血圧　162, 164
肺高血圧発作(PH crisis)　99, 163
肺コンプライアンス(C_L)　7, 23
肺疾患　11
肺水腫　178

肺体血流比　161
肺内外圧較差→経肺圧
ハイフローセラピー(HFT)　105
肺胞拡張　97
肺胞死腔　90
肺胞内圧　212
肺保護戦略　129
肺容量　19
肺リクルートメント手技　131
抜管
　　pressure rate product(PRP)
　　75
　　呼吸仕事量　74
　　自発呼吸　78
　　指標　74, 75
　　上気道狭窄　77
抜管後呼吸不全　109, 114
抜管後喘鳴　55
抜管失敗　71, 72
抜管評価テスト(ERT)　73
発達
　　呼吸器系　3
　　肺　4
　　肺胞　5
皮下気腫　84
ビデオ喉頭鏡　40

非同調　59, 66
　　NIV　65, 67
　　横隔膜筋電図　64
　　吸気開始相　60
　　吸気相　63
　　食道内圧　64
　　鎮静　59
　　転換相　63
　　モニタリング　64, 67
　　リーク　65
非同調指数(AI)　60
びまん性肺胞傷害　219
フェイスマスク　31
腹圧　10
　　新生児　189
　　測定　191
腹臥位療法　132
腹部コンパートメント症候群(ACS)
　190
プラトー圧　18, 96
フローセンサ　91
分時換気量　5
並列循環　170, 183
ホスホジエステラーゼ(PDE)III 阻害
　薬　166

ま行

マスク式非侵襲的換気　203
末梢気道　4
　　抵抗　8
ミストリガー　60
ミストリガー指数(ITI)　61
無気肺　200
無呼吸酸素化　35
無呼吸時間　43
無呼吸発作　201
メトヘモグロビン血症　164
免疫機能　9

や行

陽圧換気
　　右心系　182
　　高肺血流性心不全　183
　　左心不全　181

ら行

リーク　26, 67
リクルートメント手技　132

わ行

腕頭動脈　86

228　索　引

小児救命救急・ICU ピックアップ②

呼吸管理　　　　　　　　　　　　　　　　定価：本体 3,800 円＋税

2018 年 11 月 16 日発行　　第 1 版第 1 刷
2020 年 10 月 20 日発行　　第 1 版第 2 刷 ©

編　集　日本小児集中治療研究会

発行者　株式会社 メディカル・サイエンス・インターナショナル
　　　　代表取締役　金子　浩平

　　　　東京都文京区本郷 1−28−36
　　　　郵便番号 113−0033　電話（03）5804−6050

印刷：三美印刷／表紙装丁：公和図書／本文デザイン：アップロードハウス

ISBN 978−4−8157−0139−0　C3047

本書の複製権・翻訳権・上映権・譲渡権・貸与権・公衆送信権（送信可能化権
を含む）は（株）メディカル・サイエンス・インターナショナルが保有します。
本書を無断で複製する行為（複写，スキャン，デジタルデータ化など）は，「私
的使用のための複製」など著作権法上の限られた例外を除き禁じられていま
す。大学，病院，診療所，企業などにおいて，業務上使用する目的（診療，研
究活動を含む）で上記の行為を行うことは，その使用範囲が内部的であっても，
私的使用には該当せず，違法です。また私的使用に該当する場合であっても，
代行業者等の第三者に依頼して上記の行為を行うことは違法となります。

JCOPY 〈㈳出版者著作権管理機構 委託出版物〉
本書の無断複写は著作権法上での例外を除き禁じられています。
複写される場合は，そのつど事前に，㈳出版者著作権管理機構
（電話 03−5244−5088，FAX 03−5244−5089，info@jcopy.or.jp）
の許諾を得てください。